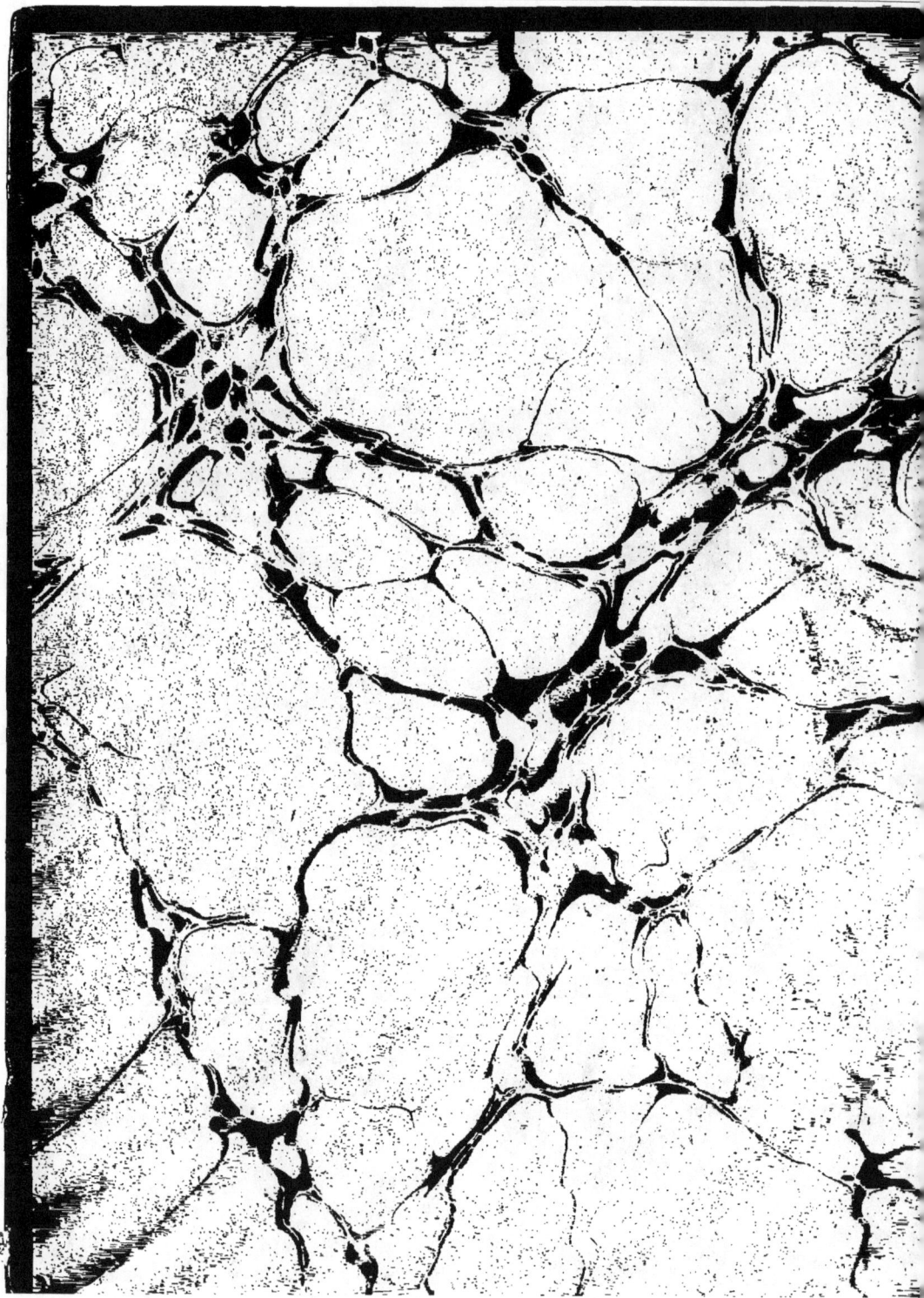

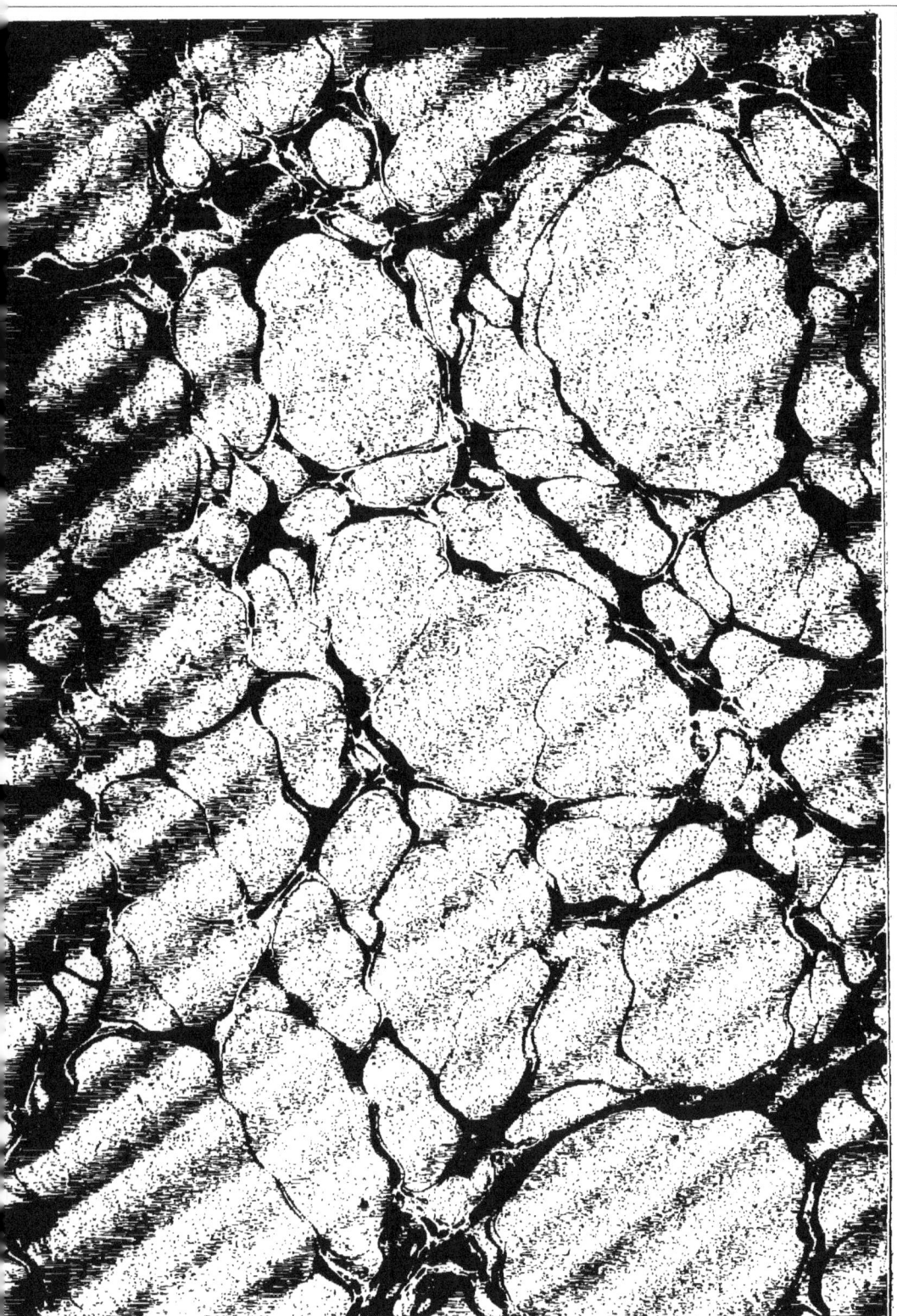

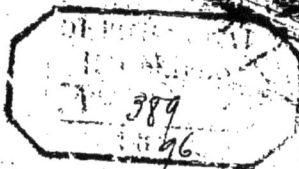

LA
POLICE SANITAIRE
MARITIME

D'APRÈS LE RÈGLEMENT DU 4 JANVIER 1896

COMMENTAIRE MÉDICAL ET JURIDIQUE
PRATIQUE DE LA DÉSINFECTION
PROPHYLAXIE

~PAR

Le Dʳ Henry THIERRY

LAURÉAT DE LA FACULTÉ DE MÉDECINE DE PARIS
AVOCAT
EX-MÉDECIN DES MESSAGERIES MARITIMES
ET DE LA COMPAGNIE GÉNÉRALE TRANSATLANTIQUE

PARIS
G. STEINHEIL, ÉDITEUR
2, RUE CASIMIR-DELAVIGNE, 2
1896

LA
POLICE SANITAIRE
MARITIME

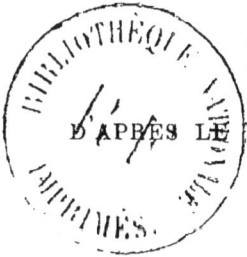

D'APRÈS LE RÈGLEMENT DU 4 JANVIER 1896

LA
POLICE SANITAIRE
MARITIME

D'APRÈS LE RÈGLEMENT DU 4 JANVIER 1896

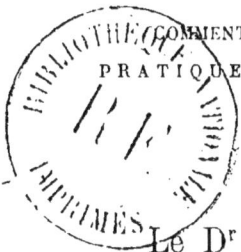

COMMENTAIRE MÉDICAL ET JURIDIQUE

PRATIQUE DE LA DÉSINFECTION

PROPHYLAXIE

PAR

Le Dʳ Henry THIERRY

LAURÉAT DE LA FACULTÉ DE MÉDECINE DE PARIS
AVOCAT
EX-MÉDECIN DES MESSAGERIES MARITIMES
ET DE LA COMPAGNIE GÉNÉRALE TRANSATLANTIQUE

PARIS

G. STEINHEIL, ÉDITEUR

2, RUE CASIMIR-DELAVIGNE, 2

1896

LA POLICE SANITAIRE MARITIME

INTRODUCTION

La promulgation du Règlement de 1896 marque une étape dans la voie du progrès.

Il sanctionne officiellement des innovations dont quelques-unes sont en vigueur chez certains peuples maritimes.

Trois modifications capitales le distinguent au premier plan du Règlement de 1876.

1° *Suppression du régime des quarantaines d'observation.* C'est le principe même de la réforme tant réclamée du Commerce.

2° Leur remplacement par des *mesures préventives* et par la *désinfection.* Elles donneront les meilleurs résultats au point de vue de l'hygiène et du commerce. A condition que la pratique de cette désinfection soit éduquée, surveillée. Elle n'existait qu'exceptionnellement jusqu'à ce jour.

3° Création des *médecins sanitaires maritimes*, c'est-à-dire élévation morale du médecin à bord, par la nature de ses études préparatoires, par le choix, et par le lien qui va le rattacher au Comité consultatif d'hygiène publique de France. En sortira-t-il plus qu'un bénéfice théorique?

Le nouveau Règlement ne donnera ses effets que grâce à l'initiative du service de santé des ports et du service de santé des navires.

Celui des ports a la liberté et tous les moyens d'action. Celui du bord, dans la personne du médecin naviguant, a des obligations, une responsabilité, plus grandes encore au point de vue de l'hygiène prophylactique, et il n'a pas une égale immunité. Son devoir pourra donc, en fait, être borné par la limite de son indépendance.

Mais, en dehors des raisons de patriotisme et de philanthropie dont s'honorent les Compagnies françaises de navigation, le commerce a trop d'intérêt à l'application de ces mesures sanitaires pour ne pas être assuré de sa bonne volonté.

Si nous voulions résumer l'esprit qui nous a inspiré dans la rédaction de ce commentaire juridique et médical du décret de 1896, nous dirions que nous nous sommes proposé d'écrire pour les médecins qui ne sont pas jurisconsultes et pour les hommes qui ne sont ni l'un ni l'autre. Nous avons pensé que tous trouveraient avec plaisir et utilité des indications nettes sur des points d'hygiène parfois controversés, de prophylaxie et de désinfection, qui leur éviteraient l'ennui de recherches dans les annales du Comité consultatif d'hygiène ou dans les ouvrages scientifiques spéciaux.

Nous avons cherché à mettre à la portée de ceux qui sont appelés à interpréter le présent décret les notions indispensables, en développant certaines questions, comme celle de l'eau potable à bord, en précisant les articles du règlement qui donnent la marche à suivre sans en indiquer les moyens. Ainsi l'article 40 dit : « Ces locaux (qui ont été affectés à l'isolement des malades) ne sont rendus au service courant qu'après un lavage complet de leurs parois à l'aide de solutions désinfectantes, réfection des peintures ou blanchiment à la chaux chlorurée et désinfection de leur mobilier. Ils ne reçoivent de nouveau passager en santé qu'après avoir été largement ouverts pendant plusieurs jours après ces désinfections. »

Notre rôle consistera à fixer le procédé de désinfection actuellement préférable, en donnant nos raisons, mais sans égarer le lecteur au milieu des nombreux antiseptiques vantés, ou par la discussion des valeurs relatives de chacun.

Loin de nous la prétention de faire la leçon aux membres des commissions sanitaires, mais comme ils sont investis par la loi de 1822 et par le décret, d'une sorte de magistrature suprême, non pas dans le sens métaphorique mais dans le sens absolu du mot, il importe grandement qu'ils puissent se rendre compte de l'étendue de leur pouvoir sur le terrain légal.

Pour cela, il est nécessaire de préciser le caractère juridique du présent décret. *La loi de 1822 est toujours en vigueur* et quant à son texte et quant à son esprit. Nous aurons, pour ainsi dire, à chaque ligne du commentaire, à le constater et à le démontrer. *C'est par elle et par elle seule que ledit décret a force légale et obligatoire.* C'est ce texte qui a confié au chef de l'Etat d'une façon

souveraine et générale le pouvoir de déterminer et de
modifier par décret les règles du service sanitaire ; il
suffit pour s'en convaincre de lire et de méditer son article 1er. Au point de vue légal et au point de vue pratique, il faut donc dire que le présent décret fait partie
de la loi de 1822 et qu'il a été incorporé à cette loi. Ce
principe est fécond en conséquences de la plus haute
importance qui apparaîtront durant le cours de ce travail.

Les autorités sanitaires avant de lire le présent décret
devront donc commencer par s'imprégner, en quelque
sorte, du texte et de l'esprit de la loi de 1822 (1). Nous-
même avons supposé cette loi parfaitement connue et
comprise de nos lecteurs dans les notes que nous avons
placées à la suite des principaux articles dudit décret.
Le pouvoir exécutif qui a agi par suite d'une sorte de
mandat que lui avait donné le pouvoir législatif en 1822
et qu'il ne lui a pas retiré, n'a fait qu'exécuter de nouveau ce mandat par le texte actuel.

La rédaction du décret s'est inspirée en outre des décisions prises aux Conférences de Venise, de Dresde et
de Paris, avec lesquelles chacun des gouvernements
adhérents — tout en gardant l'organisation qu'il préfère
— doit mettre en harmonie sa réglementation intérieure.

Aussi avons-nous publié à la fin de ce livre le texte
des conventions promulguées en décrets.

Cet aperçu général donne une idée du plan suivi dans
ce travail analytique.

_____

(1) Publiée à la fin de ce volume.

Un commentaire n'est point la paraphrase, la critique systématique ou l'amplification d'un texte.

Nous le comprenons comme le champ des hypothèses possibles, avec les problèmes qu'elles comportent et les solutions qui découlent — en regard des principes posés — soit droit, soit hygiène proprement dite et technique.

Nous ne croyons pas être sorti du domaine de la réalité, l'histoire des épidémies le prouve, et au moment même où nous écrivons, un navire est au lazaret de Pauillac, ayant eu 5 cas de fièvre jaune pendant sa traversée.

Non seulement, la médecine y trouve pâture, mais les autorités sanitaires doivent interpréter l'autre caractère de leur mission, puisque deux passagers retenus au lazaret, ont pris la fuite — que l'un d'eux a été arrêté — et qu'ils sont sous le coup des règlements qui vont nous occuper.

Comment ceux-ci peuvent-ils à leur tour se défendre ? Quel est l'intérêt des compagnies de navigation à ces questions, comment se débarrasseraient-elles d'actions réparatoires qui leur seraient intentées ?

Ce simple exemple donne un aperçu des multiples difficultés que peut entraîner l'application d'un texte écrit. Sans songer à en épuiser la liste, nous avons pris les principales et au milieu d'intérêts souvent opposés, nous nous sommes efforcé de rester impartial dans l'interprétation des droits de chacun.

Nous ne terminerons pas sans un mot à l'adresse de nos camarades, capitaines et officiers, qui personnifient l'honneur et le devoir. Ils pourraient ne pas s'expliquer notre intervention dans le domaine de la navigation proprement dite. Le marin habitué, porté par nature, à braver le danger ou à le regarder avec insouciance, sacrifie volontiers aux préoccupations d'ordre nautique les soins d'hygiène qui lui semblent de moindre importance.

En appelant justement leur attention sur ces soins minutieux, nous n'avons pas eu d'autre idée que de leur être utile dans l'accomplissement d'une mission parfois si compliquée et si périlleuse.

CHAPITRE PREMIER

DÉCRET DU 4 JANVIER 1896

(publié au *Journal officiel de la République française*
du 21 janvier 1896).

Le Président de la République française, Sur le rapport
du président du conseil, ministre de l'intérieur,

Vu la loi du 3 mars 1822 sur la police sanitaire ;

Vu le décret du 22 février 1876, portant règlement de police sanitaire maritime ;

Vu les décrets des 15 avril 1879, 19 décembre 1883, 19 octobre 1894 et 22 juin 1895, relatifs à l'importation des drilles et chiffons par voie de mer ;

Vu le décret du 30 décembre 1884, modifiant la composition des conseils sanitaires ;

Vu le décret du 15 décembre 1888, relatif au recouvrement des amendes en matière de police sanitaire ;

Vu la convention sanitaire internationale signée à Dresde le 15 avril 1893, notamment l'annexe I, titres Ier, II, III, IV et VIII, et le décret du 22 mai 1894, portant promulgation en France de ladite convention ;

Vu le décret du 25 juillet 1895, modifiant les taxes sanitaires applicables à la navigation d'escale ;

Vu le décret du 20 juin 1895, relatif à la police sanitaire maritime :

Vu les décrets des 25 mai 1878, 26 janvier 1882 et 29 octobre 1885, portant application du règlement du 22 février 1876 aux ports de l'Algérie ;

Vu le décret du 5 janvier 1889, transférant les services de l'hygiène au ministère de l'intérieur ;

Vu le projet présenté par le comité de direction des services de l'hygiène et l'avis du comité consultatif d'hygiène publique de France ;

Vu les avis du ministre de la justice, du ministre des affaires étrangères, du ministre des finances, du ministre de la guerre, du ministre de la marine, du ministre des travaux publics, du ministre du commerce, de l'industrie, des postes et des télégraphes, du ministre de l'agriculture et du ministre des colonies,

Décrète :

TITRE Ier. — Objet de la police sanitaire maritime.

Art. 1er. — Le choléra, la fièvre jaune et la peste sont les seules maladies pestilentielles exotiques qui, en France et en Algérie, déterminent l'application de mesures sanitaires permanentes.

D'autres maladies graves, transmissibles et importables, notamment le typhus et la variole, peuvent être exceptionnellement l'objet de précautions spéciales.

Art. 2. — Des mesures de précaution peuvent toujours être prises contre un navire dont les conditions hygiéniques sont jugées dangereuses par l'autorité sanitaire.

COMMENTAIRE

> « La tendance de la science sanitaire actuelle est de substituer aux mesures que l'on prend à l'arrivée, les mesures au point de départ et pendant la traversée. »
> BROUARDEL ET PROUST (1896).
>
> « La police sanitaire est une police d'exception, mais cette exception devient à son tour le principe dominant dans tous les points où elle s'applique. »
> Procureur Général DUPIN.

Quelques notions générales, faisant suite à notre Introduction, sont encore utiles pour la clarté juridique de ce règlement sanitaire maritime. Elles viennent à leur place, après le préambule du présent texte, rappelant et invoquant loi et décrets antérieurs, et décrétant à son tour les cent trente-cinq articles du Règlement de 1896.

Une *loi* est une décision du pouvoir législatif applicable à l'ensemble des citoyens ou à une catégorie de citoyens. Le rôle du pouvoir exécutif se borne à la publier et à la faire mettre en pratique.

Au contraire, le *Règlement d'administration publique*, le *Décret en forme de règlement d'administration publique*, et le *simple Décret* sont en principe l'ouvrage du pouvoir exécutif :

Le Règlement d'administration publique est rendu par ordre d'une loi, ainsi la loi de naturalisation de 1889 indique qu'un règlement d'administration publique sera nécessaire pour certaines pratiques de son exécution.

Le Décret en forme de règlement d'administration publique est un acte du pouvoir exécutif assimilé quant à la forme au règlement d'administration publique.

Les règlements d'administration publique et les décrets en forme de règlement d'administration publique exigent, pour leur validité et leur perfection, l'examen du Conseil d'Etat, qui n'est pas requis à propos des Décrets simples, que l'on appelait *Ordonnances* sous le régime des monarchies constitutionnelles.

Pour abroger tout ou partie d'une loi, il faut l'intervention du pouvoir législatif ; — s'il s'agit d'une œuvre du pouvoir exécutif, il suffit de l'unique intervention de l'exécutif.

Ce qui a été enfanté avec l'aide du Conseil d'Etat, doit être anéanti avec l'aide du Conseil d'Etat. Dans cette suppression, le rôle de celui-ci est donc nécessaire, mais à titre consultatif.

Le présent décret est un décret simple, par conséquent celui qui demande le minimum de formalités.

La loi de 1822 d'après laquelle il a valeur légale, examinée en elle-même, déroge à des principes essentiels sur lesquels repose le Droit Français. Une loi fonctionne, en tout, partout et toujours, elle a un caractère absolu et il faut une autre loi pour en suspendre l'application, tandis que nous voyons ici une loi dont la particularité est d'avoir une action facultative abandonnée aux décisions du pouvoir exécutif, car le paragraphe 3 de l'article 1er contient la disposition suivante : « les ordonnances du roi ou les actes administratifs qui prescriront l'application des dispositions de la présente loi à une partie du territoire français seront ainsi que la loi elle-même publiés et affichés dans chaque commune qui devra être soumise à ce régime ; les dispositions pénales de la loi ne seront applicables qu'après cette publication ».

Le décret de police sanitaire maritime rend permanente son application sur tout le littoral français et à bord des navires français, alors que dans l'intérieur des terres, il est nécessaire que le ministre ordonne par décret la mise en vigueur de cette loi et qu'on procède aux affichages indiqués.

Art. 1er. — L'Algérie est désormais assimilée à la métropole au point de vue administratif qui nous intéresse. Mais toutes nos possessions relèvent des procédés hygiéniques et médicaux indiqués dans ce travail. Les colonies ont plus souvent encore que la métropole à appliquer les mesures de protection et de prophylaxie vis-à-vis des maladies pestilentielles.

Cet article 1er résume d'une façon plus concise les articles 1, 2 et 3 du règlement de 1876 qui limitaient l'intervention sanitaire à la provenance des pays contaminés. Dès le second paragraphe de l'article 1er, nous constatons l'immense pouvoir de l'autorité sanitaire. En effet, le règlement n'énumère pas en dehors du choléra, fièvre jaune, peste, typhus et variole, les maladies graves qui doivent être en outre l'objet de précautions spéciales. Celles dont le comité d'hygiène de France a demandé la déclaration obligatoire (loi du 30 nov. 1892) semblent d'abord indiquées : fièvre typhoïde, diphtérie, scarlatine, suette miliaire, dysenterie. On ne peut pas tout prévoir ; qui eût dit, il y a dix ans, que le tétanos relèverait des mêmes règles ? H. G. Ringeling a trouvé le bacille du tétanos, et le bacille de l'œdème malin ou vibrion septique dans l'eau de la cale d'un navire (1895) (*Revue d'hygiène et police sanitaire de Vallin*).

D'autres maladies ne demandent qu'une désinfection partielle appropriée : la tuberculose, la coqueluche, la pneumonie, la rougeole, l'érysipèle, la grippe, etc. On se rappellera que les scarlatineux, diphtériques, varioleux sont susceptibles d'être dangereux pendant 30 à 40 jours. La rougeole est surtout contagieuse au moment de l'invasion et pendant l'éruption. Les chances de contamination sont beaucoup moindres après ce moment. Ces recommandations peuvent rendre service à bord des bateaux d'émigrants surtout, où les malades sont parfois si nombreux et la prophylaxie si difficile.

L'article 1er qualifie ces maladies autres que celles qu'elle a désignées, de « transmissibles », on est donc en droit de dire qu'il appartient à l'autorité sanitaire de se prononcer quand bon lui semble. Elle n'a que deux guides, la science médicale et la conscience.

Sans doute le texte ajoute le mot *exceptionnellement*, indiquant ainsi qu'il faut des motifs sérieux pour recourir à ces précautions spéciales. Mais il n'en est pas moins vrai que l'autorité sanitaire est juge de ces questions. Rien n'est plus sage, ses pouvoirs doivent être aussi étendus, aussi variables que les dangers à conjurer. Néanmoins il y a lieu d'ajouter que devant ces maladies non désignées, la plupart du temps n'ayant pas le caractère exotique, on limitera en général la suspicion et les mesures au navire, sans incriminer le pays d'où il vient.

Art. 2. — L'article 2 du décret, par l'étendue de sa formule, ne fait que confirmer et corroborer ce qui vient d'être dit au sujet de l'article 1er § 2. L'autorité sanitaire statue souverainement sur le caractère dangereux des conditions hygiéniques d'un navire, n'ayant même pas de malades à bord. Ici la mesure des *précautions* médicales d'assainissement a une portée plus restreinte que dans le cas précédent. Il s'agit d'une hypothèse particulière, c'est-à-dire d'un navire déterminé. Les mesures sanitaires n'ont pas le caractère général de celles du paragraphe 2 de l'article 1er.

Ces deux textes reflètent fidèlement l'esprit de l'article 1er de la loi de 1822.

TITRE II. — **Patente de santé.**

Art. 3. — La patente de santé est un document qui a pour objet de mentionner l'état sanitaire du pays de provenance et particulièrement l'existence ou la non-existence des maladies visées à l'article 1er. La patente de santé indique, en outre, le nom du navire, celui du capitaine, la nature de la cargaison, l'effectif de l'équipage et le nombre des passagers, ainsi que l'état sanitaire du bord au moment du départ.

La patente de santé est datée ; elle n'est valable que si elle a été délivrée dans les quarante-huit heures qui ont précédé le départ du navire.

Art. 4. — Un navire ne doit avoir qu'une patente de santé.

Art. 5. — La patente de santé est nette ou brute. Elle est nette quand elle constate l'absence de toute maladie pestilentielle dans la ou les circonscriptions d'où vient le navire ; elle est brute quand la présence d'une maladie de cette nature y est signalée.

Le caractère de la patente est apprécié par l'autorité sanitaire du port d'arrivée.

Art. 6. — En France et en Algérie, la patente de santé est établie conformément à une formule arrêtée par le ministre de l'intérieur après avis du comité de direction des services de l'hygiène ; elle est délivrée gratuitement par l'autorité sanitaire à tout capitaine qui en fait la demande.

Art. 7. — Lorsqu'une maladie pestilentielle vient à se manifester dans un port ou ses environs, l'autorité sanitaire de ce port avise immédiatement l'administration supérieure et, une fois l'existence du foyer constatée, signale le fait sur la patente de santé qu'elle délivre.

L'épidémie est considérée comme éteinte lorsque cinq jours pleins se sont écoulés sans qu'il y ait eu ni décès ni cas nouveau. La cessation complète de la maladie est alors immédiatement signalée à l'administration supérieure, et, si les mesures de désinfection ont été convenablement prises, elle est mentionnée sur la patente de santé, avec la date de la cessation.

Art. 8. — A l'étranger, la patente de santé est délivrée aux navires français à destination de France ou d'Algérie par le consul français du port de départ, ou, à défaut de consul, par l'autorité locale.

Pour les navires étrangers à destination de France ou d'Algérie, la patente peut être délivrée par l'autorité locale ; mais, dans ce cas, elle doit être visée et annotée, s'il y a lieu, par le consul français.

Art. 9. — La patente de santé délivrée au port de départ est conservée jusqu'au port de destination. Le capitaine ne doit en aucun cas s'en dessaisir.

Dans chaque port d'escale, elle est visée par le consul français ou, à son défaut, par l'autorité locale, qui y relate l'état sanitaire du port et de ses environs.

Art. 10. — Les navires qui font un service régulier dans

les mers d'Europe peuvent être dispensés par l'autorité sanitaire de l'obligation du visa de la patente à chaque escale.

Art. 11. — La présentation d'une patente de santé à l'arrivée dans un port de France ou d'Algérie est en tout temps obligatoire pour les navires provenant : 1° des pays situés hors d'Europe, l'Algérie et la Tunisie exceptées ; 2° du littoral de la mer Noire et des côtes de la Turquie d'Europe sur l'Archipel et la mer de Marmara.

Art. 12. — Pour les régions autres que celles désignées à l'article 11, la présentation d'une patente de santé est obligatoire pour les navires provenant d'une circonscription contaminée par une maladie pestilentielle.

La même obligation peut être étendue, par décision du ministre de l'intérieur, aux pays se trouvant soit à proximité de ladite circonscription, soit en relations directes avec elle. Dans ce cas, l'obligation de la patente est immédiatement portée à la connaissance du public, notamment par la voie du *Journal officiel* de la République française.

Art. 13. — Les navires faisant le cabotage français (l'Algérie comprise) sont, à moins de prescription exceptionnelle, dispensés de se munir d'une patente de santé. La même dispense s'applique aux navires qui relient directement dans les mêmes conditions la France et la Tunisie.

Art. 14. — Le capitaine d'un navire dépourvu de patente de santé alors qu'il devrait en être muni, ou ayant une patente irrégulière, est passible, à son arrivée dans un port français, des pénalités édictées par l'article 14 de la loi du 3 mars 1822, sans préjudice de l'isolement et des autres mesures auxquels le navire peut être assujetti par le fait de sa provenance, et des poursuites qui pourraient être exercées en cas de fraude.

Art. 3. — Un navire a « ses papiers », celui qui désigne sa situation sanitaire s'appelle *Patente de santé*. Ce certificat est contrôlé à chaque escale et *endossé*, si l'on peut s'exprimer ainsi, car au verso l'autorité sanitaire du pays où on aborde inscrit ses indications et au besoin ses réclamations. La patente constitue donc un élément officiel d'informations et de renseignements. Dans les questions juridiques qu'on verra se soulever avec la suite de ce travail, elle peut jouer un rôle. Quel est donc le degré de sa force probante en justice ?

Soit devant la justice répressive, soit devant la justice administrative ou même civile, les patentes de santé peuvent être produites comme élément de preuve indispensable, pour donner une solution aux débats. Il est même difficile d'imaginer une hypothèse où l'on ne serait pas obligé de recourir à la patente de santé lorsqu'il s'agit de juger une question sanitaire.

Aucun texte de loi ne vient trancher la question, ce sont donc les principes généraux que l'on doit consulter pour la résoudre.

Dans le modèle de patente ci-contre, les modifications dues au décret de 1896 sont imprimées en italique.

Au *verso*, sont les *visa*, ainsi conçus, par exemple :
« Reconnu et admis à la libre pratique. Ce vapeur repart pour. . . . ., avec le même équipage et diverses marchandises, et quitte le pays dans un temps où l'état sanitaire du port et de ses environs est bon. »

. . . . . le. . . . .

Le. . . . . de la Santé

Sceau de l'autorité sanitaire.

ntente de Santé
—

du bâtiment.........
e du bâtiment.......
on.................
aux...............
s.................
tenant au port d....
ation...............
du Capitaine.......
du Médecin.........
age (tout compris)...
gers...............
ison...............
ygiénique du navire .
hygiénique de l'équi-
e (couchage, vête-
ts, etc.)...........
hygiénique des passa-
s..................
es et approvisionne-
nts................
s.................
....
des à bord.} ....
{du port.....
sanitaire{des environs.
a été constaté dans le
ou ses environs pen-
la dernière semaine
éc:
.. cas de choléra.
.. cas de fièvre jaune.
.. cas de peste.
ré, le......, du mois
.... 189 ..
.... heure du.......

ADMINISTRATION SANITAIRE DE FRANCE

N°

RÉPUBLIQUE FRANÇAISE

PORT DE

ADMINISTRATION SANITAIRE

PATENTE DE SANTÉ

Nous................. de la santé à.....................
certifions que le bâtiment ci-après désigné part de ce port dans les conditions suivantes dûment constatées :

Nom du bâtiment...............
Nature du bâtiment..............
Pavillon......................
Tonneaux ....
Canons......................
Appartenant au port d..........
Nom du Capitaine ....
Nom du Médecin...............
Équipage (tout compris) ....
Passagers ....
Cargaison ....

Malades à bord ..{ ....
....
État hygiénique du navire........
État hygiénique de l'équipage (Couchage, vêtements, etc.).......
État hygiénique des passagers .....
Vivres et approvisionnements......
Divers ....
Eau........................

Conformément aux articles 30, 31, 32 et 33 du règlement, l'état sanitaire du navire a été vérifié, la visite médicale a été passée au moment de l'embarquement des passagers et il a été constaté qu'il n'existait à bord, au moment du départ, aucun malade atteint d'affection pestilentielle (choléra, fièvre jaune, peste), ni linge sale, ni substance susceptible de nuire à la santé du bord.

Nous certifions, en outre, que { du port est ....
l'état sanitaire............ } des environs est ....

Et qu'il a été constaté *dans le port* (ou (........ cas de choléra.
ses environs), *pendant la dernière se-* } .... cas de fièvre jaune.
maine écoulée................... (........ cas de peste.

En foi de quoi, nous avons délivré la présente patente à............
le........ du mois de........ 189.... à........ heure du........

L'expéditionnaire de la Patente,   Sceau de l'Administration

Le............ de la Santé,

PRESCRIPTIONS EXTRAITES DU RÈGLEMENT GÉNÉRAL
DE POLICE SANITAIRE MARITIME

(Art. 3, 4, 8, 9, 11, 12, 14, 15, 23, 28, 29, 30, 31, 32, 33, 48)

....
....

La patente de santé peut être délivrée soit par l'autorité sanitaire, soit par le consul français, soit par l'autorité étrangère.

Dans les deux premiers cas, elle émane d'autorités françaises et compétentes ayant reçu de la loi, mission spéciale de la rédiger. *Elle fait donc foi, jusqu'à preuve du contraire,* de toutes les énonciations qu'elle doit contenir, d'après la loi. Si l'on suppose que le consul français ou les autorités sanitaires ont inscrit sur la patente des énonciations non prescrites par la loi en outre des énonciations légales, les énonciations non prescrites par la loi vaudront peut-être comme commencement de preuve par écrit. Les énonciations prescrites par la loi relatées sur les patentes, font foi devant les tribunaux jusqu'à preuve du contraire, donc elles n'ont pas seulement le caractère d'un simple commencement de preuve par écrit et elles n'ont pas non plus le caractère authentique qui exige la procédure en inscription de faux pour en démontrer l'erreur.

Elles doivent être présumées vraies jusqu'à preuve du contraire puisqu'elles émanent de personnages revêtus d'un caractère public ayant le devoir légal de les rédiger. Jusqu'à preuve du contraire, un fonctionnaire doit être présumé avoir accompli le devoir qui lui incombait et l'avoir accompli avec vérité et fidélité. Ne voir dans ces énonciations, en principe, qu'un simple commencement de preuve par écrit, serait une sorte de mesure de défiance injuste que prendrait la loi vis-à-vis d'un fonctionnaire qu'elle a nommé et qu'elle connaît, en faveur de particuliers qui se plaignent à tort ou à raison et qu'elle ne connaît pas.

Mais les énonciations de la patente n'ont certainement pas un caractère authentique, et il ne sera pas nécessaire de recourir à l'inscription de faux pour en démontrer le caractère inexact ou erroné. C'est, en effet, un principe absolu dans notre droit, en matière civile aussi bien qu'en matière criminelle, que l'authenticité d'un acte ne se présume pas et qu'il faut par suite un texte formel qui accorde ce caractère exceptionnel pour que l'interprète puisse dire légitimement qu'il existe.

On ne peut pas, par voie d'analogie, créer ou étendre l'authenticité. Or, dans notre matière, il n'existe aucun texte qui décide qu'une patente de santé soit un acte authentique.

L'acte authentique ne peut être combattu que par une procédure compliquée et périlleuse, l'inscription de faux. Un prévenu ou un plaideur a donc une tâche difficile lorsqu'il veut attaquer la véracité des mentions relatées dans un acte authentique.

A quoi bon, du reste, donner le caractère d'authenticité à une patente de santé? Ceux qui voudraient accuser d'inexactitude et d'erreur les mentions d'une patente régulière, auront une lourde et presque impossible tâche à accomplir pour établir péremptoirement et solidement leurs accusations.

Une patente de santé datée et qui a été délivrée quarante-huit heures avant le départ du navire *peut ne pas contenir toutes les énonciations indiquées dans l'article* 3, par exemple elle n'indique pas la nature de la cargaison, ni l'effectif de l'équipage et le nombre des passagers, quelle sera alors sa force probante? Nous n'hésitons pas à répondre qu'elle fait, même dans ce cas, foi

des énonciations qu'elle contient jusqu'à preuve du contraire. Sans doute elle a un caractère irrégulier, et nous
verrons plus tard la sanction de cette irrégularité, mais
elle n'en constitue pas moins une patente de santé éma-
née de personnes qui avaient le droit et le devoir de la
rédiger, donc elle conserve son caractère légal au point
de vue de sa force probante.

Les lacunes que nous avons supposé qu'elle contenait
ne sont pas suffisantes pour la dépouiller de son caractère d'ordre public sérieux.

Une question intéressante de droit international sur-
gira souvent, lorsqu'une patente de santé aura été délivrée par une autorité étrangère. Si le consul français
l'a visée et approuvée, elle aura, sans aucun doute, la
même force probante que si elle émanait d'une autorité
française purement et simplement, car, par son visa
et son approbation, le consul français lui a donné un
caractère d'un acte exclusivement français et émanant
directement d'une autorité française. Mais si la patente
de santé délivrée par une autorité étrangère n'a été ni
visée, ni approuvée par le consul français parce que cela
était impossible ; par exemple, il n'y avait pas de consul français dans le port duquel est parti le navire, *que
décider alors, au point de vue de sa force probante devant
les tribunaux français* ? Il est anti-juridique à notre avis
de l'assimiler à la patente émanant de l'autorité française,
et il faut distinguer sa forme en tant qu'acte, et son
fond, c'est-à-dire la réalité des mentions qu'elle contient. Au point de vue de la forme, elle sera naturellement soumise à la règle de droit international : *locus
regit actum*. Cela signifie, au point de vue pratique,

qu'elle devra être rédigée par l'autorité compétente et *conformément aux formes usitées dans le pays,* pour ces sortes d'actes.

Sinon, les tribunaux français n'auront pas à en tenir compte. Au point de vue du fond, les juges français jouiront d'une souveraine liberté d'appréciation.

Art. 5. — L'article 3 de la loi de 1822 avait établi la *patente suspecte.* Elle a été supprimée par le décret de 1846. Cette modification est valable, car elle ne touche qu'un principe d'ordre administratif, elle supprime un mot, une formule, mais la substance des choses n'est pas atteinte puisque le décret de police sanitaire maintient le *navire suspect* (art. 53).

Le mot de *circonscription sanitaire* n'est pas défini par le présent règlement, mais au texte de la Convention de Dresde du 15 avril 1893, promulguée en France par décret du 22 mai 1894, nous lisons : on entend par le mot *circonscription* une partie de territoire d'un pays placée sous une autorité administrative bien déterminée, ainsi : une province, un « gouvernement », un district, un département, un canton, une île, une commune, une ville, un village, un port, un polder, etc., quelles que soient l'étendue et la population de ces portions de territoire. Le tableau détaillé des circonscriptions en France est publié, page 181.

Art. 6. — En France, la patente et les *visa* sont délivrés gratuitement.

Dans les grands ports, le médecin de la santé va gratuitement faire la visite du navire à l'arrivée et au départ, en cas de besoin.

Dans les petits ports, où il n'y a pas de médecin sanitaire, les agences ont l'usage de faire payer 10 francs
cette visite, quand elle est nécessaire.

Art. 7. — L'autorité sanitaire doit aviser immédiatement l'administration supérieure lorsqu'une maladie
pestilentielle se manifeste dans un port ou ses environs.
La réciproque devra exister de la part de l'administration locale vis-à-vis de « La Santé ».

Le second alinéa inaugure un système, en considérant l'épidémie éteinte lorsque cinq jours pleins sont
écoulés sans qu'il y ait eu ni décès ni cas nouveau. Mais
il faut remarquer que la santé n'a le droit de mentionner
cessation de l'épidémie sur la patente *que si* les mesures
de désinfection ont été convenablement prises.

Art. 8. — Les réflexions que suggère la lecture de
cet article 8 sont exprimées dans l'étude déjà présentée sur les patentes en général.

Art. 9. — Matériellement, le capitaine est toujours
dessaisi, c'est le médecin du bord qui en prend la consigne ; à son tour, le médecin s'en dessaisit lui-même en
les soumettant à l'autorité sanitaire quand il va demander libre pratique à la santé locale, et ensuite à l'autorité consulaire pour obtenir le visa.

Art. 10 et 11. — L'article 10 existait déjà, mais l'article 11 assimile à juste titre la Tunisie à l'Algérie et
place sur le même pied *toutes* les côtes de la Turquie
d'Europe.

Le règlement de 1876 disait seulement : côtes orientales de Turquie d'Europe.

Art. 12. — Le règlement de 1876 donnait la nomenclature des régions de provenance, vis-à-vis desquelles la patente n'était pas exigible en temps ordinaire.

L'innovation du règlement de 1896 qui ne rend une patente obligatoire que pour les navires provenant d'une circonscription contaminée en Europe par une maladie pestilentielle (hormis la réserve de l'art. 11), est une concession due aux progrès et à la facilité des communications.

Le commerce y trouve une formalité en moins, mais l'administration sanitaire est dans la nécessité d'être mieux renseignée.

Art. 13. — La Tunisie est ajoutée.

L'article 11 du règlement de 1876 ainsi conçu : « La dispense de la patente de santé n'exempte pas de la reconnaissance à l'arrivée, ni de l'arraisonnement quand celui-ci est jugé nécessaire », n'a pas été reproduit.

En effet, l'article 2 du présent décret pare à toutes les éventualités.

Art. 14. — Voici l'article 14 de la loi du 3 mars 1822 cité par l'article 14 du présent règlement : « sera puni d'un emprisonnement de 3 à 15 jours et d'une amende de 5 à 60 francs quiconque, sans avoir commis aucun des délits qui viennent d'être spécifiés, aurait contrevenu, en matière sanitaire, aux règlements généraux ou locaux, aux ordres des autorités compétentes ».

Le règlement précédent disait : « sans préjudice de la *quarantaine* à laquelle le navire peut être assujetti ». Que faut-il entendre par *patente de santé irrégulière* ? Ce serait celle qui ne relaterait pas toutes les mentions prescrites par l'article 3. Le défaut de l'une seule de ces mentions rendrait la patente irrégulière. Mais le juge aurait à apprécier la gravité plus ou moins grande de l'irrégularité et surtout le danger qui pourrait en découler pour la santé publique. Et il appliquerait au délinquant une peine plus ou moins forte. La patente serait encore irrégulière, si les formalités de l'article 9 avaient été omises. Là encore, une seule omission est suffisante pour faire encourir la peine.

CHAPITRE II

TITRE III. — **Médecins sanitaires maritimes.**

Aʀᴛ. 15. — Tout bâtiment à vapeur français affecté au service postal ou au transport d'au moins cent voyageurs, qui fait un trajet dont la durée, escales comprises, dépasse quarante-huit heures, est tenu d'avoir à bord un médecin sanitaire.

Ce médecin doit être Français et pourvu du diplôme de docteur en médecine : il prend le titre de « médecin sanitaire maritime ».

Aʀᴛ. 16. — Les médecins sanitaires maritimes sont choisis sur un tableau dressé par le ministre de l'intérieur, après examen passé devant un jury qui est désigné par le ministre, sur l'avis du comité de direction des services de l'hygiène.

L'examen porte sur l'épidémiologie, la prophylaxie et la réglementation sanitaire et leurs applications pratiques. Les conditions et les époques de l'examen sont arrêtées par le ministre de l'intérieur, sur la proposition du comité de direction des services de l'hygiène.

Il est délivré aux candidats agréés par le ministre un certificat d'aptitude aux fonctions de médecin sanitaire maritime.

Aʀᴛ. 17. — Au cas où le nombre des médecins sanitaires maritimes portés sur la liste serait insuffisant, le ministre de l'intérieur pourvoit, sur la proposition du comité de direction des services de l'hygiène, aux nécessités du service médical.

Aʀᴛ. 18. — Un délai de trois mois est accordé, à partir de la date du présent décret, pour permettre aux médecins d'obtenir le certificat prévu par l'article 16 et aux compagnies de navigation et armateurs d'assurer l'embarquement de ces médecins.

Les médecins sanitaires antérieurement commissionnés auprès des compagnies maritimes peuvent être inscrits au tableau des médecins sanitaires maritimes, sur leur demande transmise, avec avis motivé, par les directeurs de la santé de leurs ports d'attache et sur la proposition du comité de direction des services de l'hygiène.

Art. 19. — Le médecin sanitaire maritime a pour devoir d'user de tous les moyens que la science et l'expérience mettent à sa disposition :

a) Pour préserver le navire des maladies pestilentielles exotiques (choléra, fièvre jaune, peste) et des autres maladies contagieuses graves ;

b) Pour empêcher ces maladies, lorsqu'elles viennent à faire apparition à bord, de se propager parmi le personnel confié à ses soins et dans les populations des divers ports touchés par les navires.

Art. 20. — Le médecin sanitaire maritime s'oppose à l'introduction sur le navire des personnes ou des objets susceptibles de provoquer à bord une maladie contagieuse.

Art. 21. — Le médecin sanitaire maritime fait observer à bord les règles de l'hygiène. Il veille à la santé du personnel, passagers et équipage, et leur donne ses soins en cas de maladie.

Art. 22. — Le médecin sanitaire maritime se concerte avec le capitaine pour l'application des dispositions contenues dans les trois articles qui précèdent.

En cas d'invasion à bord d'une maladie pestilentielle ou suspecte, il prévient immédiatement le capitaine et assure, d'accord avec lui, les mesures de préservation nécessaires.

Art. 23. — Le médecin sanitaire maritime inscrit jour par jour, sur un registre, toutes les circonstances de nature à intéresser la santé du bord.

Il mentionne les dates d'invasion, de guérison ou de terminaison par la mort de tous les cas de maladies contagieuses, avec indication des détails essentiels que comporte la nature de chaque cas.

A chaque escale ou relâche, il consigne sur son registre la date de l'arrivée et celle du départ, ainsi que les renseignements qu'il a pu recueillir sur l'état de la santé publique dans le port et ses environs.

Il inscrit sur le même registre les mesures prises pour l'isolement des malades, la désinfection des déjections, la destruction ou la purification des hardes, du linge et des objets de literie, la désinfection des logements ; il indique la nature, les doses, le mode d'emploi des substances désinfectantes et la date de chaque opération.

ART. 24. — Le médecin sanitaire maritime est tenu, à l'arrivée dans un port français, de communiquer son registre à l'autorité sanitaire, qui ne statue qu'après en avoir pris connaissance.

Il répond à l'interrogatoire de celle-ci et lui fournit de vive voix, ou par écrit si elle l'exige, tous les renseignements qu'elle demande.

ART. 25. — Les déclarations du médecin sanitaire maritime sont faites sous la foi du serment.

Le délit de fausse déclaration est poursuivi conformément aux lois.

ART. 26. — Le médecin sanitaire maritime fait parvenir au moins chaque année au ministre de l'intérieur un rapport relatant les observations de toute nature qu'il a pu recueillir au cours de ses voyages sur les questions intéressant le service sanitaire, l'étiologie et la prophylaxie des épidémies.

Les rapports des médecins sanitaires maritimes sont soumis au comité consultatif d'hygiène publique de France. Ils peuvent donner lieu à l'attribution de récompenses honorifiques décernées par le ministre de l'intérieur et publiées au *Journal officiel* de la République française.

ART. 27. — En cas d'infraction aux règlements sanitaires ou de non-exécution des devoirs résultant de ses fonctions, une décision ministérielle, prise sur l'avis du comité de direction des services de l'hygiène, l'intéressé entendu, peut rayer un médecin sanitaire, à titre temporaire ou définitif, du tableau dressé en vertu de l'article 16.

ART. 28. — Le capitaine d'un navire ne pouvant justifier de la présence à bord d'un médecin sanitaire régulièrement embarqué, ou d'un motif d'empêchement légitime, est passible, à son arrivée dans un port français, des pénalités édictées par l'article 14 de la loi du 3 mars 1822, sans préjudice des mesures sanitaires exceptionnelles auxquelles le navire peut être assujetti pour ce motif et des poursuites qui pourraient être exercées en cas de fraude.

ART. 29. — Sur les navires qui n'ont pas de médecin sanitaire, les renseignements relatifs à l'état sanitaire et aux communications en mer sont recueillis par le capitaine et inscrits par lui sur son livre de bord.

Les innovations de ce chapitre sont dans l'intérêt du médecin naviguant, et n'ont pas pour but de créer des entraves à sa carrière, ni des ennuis dans l'exercice de sa profession. C'est un pas en avant vers l'émancipation.

L'examen ne peut être un obstacle pour les jeunes docteurs qui désirent naviguer (1), et il n'est pas exigé pour les médecins commissionnés que présenteront les Compagnies. Quant à ceux qui naviguent depuis un certain temps, sans commission, nous pouvons les rassurer, car l'esprit d'initiative qui a inspiré ce règlement est disposé à leur faciliter, autant qu'il est possible, cette formalité.

Une preuve en est dans l'adjonction des officiers de santé, dont il n'était plus question. La circulaire sui-

_____

(1) Cet examen ne fait pas double emploi avec les examens de médecine qui ne comportent ni la pathologie exotique, ni la microbiologie pratique.

vante du ministre de l'intérieur apporte un adoucisse-
ment temporaire au nouveau régime, en faveur de ceux
qui se sont adonnés à la navigation :

Le ministre de l'intérieur,

Vu le décret du 4 janvier 1896 portant règlement de police
sanitaire maritime, le titre III relatif aux médecins sanitaires
maritimes et notamment l'article 17 ainsi conçu :

« Au cas où le nombre des médecins sanitaires maritimes
portés sur la liste serait insuffisant, le ministre de l'intérieur
pourvoit, sur la proposition du comité de direction des
services de l'hygiène, aux nécessités du service médical. »

Vu l'avis du comité de direction des services de l'hygiène,

Sur la proposition du conseiller d'État, directeur de l'assistance et de l'hygiène publiques,

Arrête :

A titre transitoire et par application de l'article 17 susvisé, les médecins français, docteurs en médecine ou officiers
de santé, pouvant justifier qu'ils ont rempli, au cours des
cinq années qui ont précédé le décret du 4 janvier 1896, les
fonctions de médecin sanitaire à bord des navires pendant
une durée d'au moins six mois, consécutifs ou non, sont
admis à rembarquer en la même qualité sous la réserve de
se conformer aux prescriptions contenues dans le titre III
dudit décret.

Ces médecins ne peuvent porter le titre de « médecin sanitaire maritime » institué par l'article 15. Ils sont inscrits sur
un tableau provisoire d'après la proposition des directeurs
de la santé et l'avis du comité de direction des services de
l'hygiène.

Le certificat qui leur est délivré doit être visé lors de chaque embarquement nouveau par le directeur de la santé.

Paris, le 15 mai 1896.

Signé : Louis Barthou.

Que le corps médical naviguant cesse donc de croire
que le présent chapitre du règlement de 1896 a été rédigé

THIERRY 3

contre lui, et qu'il veuille bien réfléchir que c'est par l'amélioration morale que vient l'amélioration matérielle.

Voici le programme de l'examen :

PROGRAMME D'EXAMEN DES MÉDECINS SANITAIRES MARITIMES.

L'examen comprend deux parties : une épreuve écrite éliminatrice et une épreuve orale.

L'épreuve écrite a lieu le même jour à Paris au ministère de l'intérieur, et à Marseille, Bordeaux, Nantes, le Havre, Dunkerque, sous la surveillance du directeur de la santé de ces ports. Elle comporte :

1° une composition sur la PATHOLOGIE DES MALADIES INFECTIEUSES ET CONTAGIEUSES (*maladies pestilentielles exotiques* ; *maladies épidémiques et endémiques*) ;

2° une composition sur la LÉGISLATION SANITAIRE (*loi du 3 mars 1822* ; *règlement du 4 janvier 1896* ; *conférences internationales de Venise, de Dresde et de Paris*. — La loi du 3 mars 1822 sera mise à la disposition des candidats, ainsi que le règlement du 4 janvier 1896 contenant en annexe l'historique des conférences sanitaires internationales).

Il est accordé aux candidats une heure et demie pour la rédaction de la composition de pathologie, et une heure pour la rédaction de la composition de législation.

L'épreuve orale comprend :

1° une interrogation sur la pathologie des maladies infectieuses et contagieuses et sur la législation sanitaire ;

2° une épreuve pratique de bactériologie (coloration et diagnostic des principaux microbes pathogènes) ;

3° une épreuve pratique de désinfection (préparation et usage des liquides antiseptiques ordinairement employés ; stérilisation avec les appareils usités dans les laboratoires et sur les navires).

Il est accordé aux candidats une demi-heure pour chacune des deux épreuves pratiques.

Art. 15-16-17-18-28-29. — Il n'y a plus qu'une seule et unique catégorie de médecins qui puissent être *léga-*

lement embarqués sur les navires mentionnés par l'article 15, ce sont les médecins qui se trouvent dans les conditions spécifiées par l'article 15, § 1er.

Le présent décret a implicitement supprimé la *commission*.

Le décret les désigne toujours sous le nom technique de *médecin sanitaire*, ce qui signifie par conséquent que les médecins sanitaires embarqués sont tous inscrits sur le tableau dressé par le ministre de l'intérieur. Ces remarques faites, il est facile de se rendre un compte exact de la portée des articles 28 et 29 qui en sont la sanction. L'article 28 suppose tout d'abord un navire dans les conditions de l'article 15 qui n'a pas de médecin sanitaire, le capitaine peut être atteint par les pénalités de l'article 14 de la loi de 1822. Il peut être poursuivi aussitôt son arrivée dans un port français quelconque. Seulement, le capitaine peut se trouver, selon les termes de l'article 28, dans le cas d'un empêchement légitime.

Si le capitaine ne se trouve pas dans ce dernier cas d'empêchement légitime, il aura beau avoir avec lui un docteur en médecine, il n'en tombera pas moins sous le coup de l'article 14 de la loi de 1822. Ce docteur en médecine n'a aucune responsabilité, la loi ne le connaît pas, c'est sur le capitaine seul que repose la responsabilité sanitaire avec toutes les pénalités qui en sont la sanction. Ce qui le prouve péremptoirement, c'est l'article 29 qui impose au capitaine de recueillir et de mentionner sur son livre de bord les renseignements relatifs à l'état sanitaire et aux communications en mer.

Au projet de révision du règlement de 1896 qui con-

tenait ces principes, on a apporté dans le texte définitif du décret au *Journal officiel* un tempérament qui
prévoit (art. 17) le cas où le nombre des médecins sanitaires serait insuffisant pour les besoins du service.
Dans ce cas, les Compagnies doivent adresser au comité
de direction des services de l'hygiène et par l'intermédiaire de la Santé du port, la demande d'embarquer un
médecin qui n'a pas subi l'examen de médecin sanitaire
maritime. Le comité est libre de refuser ou d'agréer, et
dans ce dernier cas, l'autorisation signée du ministre de
l'intérieur est accordée à la Compagnie. Le médecin
ainsi embarqué jouit des prérogatives et responsabilités des médecins sanitaires régulièrement embarqués.

Art. 19. — Ce texte indique les devoirs des médecins,
mais il ne parle pas de leurs droits. Peut-être était-ce
inutile, car du moment que la loi impose un devoir,
elle accorde par le fait même tous les droits pratiques
nécessaires pour l'accomplir dans son intégralité. Cette
remarque que nous faisons à propos de l'article 19 s'applique à l'ensemble du titre III du présent décret. Les
médecins connaissent leurs obligations et s'efforceront
d'y rester fidèles, peut-être ne connaît-on pas assez leurs
droits, en cas de maladie pestilentielle à prévenir ou à
enrayer.

S'il s'agit d'un bâtiment de guerre, le médecin pourra,
ainsi que cela sera démontré plus loin, avoir à donner
des ordres aux officiers supérieurs, aux amiraux eux-
mêmes et ceux-ci devront s'incliner (1).

(1) Voir chapitre VI.

S'il s'agit d'un paquebot ou d'un bâtiment de commerce, le médecin se trouvera en présence du capitaine qui personnifie la compagnie et de la compagnie elle-même. Des conflits peuvent surgir, et, il importe que le médecin connaisse bien toute l'étendue de ses droits. Le capitaine, la compagnie à laquelle appartient le navire, peuvent quelquefois essayer d'entraver un médecin qui est trouvé gênant dans les mesures qu'il ordonne. En principe, le médecin doit savoir que la loi lui donne le dernier mot sur le pouvoir du capitaine et celui de la compagnie, lorsqu'il veut prendre, conformément aux lois et à leur esprit, des mesures sanitaires qui lui paraissent indispensables. La santé publique doit dominer les intérêts particuliers et passer avant eux.

Art. 20. — Très souvent le navire partira d'un port où il n'y a pas d'autorité sanitaire. C'est cette hypothèse surtout qu'il faut envisager dans le commentaire de l'article 20. En effet, si l'autorité sanitaire (nous voulons parler, en principe, de l'autorité sanitaire française) existe là au port du départ, le médecin pourra en référer à cette autorité sanitaire, dans le cas où, malgré lui, on embarquerait des marchandises, ou un passager qu'il jugerait devoir refuser. Mais si, en fait, le médecin du bord est la seule autorité sanitaire, il pourra ordonner au capitaine de ne pas prendre à bord les marchandises ou passagers qu'il jugera dangereux. En cas de refus du capitaine, qui s'expose gravement, ainsi qu'il sera dit plus loin, d'obtempérer à l'autorité du médecin, celui-ci devra consigner le fait sur son livre de bord.

Avant d'arriver à un port où se trouve une autorité française, le médecin, en se basant sur l'article 5 de la loi de 1822, pourra exiger la purification des denrées qu'il aura refusées, ou soumettre à un traitement spécial le passager dont il ne voulait pas. Il pourra même user de toutes les ressources que cet article 5 met à sa disposition. Arrivé au port le plus voisin, où se trouvera l'autorité sanitaire française, ou tout au moins un consul français, le médecin devra leur exposer la situation qu'il considère comme dangereuse et ainsi il mettra à couvert sa responsabilité, sinon il tomberait lui-même sous le coup du troisième alinéa de l'article 10 de la loi de 1822. Comme il vient d'être dit, le capitaine s'est, au point de vue pénal, exposé à la sanction de l'article 14 de la loi de 1822. Il y a là une sorte de contradiction dans la sévérité des deux peines, mais on ne peut rien changer : « *Nullâ pœnâ sine lege* ».

Art. 22. — L'article 22 se place au point de vue du fait et non au point de vue du droit. Heureusement, toujours, ou presque toujours, le médecin et le capitaine auront entre eux les relations les plus cordiales et ils se concerteront pour prendre les mesures prescrites par ce texte. L'accord de l'autorité sanitaire et du commandement est l'idéal qui se réalise la plupart du temps. Mais, au point de vue du droit, on aurait tort d'induire de la lecture de l'article 22 que le capitaine et le médecin sont égaux en pouvoir, en *matière sanitaire*. Le médecin est et reste supérieur et cela sera démontré plus amplement dans le cours de ce travail. La solution sera la même, qu'il s'agisse d'un navire de guerre ou d'un navire de commerce.

Art. 23. — Les capitaines, les compagnies, trouveront peut-être que nous cumulons trop de pouvoir sur la tête du médecin, que nous consacrons en sa faveur une sorte de despotisme, que sans cesse nous le supposons dominant le commandement et le faisant plier sous lui. Combien il y a loin de la théorie à l'application !

En outre, ce ne serait voir qu'un des aspects du problème. Nous avons montré l'une de ses faces, examinons l'autre. Tout d'abord, si le médecin ne se conforme pas strictement aux obligations qui lui incombent, il court les dangers de l'article 25 et surtout les pénalités bien plus redoutables de la loi de 1822. Et s'il remplit dans son intégralité son devoir médical, il peut être exposé à la mauvaise humeur d'une compagnie qui le trouvera quelque peu encombrant et méticuleux. Or, pour lui, provoquer cette mauvaise humeur, c'est risquer des représailles détournées et jouer sa situation.

Le moment est venu de pénétrer dans les entrailles d'un sujet qui passionne les intéressés. Un mot d'historique sur les travaux préparatoires de ce titre III va placer la question sur son terrain, qui fut un champ de bataille entre les représentants de l'hygiène et ceux du commerce.

Depuis longtemps, les navigateurs demandaient la suppression des quarantaines considérées par eux comme une entrave aux affaires. Les médecins chargés de l'Hygiène publique ne s'y opposaient pas, mais à condition de chercher une garantie équivalente, sinon meilleure.

En même temps, les travaux de Pasteur venaient éclairer d'un jour nouveau l'étiologie et la prophylaxie des maladies infectieuses et MM. Brouardel et Proust disaient: « Notre désir est de donner satisfaction au commerce, mais il faut auparavant protéger la santé publique. C'est pourquoi nous demandons que la désinfection soit pratiquée à bord et que les navires aient des médecins nous inspirant confiance ».

M. Proust ajoutait : « Depuis le décret de 1853, la tendance de l'administration a été d'intéresser les compagnies à avoir des médecins commissionnés en accordant aux paquebots ayant à bord un médecin commissionné certains avantages que l'on refusait aux autres navires. Les diverses dépêches qui octroyaient ces privilèges (de 1853 à 1870) mentionnent toujours que ces privilèges ne visent que les paquebots ayant à bord un médecin commissionné. Cependant la commission actuelle demandée par les compagnies est lettre morte ; ces médecins sont trop sous l'action des agents de la compagnie ».

Aussi M. Proust demandait de rattacher directement les médecins au ministère. Le 29 octobre 1884, il dit : « Il paraît préférable que les médecins fussent des fonctionnaires relevant directement de l'administration, nommés par elle après un examen subi devant une commission prise dans le comité consultatif d'hygiène publique de France. Nommés par le ministre du commerce (actuellement de l'intérieur), ne pouvant être révoqués que par lui, ces médecins deviendraient des organes des services sanitaires, tandis qu'aujourd'hui, commissionnés ou non, ils sont sous la dépendance absolue de la compagnie qui les paye, les maintient ou les révoque à son gré. Nous ne devons pas les exposer à ce que leur conscience ou leur intérêt puissent se trouver en opposition. »

En 1888, lisons-nous dans les Annales d'hygiène publique et de médecine légale :

« Au congrès du Havre, le Dʳ Gibert a fait toucher du doigt le conflit existant entre les armateurs et l'administration ; les compagnies veulent avoir leur médecin à elles, l'autorité sanitaire veut que ces médecins soient non seulement *commissionnés* mais *nommés* par elle ; il croit que la présence à bord, d'un médecin sérieux est le seul moyen de réaliser les progrès de l'hygiène sur les navires ».

Ensuite la discussion fut extrêmement animée de la part des armateurs, défendant leurs intérêts.

« MM. Mallet, Félix Faure, Pondavigné attaquèrent violemment le rapport de M. Séné qui concluait à ce que le service médical à bord fût réorganisé, que les médecins fussent nommés par l'administration sanitaire et qu'ils dépendissent de l'État, tout en recevant leur traitement fixé par l'État des compagnies qui les emploient. » M. Brouardel, résumant cette longue discussion d'un mot, a dit aux armateurs : « Donnez-nous des garanties sérieuses que toutes précautions ont été prises par un homme compétent, nommé par nous, et vous aurez libre pratique, sinon vous êtes toujours à l'ancien régime, celui des quarantaines, et vous n'aurez plus le droit de vous plaindre. »

Le règlement nouveau a appliqué un moyen terme

conciliant l'hostilité d'intérêts différents, mais fort respectables.

De sorte que les médecins, dépendant de l'Etat, payés par la compagnie, sont entre l'enclume et le marteau. Le conseil d'hygiène devra donc surveiller attentivement, faciliter le libre exercice de leur mandat, et les compagnies de navigation devront tenir compte de la délicatesse de leur mission et des devoirs qu'ils ont à remplir.

Du jeu harmonique, mais franchement sincère de part et d'autre, dépendent les résultats espérés d'un règlement qui avait en vue le bien général et l'intérêt du commerce. « Le but que l'on a poursuivi, dit M. Proust, a été de diminuer autant qu'il est possible les entraves inutiles imposées à la navigation. »

CHAPITRE III

TITRE IV. — **Mesures sanitaires au port de départ.**

ART. 30. — Le capitaine d'un navire français ou étranger se trouvant dans un port de France ou d'Algérie et se disposant à quitter ce port est tenu d'en faire la déclaration à l'autorité sanitaire avant d'opérer son chargement ou d'embarquer ses passagers.

ART. 31. — Dans le cas où elle le juge nécessaire, l'autorité sanitaire a la faculté de procéder à la visite du navire avant le chargement et d'exiger tous renseignements et justifications utiles concernant la propreté des vêtements de l'équipage, la qualité de l'eau potable embarquée et les moyens de la conserver, la nature des vivres et des boissons, l'état de la pharmacie et, en général, les conditions hygiéniques du personnel et du matériel embarqués.

L'autorité sanitaire peut, dans le même cas, prescrire la désinfection du linge sale soit à terre soit à bord.

Le cas échéant, ces diverses opérations sont effectuées dans le plus court délai possible, de manière à éviter tout retard au navire.

ART. 32. — L'autorité sanitaire s'oppose à l'embarquement des personnes ou des objets susceptibles de propager des maladies pestilentielles.

ART. 33. — Les permis nécessaires soit pour opérer le chargement, soit pour prendre la mer, ne sont délivrés par la douane que sur le vu d'une licence remise par l'autorité sanitaire.

ART. 34. — Les bateaux de pêche et en général les navires qui s'écartent peu du port de départ sont dispensés, à moins de prescription exceptionnelle, de la déclaration prévue à l'article 30.

Art. 30, 31, 32. — Ce titre répond à une des innovations du règlement instituant les mesures préventives, lors du départ, au lieu des procédés tardifs, à l'arrivée.

L'idée réformatrice qui a présidé à sa rédaction doit donc pénétrer ceux dont la mission est de l'appliquer. « La tendance de la science sanitaire actuelle est de substituer aux mesures que l'on prend à l'arrivée, les mesures au point de départ et pendant la traversée. Si en effet, dans les régions contaminées, on surveillait mieux les embarquements des passagers, si on prenait la précaution de ne laisser embarquer aucun linge sale ou contaminé sans le désinfecter, si on prescrivait des mesures d'assainissement pendant la traversée, le chiffre des navires suspects ou infectés se trouverait encore diminué et presque annihilé » (BROUARDEL et PROUST, *Encyclopédie d'hygiène*).

A propos de l'article 32 nous prions le lecteur de se reporter à ce qui a été dit de l'article 20. Quant à l'article 31 nous ferons remarquer que le règlement précédent ordonnait la visite de la santé du port, avec ses conséquences, en temps d'épidémie seulement. Celui de 1896 élargit le principe et l'applique à tous les cas où « La Santé » la juge nécessaire.

Il s'agit de la visite avant le chargement.; mais après le chargement, il serait sage qu'elle soulageât autant que possible le médecin naviguant des précautions à décréter avant le départ. Non seulement, l'autorité sanitaire obtiendra ce qu'elle exigera, mais elle épargnera au médecin du bord les difficultés que lui crée sa situation de salarié de la compagnie. Si celui-ci prévoit quelque désaccord au sujet d'un danger à parer, le mieux serait d'en référer à l'avance au Directeur de la Santé qui aviserait lui-même. Nous étudierons au fur et à mesure les questions que soulèvent les articles du titre IV.

Il ne serait pas superflu de dire tout de suite un mot des transports d'*émigrants*. Une *loi, du* 18 *juillet* 1860, et des *décrets des* 9 *et* 15 *mars* 1861 régissent *l'émigration*.

Voici les articles qui intéressent le médecin :

ART. 6 (9 mars 1861). — Tout navire qui reçoit à son bord quarante émigrants, est réputé spécialement affecté à l'émigration.

ART. 7. — Est réputé émigrant, sans autre justification, tout passager qui n'est point nourri à la table du capitaine ou des officiers, et qui paye pour le prix de son passage, nourriture comprise, une somme de moins de 40 francs par semaine pour les navires à voiles, et de moins de 80 francs par semaine pour les navires à vapeur, en prenant pour base du calcul la durée du voyage, telle qu'elle sera déterminée par les règlements.

ART. 5 (15 mars 1861). — Il est alloué à chaque passager à bord d'un bâtiment affecté au transport des émigrants :

1º *Un mètre trente décimètres carrés*, si la hauteur du pont est de 2 m. 28 et plus.

2º *Un mètre trente-trois décimètres carrés*, si la hauteur du pont est de 1 m. 83 et plus.

3º *Un mètre quarante-neuf décimètres carrés*, si la hauteur du pont est de 1 m. 66 et plus.

Les enfants au-dessous d'un an ne sont pas comptés dans le calcul du nombre de passagers à bord, et deux enfants âgés de plus d'un an et de moins de huit ans seront comptés pour un passager.

ART. 6. — Les navires affectés au transport des émigrants

devront avoir un entrepont, soit à demeure, soit provisoire, présentant au moins 1 m. 66 de hauteur. Lorsque les navires recevront un nombre de passagers suffisant pour occuper l'espace déterminé d'après les bases énoncées dans l'article précédent (1 m. c. 30, 1 m. c. 34 et 1 m. c. par passager) l'entrepont sera laissé entièrement libre, sauf les parties ordinairement occupées par le logement du capitaine, des officiers et de l'équipage.

Lorsque le chiffre des passagers sera inférieur à la capacité réglementaire du navire, l'espace inoccupé pourra être affecté au placement des provisions (la viande et le poisson exceptés), des bagages et même d'une certaine quantité de marchandises, le tout réglé proportionnellement à la diminution du nombre des passagers qui auraient pu être embarqués.

ART. 7. — Il est interdit de charger à bord d'un navire affecté au transport des émigrants, toute marchandise qui serait reconnue dangereuse ou insalubre et entre autres : les chevaux, les bestiaux, la poudre à tirer, le vitriol, les allumettes chimiques, le guano, les peaux vertes, les produits chimiques inflammables et les fromages, excepté ceux durs et secs, ne portant aucune odeur.

ART. 9.— Les qualités, quantités et espèces de vivres dont l'émigrant ou l'entrepreneur devra s'approvisionner seront vérifiées et fixées pour chaque destination par le commissaire de l'émigration.

ART. 11. — Les couchettes devront avoir intérieurement 1 m. 83 de longueur et 50 centimètres de largeur. Il n'y aura en aucun cas plus de deux rangées de couchettes. Le fond des couchettes inférieures devra être élevé au moins de 14 centimètres au-dessus des bordages du pont inférieur, et le fond des couchettes supérieures devra être à la moitié de la distance qui sépare le fond supérieur des couchettes inférieures, mais sans que la moitié de cette distance puisse jamais être moindre de 760 millimètres. Les objets de couchage seront chaque jour exposés à l'air sur le pont lorsque le temps le permettra. L'entrepont sera purifié avec du lait de chaux au moins une fois par semaine.

Art. 12. — Le navire aura sur le pont et sur l'avant au moins deux lieux d'aisances à l'usage des passagers.

Il y aura en outre un cabinet d'aisances à l'usage exclusif des femmes. Dans le cas où le nombre des émigrants embarqués dépasserait le chiffre de cent, un cabinet d'aisances sera ajouté par chaque groupe en plus de cinquante émigrants.

Art. 13. — Le navire sera pourvu de pièces à eaux, de manches à vent, et autres appareils propres à assurer la ventilation.

Les mesures à prendre vis-à-vis des émigrants sont celles qu'indique d'une façon générale le règlement de police sanitaire.

Elles demandent à être appliquées avec énergie, célérité et surtout d'une façon précoce. C'est au départ qu'elles doivent commencer: désinfection des vêtements et bagages, surveillance des individus, et mesures hâtives d'isolement aux premiers symptômes douteux.

Le traitement à préconiser à leur égard, avant l'embarquement, devrait être organisé dans le genre de celui qu'on applique aux hôtes de passage des asiles de nuit à Paris. Les habits et hardes de ceux-ci sont passés à l'étuve pendant leur sommeil et les gens ne se couchent qu'après un bain désinfectant ou une douche. Le lendemain, au réveil, on les remet en possession de leurs effets assainis. De telles précautions ne semblent pas exagérées à qui a vu de près un bateau d'émigrants.

Elles seraient la meilleure garantie des conditions sanitaires pendant le voyage et faciliteraient, en cours de route, les possibilités d'arrêter l'infection, si une maladie transmissible venait à se manifester.

Les enfants offrent une mortalité élevée à bord des

transports d'émigrants, en raison des difficultés de l'al-
laitement en mer, et de la contagiosité.

Nous regrettons que le plan de ce travail ne nous permette pas de traiter la question de l'émigration. Elle
est intéressante à plusieurs points de vue, particulièrement à celui de l'hygiène et de la pathologie, en raison
du milieu spécial, des insalubrités causées par l'encombrement, des dangers que font courir les émigrants aux
pays qu'ils traversent ou qu'ils abordent. Les Etats-Unis
ont toujours reçu le choléra d'Europe par cet intermédiaire, aussi ont-ils annoncé leur projet de mettre la
cause en discussion au prochain Congrès international.

L'eau potable à bord.

La question de l'eau potable est complexe et difficile.

Dans l'état actuel, la microbie — contrairement à la croyance de ceux qui ne suivent pas de près les travaux de laboratoire et d'hygiène — ne parvient pas toujours à élucider le problème, quand il faut se prononcer *en pratique*, pas plus que la chimie n'avait suffi précédemment.

De même que le chimiste, le bactériologiste fait l'analyse quantitative et qualitative. Mais la nature et la qualité des microbes importe plus que la quantité des infiniment petits trouvés dans un volume donné.

Chacun sait que l'eau, comme toute la nature, est peuplée de micro-organismes, sans danger, sinon utiles.

Aussi, la question qu'on pose au microbiologiste dans son laboratoire est généralement la suivante : cette eau contient-elle le germe de telle maladie ? ou cette eau est-elle bonne pour l'alimentation ?

Dans le premier cas — positive, la solution résout et termine le procès ; négative, — elle ne prouve pas entièrement, tant la recherche est délicate.

La deuxième interrogation est plus captieuse. Si l'on répond par une analyse quantitative des microbes, il est embarrassant de conclure, le nombre des éléments pouvant être élevé sans qu'aucun d'eux soit pathogène.

Le Dr Chantemesse dit : « Le choix des eaux potables (1) a toujours reposé successivement sur des examens chimiques, physiques et bactériologiques. L'un ou l'autre de ces procédés, employé isolément, est incapable de donner la solution qu'on lui demande. »

« Un autre élément de décision dans le choix d'une eau potable se tire des conditions géologiques où naît et se forme la source..... Tels sont les éléments de diagnostic des qualités d'une eau potable où l'analyse bactériologique joue un rôle important, non un rôle exclusif (2). »

On voit, qu'à part le cas d'épidémie où la recherche fructueuse du microbe correspondant a indiqué l'eau polluée — et le cas déterminé dans lequel un examen qualitatif, préalable à toute infection, révèle un microbe pathogène, — les difficultés sont nombreuses.

Ces études sont impossibles à un médecin qui n'a pas l'outillage et l'entraînement de laboratoire.

Aussi nous efforcerons-nous de rester sur le terrain des choses certaines, à la portée des capitaines comme des médecins.

Le principe primordial, est que l'eau est le véhicule le plus fréquent des agents infectieux.

La sécurité de l'eau potable prime donc tout le reste en hygiène.

A bord, la situation se résume en trois parties :

1° Récolte de l'eau { soit naturelle ; { soit mécanique.

2° Conservation ;

3° Distribution.

---

(1) Dʳ CHANTEMESSE, *Congrès de Buda-Pesth*, 1894.
(2) Dʳ CHANTEMESSE, Le sol, l'eau, l'air. *Path. générale*, t. II.

Le premier point est le plus important et se subdivise lui-même en sous-ordres.

Mais d'abord, jetons un coup d'œil synthétique sur les eaux et rappelons les caractères indiscutés qui constituent un fait acquis.

L'eau potable doit présenter les qualités suivantes : fraîcheur, limpidité, transparence, absence d'odeur, saveur agréable.

Elle dissoudra le savon sans former de grumeaux insolubles. Dans le cas contraire elle est impropre au blanchissage, elle est dite *séléniteuse*, c'est-à-dire qu'elle contient du sulfate de chaux en quantité exagérée. Le savon étant un stéarate de soude, le sulfate de chaux en excès de l'eau transforme le savon en stéarate insoluble de chaux.

Si l'évaporation donne un résidu égal à 50 centigrammes de sels calcaires par litre, elle est impropre aux usages domestiques. Inutile de pratiquer pour le savoir un examen de laboratoire. Il suffit qu'elle ne puisse arriver à cuire des haricots en deux heures, car il se forme avec la légumine de l'enveloppe végétale un composé calcaire qui résiste à la cuisson.

Les eaux pétrifiantes sont chargées de carbonate de chaux.

Toutes ces eaux dites *lourdes*, impropres à la boisson, peuvent être cependant employées pour le blanchissage et la cuisson, en ajoutant du carbonate de soude qui précipite les sels calcaires en carbonates insolubles.

Les eaux salines, magnésiennes, sont aisément reconnues au goût.

Après ces données d'ordre chimique, envisageons les

eaux au point de vue des éléments vivants qu'elles peuvent renfermer.

Toute eau contenant beaucoup de matières organiques est mauvaise. Aussi bien parce que celles-ci absorbent l'oxygène de l'eau que parce qu'il se développe des organismes inférieurs, sa corruption est presque fatale.

Pour cette raison, l'eau de pluie, qui est cependant une sorte d'eau distillée, ne se garde pas toujours longtemps, surtout lorsqu'elle a été recueillie au début d'un orage, car en tombant, elle a balayé l'air des principes qui y étaient en suspension. En dehors des moyens mécaniques destinés à conserver et rendre véritablement potable cette eau, il faut la mettre à l'abri de la lumière pendant trois semaines ou un mois ; la vie des éléments organisés simples est peu compatible avec l'obscurité.

L'eau provenant de la neige ou de glaçons se rapproche de celle des pluies, elle peut donc être meilleure pour les lavages de corps et de linge que pour la boisson.

Les eaux stagnantes du sol sont toujours dangereuses, et les eaux vives du sol, qu'elles soient puisées au courant du ruisseau qu'a décrit Fonssagrives, « sur un fond sablonneux ou caillouteux, à bords creusés à pic et dénués d'arbres qui puissent y laisser tomber leurs feuilles, germes d'une corruption inévitable, ou leurs fruits à propriétés parfois toxiques », où poussent cresson et véroniques, alors que « roseaux, patiences, ciguës, menthes, salicaires, scirpes, joncs, nénuphars » caractérisent les eaux mauvaises — qu'elles viennent d'un fleuve, et parfois même de la canalisation spéciale d'une ville, — notre opinion bien réfléchie est que ces eaux sont *suspectes*. Ne voit-on pas à chaque instant un village ou une ville de France dont l'eau contaminée nécessite la prudence. Et comment ne se poserait-on pas la même question vis-à-vis de l'eau de boisson des navires ? La plupart du temps, personne ne sait à bord d'où vient l'eau qu'on boit, puis après quelques relâches, c'est un mélange de pays divers, et de moins en moins sûr. L'eau fournie aux premières escales après Marseille, par exemple à Alexandrie, sort du canal Mahmoudieh, creusé de main d'homme, mais formant une branche du delta du Nil.

Et cependant, la salubrité de l'eau à bord a une importance sur laquelle Fonssagrives (*Traité d'hygiène navale*, 2ᵉ édition) s'est étendu déjà dans un chapitre magistral. Depuis l'époque la plus reculée, les dangers de l'eau étaient soupçonnés et les archives navales en particulier sont peuplées de doléances du corps de santé de la marine. A part quelques tentatives, il a fallu venir jusqu'à nos jours pour voir un effort fécond y répondre dans la pratique. Le mouvement pastorien affirmant la justesse des hypothèses jusque-là conçues a stimulé la recherche des moyens prophylactiques.

Aujourd'hui, n'est-il pas banal de dire que dans la majorité des cas, la fièvre typhoïde et le choléra sont transmis par l'eau ?

H. Legrand, médecin sanitaire, rapporte les faits suivants : durant l'année 1884, dix bâtiments entrèrent dans le port de Liverpool, venant du port alors infecté de Marseille ; trois d'entre eux avaient fait provision d'eau dans cette ville et eurent à souffrir du choléra ou de diarrhée cholérique durant la traversée. Les sept autres, qui n'avaient pas pris d'eau à Marseille, restèrent indemnes.

Sur l'un des premiers bâtiments, lorsque des cas de choléra se déclarèrent, le capitaine ordonna de faire bouillir l'eau avant de la livrer à la consommation, il n'y eut plus à partir de ce moment un seul cas nouveau.

Un autre exemple nous est fourni par l'histoire de la *Ville de Palerme*. Ce steamer français part de la Pointe-à-Pitre le 24 juin 1884 et arrive à Marseille le 17 juillet. Il décharge sa cargaison et se trouve obligé de séjourner dans le port jusqu'au 24, c'est-à-dire dans les plus mauvais jours de l'épidémie de 1884.

Malgré tout, pendant le séjour à Marseille on n'observe aucun cas de choléra.

Le bateau part le 25 juillet, le soir même apparaissent les premiers accidents, un homme est pris du choléra ; du 26 au 29 deux autres sont atteints ; le 30 le mousse est également pris. Là, s'arrête l'épidémie.

Avant d'arriver à Marseille, le steamer avait fait de l'eau à Gibraltar, mais le jour de l'arrivée à Marseille, la provision étant épuisée, on dut remplir les caisses avec de l'eau de la ville et on en fit usage dès le 24. Le capitaine lui-même attribua les accidents à l'ingestion de l'eau et fit remarquer que l'épidémie cessa dès que l'usage de cette eau fut interdit, et qu'à sa place l'équipage eut de l'eau bouillie.

Mais l'origine hydrique, sans être une nécessité, est « vraisemblable » (Chantemesse) quand il s'agit de la dysenterie, de la diarrhée de Cochinchine. Calmettes montre qu'à Saïgon, ces deux maladies sont plus rares depuis l'installation de filtres.

A propos de la fièvre jaune le D\u1d63 Chantemesse a rapporté au Congrès de Buda-Pesth qu'à la Vera-Cruz où elle était endémique, il y aurait disparition presque complète depuis que l'eau de source est distribuée dans toutes les maisons.

Le paludisme peut être contracté par l'intermédiaire de l'eau. Laveran l'affirme et bien d'autres avec lui. A ce propos, nous rapportons une épidémie nautique que Armand Gauthier signale d'après Boudin :

« Au mois de juillet 1834, par un beau temps, 800 soldats français sont embarqués à Bône sur trois navires. La santé se conserve parfaite sur deux d'entre eux. Des 120 militaires embarqués à bord du 3e bâtiment, *l'Argo*, 13 succombèrent pendant la traversée à des fièvres pernicieuses. Sur les 107 survivants, 68 débarquèrent à Marseille, atteints de fièvre intermittente de tous types et de toute variété ; à l'exception de quatre, ils furent guéris par du sulfate de quinine. Les deux autres navires partis du même lieu, le même jour, emportant des hommes de même origine, soumis avant leur départ aux mêmes influences locales, ne présentèrent pas un seul cas de maladie. Une enquête médicale, ordonnée par l'autorité militaire, fit connaître qu'au départ de *l'Argo*, dans un moment de précipitation, plusieurs tonneaux d'eau, puisée dans un lieu marécageux, avaient été embarqués pour la boisson des soldats, qui se plaignirent pendant la traversée du goût désagréable de ce breuvage : et comme pour compléter la démonstration, ceux des marins de ce même vaisseau *l'Argo*, qui avaient fait usage de leur provision d'eau ordinaire, ne présentèrent aucun cas de fièvre. »

Il n'est point démontré qu'il n'en soit pas ainsi pour nombre d'autres maladies infectieuses.

Ce que nous disons n'enlève rien à la réalité des infections par le sol, l'air ou autres intermédiaires.

Une variété de maladies, de caractère différent, peut frapper par l'entremise de l'eau. Ce sont celles qui sont dues aux gros parasites de l'homme, tels que l'*oxyure*, l'*ascaride lombricoïde*, la *filaire* (*chylurie*), la *bilharzia* (*hématurie*), l'*ankylostome duodénal* (*anémie endémique*), les *tœnias* et leurs œufs, la *douve hépatique*, etc. Contrairement aux agents microbiens, le microscope peut avec facilité déceler ces derniers.

Aux inconvénients de nature chimique, microbienne et parasitaire, on oppose les procédés mécaniques : 1° qui *créent* l'eau potable à bord et 2° ceux qui *corrigent* l'eau embarquée pour l'alimentation.

Quels sont-ils, quelle est leur valeur ?

Distillation de l'eau de mer. — La distillation de l'eau de mer est la règle sur les bâtiments de l'État, à part les torpilleurs, mais elle est plutôt exceptionnelle dans la marine marchande.

Cette idée, caressée depuis l'antiquité, a été réalisée dans ces cinquante dernières années. Il est curieux d'en lire l'historique dans Fonssagrives, qui suit « à travers la filière des siècles, l'évolution pleine de vicissitudes d'une découverte à laquelle l'humanité a touché vingt fois et dont vingt fois, obéissant à cette loi impérieuse qui fixe l'heure des inventions utiles, elle a confié la réalisation à l'avenir ».

Après des tâtonnements inévitables, les appareils ont été perfectionnés. Aujourd'hui les systèmes Perroy et Fraser sont les plus communs, nous nous contenterons d'exposer le principe.

L'eau de mer arrive dans un récipient où elle rencontre des tubes multiples entre lesquels elle doit passer. A l'intérieur de ces tubes circule la vapeur d'eau qui vient de la machine du navire. Cette vapeur d'eau des machines motrices (ou de la chaudière auxiliaire), par sa température, fait évaporer à son tour l'eau de mer qui l'entoure, sans la toucher, et qui distille.

A l'entrée de l'appareil se trouve un aérateur chargé de faire appel d'air au sein du liquide, et un filtre au charbon ou au noir de fumée est placé à la sortie de l'eau.

On a reproché à cette eau distillée de manquer d'air et de minéralisation. L'expérience a montré que ces griefs étaient sans portée sur la santé. Du reste, l'aération de l'eau se fait naturellement assez vite, et les appareils à distiller, cités plus haut, sont munis d'aérateurs bien conditionnés.

Ces conclusions ne sont pas exclusivement adoptées par quelques savants. Layet, Fonssagrives prônaient l'addition (obligatoire dans la marine russe) de chlorure de sodium et de sels de chaux. De nos jours, Armand Gauthier reconnaît que l'absence de ces sels n'est point préjudiciable si en même temps une alimentation riche remplace leur absence et il conseille d'ajouter 0,05 à 0,10 centigrammes de sel marin et 0,15 centigrammes de bicarbonate de chaux par litre. Cette théorie des compensations nous semble l'interprétation juste: la pauvreté de l'eau distillée n'a d'inconvénient que combinée à la pauvreté alimentaire.

L'eau sort des appareils à une température de 35°.

Voilà, par contre, un inconvénient regrettable. Car

sur les navires de guerre où la place n'est pas prévue pour l'installation de caisses d'attente, les matelots — déjà si mal nourris — trop souvent n'ont à leur disposition que de l'eau chaude pour se désaltérer.

La chaleur — par la distillation — fournit le moyen de dessaler l'eau de mer ; le froid — par la *congélation* — produit un résultat identique.

Samuel Reyer remarqua ce phénomène en 1697. L'idée de transformer l'eau salée en eau douce n'a pas été approfondie, mais elle est séduisante et nous citons, en nous y associant, les paroles de MM. J. Rochard et Bodet : L'importance de l'augmentation des ressources des navires en eau douce est telle qu'il faut désirer voir mettre cette question à l'étude le plus promptement possible. Si elle devait être un jour résolue dans le sens de la substitution du froid à la chaleur, quels avantages ne retireraient pas les équipages qui naviguent dans les pays chauds, c'est-à-dire l'immense majorité des marins, de la possibilité d'avoir toujours à leur disposition et en abondance une eau.très fraîche, si utile à la conservation des forces digestives. Et la fusion de la glace destinée à être bue ne pourrait-elle pas être utilisée pour produire, dans certains cas, un abaissement de la température de certains locaux du bord ? Ce ne sont là que des hypothèses, mais il nous semble qu'elles valent bien qu'on tente d'en faire des réalités.

Nous allons passer de suite à la seconde partie de ce chapitre : conservation et distribution, puis nous reviendrons aux procédés de correction de l'eau embarquée, par lesquels nous terminerons.

CONSERVATION. — L'eau était, jusqu'à ces derniers

temps, conservée dans des *barriques* en bois. C'est un système qui doit disparaître, mais on conçoit encore l'existence des fûts de sauvetage placés sur le pont, et qui peuvent être mobilisés facilement en cas de naufrage.

Jadis, les matelots disaient que l'eau en tonneau devait *pourrir trois fois* pour être bonne. Cet adage répond à des faits qui s'expliquent chimiquement et bactériologiquement.

La mauvaise odeur est due à la dissolution de la matière organique du bois, qui amène la production d'acide sulfhydrique, et à la pullulation des colonies microbiennes.

Les oxydations et désoxydations chimiques formées au détriment du bois dissous dans l'eau, finissent par cesser faute de matières organiques extractives suffisantes. A la longue, les bactéries et leurs générations meurent et tombent au fond du récipient.

La lutte contre ces phénomènes par le soufrage, le charbonnage, avec le peroxyde de manganèse, le lait de chaux, etc., donnait des résultats insuffisants et surtout inégaux. Le progrès se manifesta en Angleterre par l'abandon des barriques, et l'emploi des *caisses de tôle*. Celles-ci sont construites d'après la forme du navire et sont installées suivant chaque type.

La rouille désagrège vite leurs parois.

Si cette dissolution d'oxyde de fer n'est pas pour inquiéter, la question pécuniaire a fait rechercher un enduit qui séparât l'eau de la tôle.

Il convient de rappeler le danger du plomb non seulement en doublage, mais en *soudure* ou *peinture* (à base de plomb) (Armand Gauthier, Chantemesse). Pendant assez d'années la « colique sèche » des marins, qui n'était autre que la colique de plomb, en a imposé pour une entité morbide.

Les caisses métalliques, de même que tous les appareils destinés à distiller, stériliser, purifier ou conserver, pourront être en fer, en cuivre, ou en cuivre étamé avec de l'étain fin, c'est-à-dire pur de tout plomb (fraude commune), en zinc, ou en fer galvanisé (la galvanisation doit être examinée de près, on y ajoute souvent du plomb pour donner du luisant). L'émaillage n'est pratique que pour des fontaines de petite dimension.

Les secousses habituelles aux bateaux empêchent de songer à des enveloppes plus fragiles.

Ces caisses ne devraient être ouvertes qu'en cas de besoin et aussitôt fermées. Outre les rats, cancrelats et poussières, l'air peut dans certains cas suffire à gâter l'eau.

Sur les navires où l'eau de boisson est tantôt récoltée à terre, tantôt fournie par la distillation d'eau de mer, si l'une ou l'autre sont indifféremment placées dans telle ou telle caisse, l'eau distillée n'offre plus qu'une fausse sécurité. Celle-ci se pollue au contact de la première ou dans le récipient, s'il n'a pas été parfaitement vidé et nettoyé.

DISTRIBUTION. — Nous avons voulu parler du *charnier*, condamné à la suite de réclamations nombreuses et entre autres d'un travail du Dr Catelan en 1877-78 publié dans les Archives de médecine navale au sujet de la stomatite aphteuse épidémique. Il est supprimé sur les navires de l'Etat et dans les compagnies de navigation, soucieuses de leurs devoirs.

Nous avons constaté qu'il n'en était pas de même sur tous les bâtiments du commerce, en particulier à bord des Cargo-boats. Le lecteur peu familiarisé avec ces questions va juger combien cette routine est impardonnable. Le charnier est un réservoir métallique entouré de bois, fermé par un couvercle, qui sert à l'emplir, et dans lequel plongent profondément un certain nombre de tubes ou siphons terminés à l'extérieur chacun par un embout de bois ou de métal auquel les matelots doivent sucer et aspirer pour obtenir l'ascension de la colonne d'eau. En s'en retournant, la colonne peut entraîner à son tour dans le tuyau et dans le charnier des particules d'aliments ou de salive, qu'un second buveur retrouvera à la prochaine aspiration.

Quand les hommes du pont ou de la machine, ceux-ci surtout qui consomment une grande quantité d'eau, trouvent le moyen d'ouvrir le couvercle, ils simplifient en puisant dans le charnier à l'aide d'une bouteille quelconque et de mains malpropres.

Il n'y a pas même un orifice de décharge, une soupape, qui permette de nettoyer convenablement par le fond, surtout un charnier en bois. Lorsqu'il est en métal on peut procéder comme l'a fait ingénieusement, en temps d'épidémie, un de nos collègues, le Dr Mallet, par le flambage à l'alcool, après un fourbissage préalable.

Le charnier (dont le nom vient de ce que jadis ce réservoir était voisin d'un garde-manger où les matelots déposaient tout ou partie de leur ration) doit donc être un récipient composé d'un des métaux déjà désignés, muni d'un ou plusieurs robinets, avec défense absolue de boire à l'embouchure.

Les *barils de galère*, sorte de fûts plats pour éviter les
effets du roulis et du tangage, servent à bord de quelques
bâtiments à distribuer l'eau dans certains points du navire, ils sont en bois, avec tous ses défauts. Leur forme
et leur orifice étroit rendent le nettoyage presque impossible. On doit les supprimer radicalement.

CORRECTION DE L'EAU EMBARQUÉE. — Une ressource
vieille comme le monde, puisque Hippocrate conseillait
déjà aux malades l'eau de pluie bouillie, et à la portée
de chacun, c'est l'*ébullition*. Mais cette pratique ne s'est
généralisée chez nous que depuis peu d'années. Les peuples d'Extrême-Orient réalisent son emploi par l'usage
des infusions de thé, qui forment la consommation habituelle.

L'eau bouillie n'a aucun inconvénient pour la santé.

« L'ébullition de l'eau fait périr tous les germes,
pourvu qu'elle soit suffisamment prolongée, une ving-
taine de minutes, par exemple. En pratique, cette durée
de l'ébullition n'est pas nécessaire, car nous ne connaissons pas de germes pathogènes qui résistent à l'action de la vapeur même à cent degrés.

« Outre la destruction des microbes, les avantages de
l'ébullition consistent dans la coagulation de certaines
substances albuminoïdes dangereuses, dans la disparition de toxines volatiles et de gaz anormaux, dans la
précipitation de sels calcaires en excès. Les inconvénients sont minimes. M. Guinard (de Lyon) a démontré
que la richesse en sels d'une eau bouillie est toujours
suffisante ; que l'eau ne perd jamais la totalité des gaz
qu'elle tient en suspension et qu'il suffit de la refroidir
au contact de l'air dans un endroit frais pour que la

majeure partie des gaz chassés par la chaleur entre de nouveau en dissolution » (Dr Chantemesse).

Après l'ébullition, vient la *stérilisation de l'eau par la chaleur*. Rouart, Geneste et Herscher construisent un appareil basé sur le surchauffage à 120°. L'eau arrive dans un échangeur, se vaporise à l'aide du serpentin et vient ensuite à travers un clarificateur se déposer dans un réservoir.

La société la Force Motrice Gratuite a créé un stérilisateur du même genre, où le serpentin est remplacé par des sortes de bouteilles plongées dans la vapeur. L'eau passe successivement dans ces différentes bouteilles, et il ne peut ainsi se produire des entraînements moléculaires n'ayant pas subi la température maxima. De plus, l'entrée de l'eau à stériliser dans les bouteilles dépendant absolument de la sortie, donne la certitude d'une stérilisation complète. Ce système installé sur un type analogue à celui de Rouart, Geneste et Herscher a été également approuvé par le Comité d'hygiène.

Ces appareils peuvent apporter un sérieux secours quand il s'agit de fournir de l'eau à une agglomération humaine, ville, caserne, arsenal. Mais la mise en marche, le grand débit, la place demandée pour leur installation, empêchent de les ranger parmi les procédés domestiques. Afin de remédier à cet inconvénient, la société la Force Motrice Gratuite construit différents types spécialement destinés à s'adapter aux machines motrices des navires. Le modèle pour la marine n'ayant pas encore été décrit dans un traité d'hygiène, nous allons l'exposer.

L'appareil se compose de deux parties principales, le *stérilisateur* et le *refroidisseur*.

Le *stérilisateur*, dont la fonction consiste à élever l'eau à la température de stérilisation (120°), est composé d'un réservoir de vapeur dans lequel sont plongées des bouteilles métalliques recevant d'une manière continue l'eau à stériliser.

Le stérilisateur est mis en communication avec un des générateurs de la machine motrice du navire, ou au mouillage avec les chaudières auxiliaires, par les tuyaux *a* et *b* de façon à assurer une température constante des bouteilles.

L'eau qui, après avoir subi l'évaluation progressive de température, sort des bouteilles par l'orifice *b*, se rend dans la seconde partie de l'appareil, le refroidisseur, après avoir cédé une partie de sa chaleur à l'eau qui va la remplacer, et circule en sens inverse.

Le *refroidisseur* est destiné à rendre, par son voisinage avec l'eau de mer, les calories contenues dans l'eau stérilisée. Par ce fait, cette eau stérilisée retombe à la température de l'eau de mer.

Il est composé d'un faisceau des tubes dans lesquels passe l'eau stérilisée ; ce faisceau est lui-même placé dans une enveloppe cylindrique formant gaine où circule l'eau prise à la mer.

L'eau stérilisée sortant de l'appareil en *f*, entre par *m* dans le faisceau de tubes du refroidisseur, et en sort en *n*, d'où elle peut être envoyée à n'importe quel point du bâtiment, étant donnée la pression de 10 à 20 m. que possède l'appareil en fonction.

L'appareil peut se placer le long de la paroi intérieure

de la chambre des machines ou de la chambre de chauffe
à un mètre au-dessus du niveau de l'eau dans les géné-

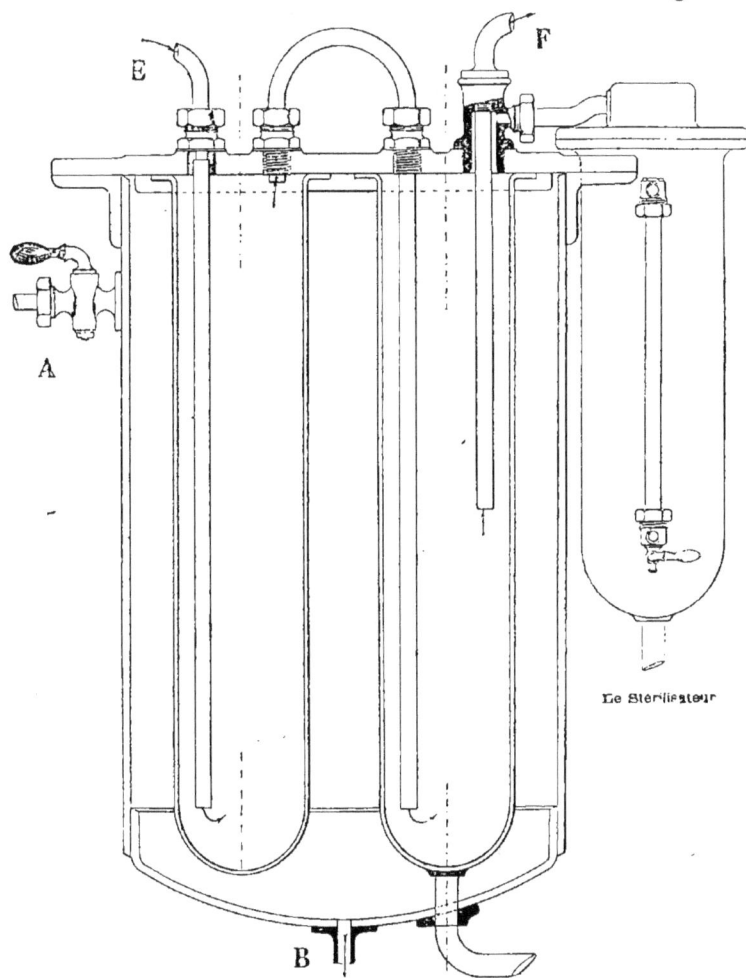

Le Stérilisateur

Fig. 1.

rateurs, afin d'assurer une circulation continue de vapeur.

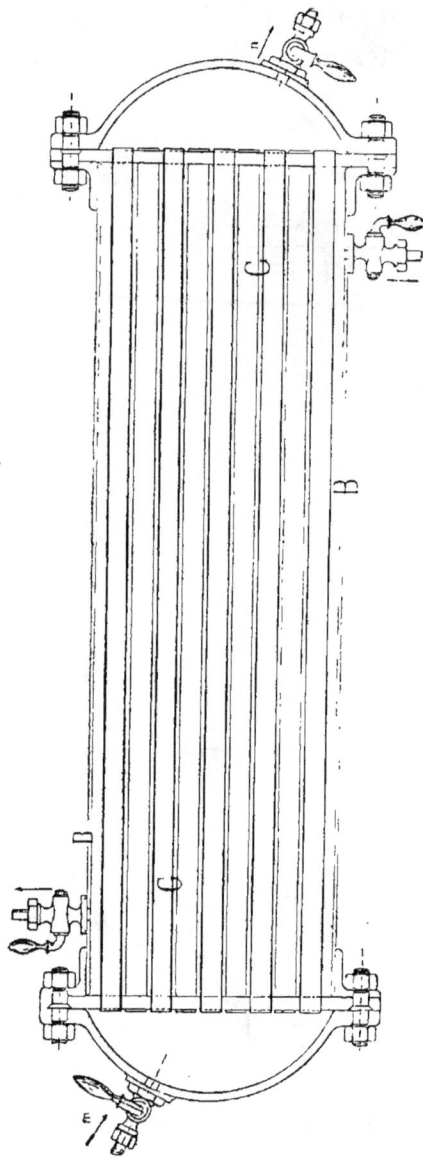

Fig. 2. — Le refroidisseur.

Le refroidisseur est disposé de manière à pouvoir être branché sur les tuyaux d'arrivée et de sortie des condenseurs (eau de circulation) ou sur une prise d'eau quelconque à la mer (au-dessous de la flottaison).

La dépense en vapeur et surveillance de l'appareil est à peu près nulle.

Par un dispositif d'échange de calories, la vapeur ne doit fournir à l'eau que la quantité de chaleur nécessaire pour l'élever de 95° à 120°.

Un avantage avec lequel on doit compter quand il s'agit d'un navire, est de pouvoir transporter l'eau sur le lieu de consommation sans contact avec l'atmosphère, si on le désire, ni aucune souillure.

· *Volume d'encombrement* d'un appareil produisant l'eau nécessaire à 250 personnes, à raison d'une ration journalière de 3 litres par personne.

Volume du stérilisateur. . . .	0^{m3} 170
Volume du refroidisseur	0^{m3} 180
Volume total.	0^{m3} 350

Volume d'un appareil produisant d'une manière continue l'eau nécessaire à 600 personnes à raison de 3 litres par personne.

Volume du stérilisateur. . . .	0^{m3} 360
Volume du refroidisseur . . .	0^{m3} 300
Volume total	0^{m3} 960

FILTRATION.

1° Il n'y a pas de filtre parfait.

2° Un filtre mauvais ou mal entretenu crée un danger de plus — car il laisse passer les microbes ou devient un organe de multiplication des germes.

Entre ces données, s'échelonnent les nombreux procédés de filtration domestique.

Notre revue s'inspire d'études et appréciations dues aux hommes les plus compétents et indépendants.

« Les filtres d'amiante (1), les appareils en terre d'infusoires et mieux encore les bougies en porcelaine d'argile ou d'amiante rendent à ceux qui savent en faire l'usage convenable, les services les plus signalés ».

Le *filtre Chamberland* est formé d'une bougie de porcelaine. Son débit varie suivant la pression. Avec 10 m., une seule bougie fournit un minimum de 1 litre à l'heure. Sans pression, une bougie donne avec 1 mètre de chute, 4 à 5 litres par 24 heures.

L'eau sort stérile pendant un temps variable, *quelques jours*, de 4 à 10 et même 15 jours.

Le débit se ralentit plus ou moins suivant la qualité du liquide. Les eaux argileuses l'obstruent très rapidement.

En moyenne, l'eau n'est plus pure après dix jours. Il faut alors démonter le filtre, débarrasser la bougie de son enduit visqueux, la brosser et la faire bouillir.

Pour éviter une rupture par l'ébullition, la bougie doit être placée dans l'eau froide et chauffée peu à peu. On peut procéder autrement : laver, brosser la bougie et la porter à l'étuve Herscher sous pression de 4 atmosphères.

La fragilité des bougies rend le nettoyage délicat. Une légère fente suffit au passage des microbes et doit la faire mettre au rebut.

---

(1) Dr CHANTEMESSE, *Le sol, l'eau, l'air.*

En un mot, quand le débit diminue, le filtre s'encrasse, — il faut le nettoyer.

S'il augmente, il y a fêlure, la bougie est à remplacer.

Ce filtre est adopté dans l'armée française.

Filtre Berkefeld, celui des armées autrichiennes et allemandes.

Construit en terre d'infusoires, il est encore plus fragile que le Chamberland, et retient les microbes moins longtemps (Laveran).

Filtre Mallié, en porcelaine d'amiante, peut être placé après le Chamberland, entre lui et le Berkefeld (Sims Woodhead et Cartwright Wood).

Filtre Maignen, constitué par : 1° une toile d'amiante, 2° une poudre spéciale de charbon, dite *carbo-calcis*, 3° du charbon. ·

D'après Laveran, il donnerait pendant quelques jours d'assez bons résultats, quoique l'eau ne soit pas entièrement stérile. Chantemesse dit à propos de la filtration en général : « Le charbon fixe en grand nombre les espèces microbiennes, les substances salines, les matières colorantes, les gaz.

Mais il renferme des phosphates et il transforme ainsi l'eau en un milieu très favorable à la pullulation des microbes.

Les filtres de charbon rapidement saturés, doivent être renouvelés fréquemment ».

Nous concluons comme Vallin : ce filtre ne justifie nullement ses prétentions.

Filtre Breyer, composé : 1° d'une 1re enveloppe de toile ; 2° d'une 2e enveloppe de toile percée de trous ; 3° d'une tôle tendue qui supporte de la poussière d'amiante.

Son expérimentation est insuffisante.

Filtre Buhring, un tuyau de caoutchouc prend naissance dans un cylindre de charbon placé lui-même dans
l'eau d'un vase élevé. Le tuyau fait siphon et l'eau qui
s'écoule par son extrémité libre a traversé le cylindre
charbonneux.

Les microbes traversent aussi facilement.

Fontaine de pierre lithographique. — Miquel la déclare bonne ; mais il faut s'assurer que la pierre filtrante
est bien soudée à la paroi et la nettoyer souvent, sinon
sa surface supérieure est un foyer de micro-organismes.
Si le nettoyage superficiel est aisé, la destruction des
colonies dans les mailles de la pierre est presque impossible. Cela constitue la nécessité d'une réserve sérieuse.

TRAITEMENT CHIMIQUE. — Les procédés chimiques destinés à l'épuration de l'eau sont nombreux et fort variables dans leurs effets. Les uns ont une action spécifique
contre un agent pathogène déterminé, les autres préci-
pitent chimiquement les éléments organiques et avec
eux les agents microbiens.

Alun. — De temps immémorial, les Chinois qui déjà
se mettent à l'abri des infections par l'usage du thé,
traitent l'eau par l'alunage. Au Tonkin, les Annamites
placent un morceau d'alun dans le creux d'un bambou
et secouent le tout dans le liquide destiné à l'alimentation.

En effet, 10 centigrammes pour un litre d'eau chargée de matières terreuses, suffisent à entraîner celles-ci.
On laisse déposer lentement, puis on décante.

L'eau se clarifie, mais elle est loin d'être stérilisée.

Après les essais de laboratoire de Teich et l'expérience
de la campagne du Dahomey où les soldats avaient été
prémunis de paquets d'alun, on conclut à une faible
efficacité.

La *poudre anticalcaire* de Burlureaux, composée de
chaux, alun, charbon, soude, a donné des résultats inégaux et incertains.

Le *permanganate de potasse* proposé par Rosenthal,
puis par Mlle Chipilow, constitue un excellent procédé.

On verse dans l'eau du permanganate de potasse en
excès. Ce sel est rouge ; tant qu'il se dissout sans colorer l'eau, c'est qu'il rencontre des substances organiques
à oxyder. Lorsque son action n'a plus à s'exercer il n'est
plus transformé et il teinte l'eau en rose.

Le critérium de l'épuration complète est donc la coloration rose persistante.

Au cours de l'expérience, le sel passe à l'état de bioxyde
de manganèse insoluble, et quelques éléments de sa
potasse se combinent avec l'acide carbonique de l'eau en
donnant du carbonate de potasse.

En quelques heures, les microbes sont détruits, et au
surplus, les poisons chimiques neutralisés. Il est facile
d'enlever le goût, la coloration rosée du permanganate
inemployé et les produits de décomposition par la cla-
rification la plus banale, en filtrant par exemple, à travers
une toile fine, ou de la poudre de charbon, ou du marc
de café, etc.

Cinq centigrammes de permanganate de potasse suffisent par litre. Le kilogramme coûte un franc.

Le *permanganate de chaux* indiqué par MM. Girard
et Bordas agit d'une façon identique. Ce procédé doit

avoir les mêmes avantages. Cependant, Laveran dit que les expériences ne sont pas encore suffisantes pour savoir au bout de combien de temps les germes sont détruits. Vallin (*Revue d'hyg. et de police sanitaire*) est du même avis.

Acide citrique et tartrique en dissolution dans l'eau suspecte de germes cholériques. — Une indication de la plus grande utilité a été donnée par Christmas dans les Annales de l'Institut Pasteur. Quand une eau est soupçonnée de renfermer des vibrions du choléra, il suffit d'ajouter 60 à 80 centigrammes d'acide citrique ou d'acide tartrique par litre pour détruire ceux-ci et rendre à l'eau sa sécurité, au point de vue du choléra.

En pratique, on peut mettre la dose de 1 gramme par litre, l'eau est à peine acidulée.

Ces moyens de filtration ou correction domestiques sont plus faciles à réaliser dans un petit groupe d'hommes. Il s'en faut qu'ils soient tous applicables sur un grand navire ayant de nombreux passagers, émigrants ou équipage.

Il nous reste à conclure.

Lorsque le médecin embarque, on lui présente à signer des états constatant que les vivres et l'*eau potable* sont d'excellente qualité.

On vient de voir s'il est aisé de se prononcer en connaissance de cause ?

Au cours du voyage, on fait de l'eau suivant les besoins et ceux-ci s'accordent rarement avec les conditions de l'hygiène.

Tant que la santé du bord est bonne, le médecin

laisse de côté cette préoccupation, mais si une maladie contagieuse éclate, ou qu'on aborde un pays à maladies pestilentielles, il est de son devoir de faire procéder à la correction de l'eau d'alimentation.

Voilà le maximum de ce que peut obtenir le médecin dans sa situation actuelle. Cela est insuffisant.

Car si la désinfection des gens ou des objets douteux, — intermédiaires possibles de pestilence — a été prévue par le règlement, la sécurité de l'eau de boisson n'est point assurée alors que cette eau a une origine la plupart du temps suspecte.

Au comité consultatif d'hygiène, il appartient de faire plus : soit en étendant le pouvoir du médecin, soit en constituant les choses de telle façon qu'elles répondent d'elles-mêmes aux nécessités hygiéniques. Cette dernière alternative entraîne la distillation obligatoire de l'eau de mer, ou l'installation d'appareils purificateurs de l'eau embarquée.

La salubrité demande encore cette garantie et cet effort, car en matière sanitaire, suivant le mot de M. Henri Monod : « Nulle part il n'est plus nécessaire de prévenir ».

CHAPITRE IV

LA DÉSINFECTION.

TITRE V. — **Mesures sanitaires pendant la traversée**

ART. 35. — Le linge de corps des passagers et de l'équipage, sali pendant la traversée, est lavé aussi souvent que possible.

ART. 36. — Les lieux d'aisances sont lavés et désinfectés deux fois par jour.

Dans les cabines dont les occupants ne se déplacent pas, il est déposé une certaine quantité de substances désinfectantes, et des instructions sont données pour leur emploi, qui est obligatoire.

ART. 37. — Dès qu'apparaissent les premiers signes d'une affection pestilentielle, les malades sont isolés, ainsi que les personnes spécialement désignées pour remplir les fonctions d'infirmier.

ART. 38. — Dans les cabines où se trouvent des malades, s'il y a des lits superposés, ceux du bas sont seuls occupés ; les matelas, couvertures, etc., des lits non occupés sont enlevés de la cabine, dans laquelle on ne laisse que les objets strictement indispensables.

ART. 39. — Les déjections des malades sont immédiatement désinfectées.

Les vêtements, le linge, les serviettes, draps de lits, couvertures, etc., ayant servi aux malades sont, avant de sortir du local isolé, plongés dans une solution désinfectante.

Les vêtements et le linge des infirmiers sont soumis au même traitement avant d'être lavés.

Les objets infectés ou suspectés, de peu de valeur, sont immédiatement jetés à la mer si le navire est au large. Dans le cas où le navire est dans un port, ils sont brûlés.

Le sol des locaux affectés à l'isolement des malades et des infirmeries est lavé deux fois par jour à l'aide de solutions désinfectantes.

ART. 40. — Ces locaux ne sont rendus au service courant qu'après lavage complet de toutes leurs parois à l'aide de solutions désinfectantes, réfection des peintures ou blanchiment à la chaux chlorurée et désinfection du mobilier. Ils ne reçoivent de nouveau passager en santé qu'après avoir été largement ouverts pendant plusieurs jours après ces désinfections.

ART. 41. — Lorsque la mort d'un malade isolé est dûment constatée, le cadavre est jeté à la mer ; les objets de literie à l'usage du malade au moment de son décès sont également jetés à la mer si le navire est au large, ou désinfectés.

Art. 35. — Le blanchissage ne peut s'opérer qu'avec de l'eau douce, or les navires n'en ont pas une quantité suffisante, en général, pour permettre des lavages comme il serait désirable, une fois par semaine. L'esprit de cet article est d'insister sur un nettoyage qui est un commencement de désinfection naturelle. En période suspecte, si l'on manque d'eau douce, il conviendra donc de faire un lessivage à l'eau de mer bouillante. Le linge sera plus tard rincé à l'eau douce.

Art. 36. — Les lieux d'aisances s'appellent *bouteilles*, quand il s'agit des cabinets de l'état-major, les water-closets des passagers ne sont pas autrement construits et sont souvent les mêmes. Un tuyau de descente s'ouvre directement le long des flancs du bateau sur la mer.

Un siège fixe soutenant une cuvette au centre est l'usage. Ces bouteilles sont installées à bâbord et tribord du bâtiment, dans l'entrepont.

La *poulaine* est une saillie en dehors du navire de chaque côté de l'étrave entourée d'un pavoi, les latrines de l'équipage y sont placées, de là leur nom de poulaines. Elles peuvent être sur le pont.

Les matelots doivent s'accroupir le long d'une rigole légèrement inclinée dans le sens du tuyau de dégorgement. C'est donc un système de lieu d'aisances primitif, malpropre et aussi fort incommode lorsqu'il survient du gros temps. Le plancher est exposé à toutes les maculations. Nous appelons l'attention des hygiénistes à ce sujet. MM. Rochard et Bodet écrivent : « La marine a jusqu'ici résisté de tout son pouvoir à un changement radical de ce système éminemment vicieux ».

Ceci dit, le paragraphe 1er de l'article 36 n'est pas exagéré en formulant cette ordonnance : les lieux d'aisances seront lavés et désinfectés deux fois par jour.

Quels agents employer ?

Le *sublimé* sera repoussé, car le bichlorure d'hydrargyre outre qu'il risque d'attaquer le métal des conduites, forme vis-à-vis des matières albuminoïdes de déjections ou de vomissements, des combinaisons diminuant ses propriétés microbicides. En troisième lieu, s'il se dégage des composés sulfureux de matières putréfiées, ceux-ci peuvent encore nuire à l'action du bichlorure qui se transformerait en sulfure de mercure, sans action. Le sublimé a en désinfection un rôle déterminé, mais limité.

Le *sulfate de cuivre ou vitriol bleu* remplit les conditions voulues en solution *forte* à 50 grammes pour 1.000 d'eau.

Behring le déclare « très bon », Vallin, Bouley, Miquel, enfin Pasteur ont conclu de la même façon.

Non seulement il stérilise les matières fécales, mais il les désodorise.

Vallin indique pour 1 litre de déjections un grand verre de la solution à 5 0/0 indiquée tout à l'heure.

Ce sel vaut 0 fr. 50 à 0 fr. 60 le kilog.

Le procédé suivant est moins coûteux et donne des garanties équivalentes. On désinfecte à l'aide du *lait de chaux fraîchement préparé*.

« Voici la meilleure façon d'avoir toujours à sa disposition du lait de chaux actif. On fait se déliter de la chaux de bonne qualité, en l'arrosant peu à peu avec la moitié de son poids d'eau. Quand la délitescence est effectuée, on met la poudre dans un récipient soigneusement bouché et placé en un endroit sec. Comme un kilogramme de chaux qui a absorbé 500 grammes d'eau pour se déliter, a acquis un volume de 2 lit. 200, il suffit de le délayer dans le double de son volume d'eau, soit 4 lit. 400 pour avoir un lait de chaux à 20 pour 100. Ce liquide doit être employé tout frais ; on peut le conserver pendant quelques jours à la condition de le maintenir dans un vase bouché. Lorsqu'on n'est pas sûr de la qualité du lait de chaux qu'on a à sa disposition, on peut l'essayer en l'ajoutant aux matières à désinfecter jusqu'à ce que le mélange bleuisse nettement le papier de tournesol. Il n'est pas nécessaire de ménager beaucoup le liquide désinfectant, attendu qu'à Paris le kilogramme de chaux vive coûte 0 fr. 05 et qu'avec cette

faible somme on peut désinfecter 200 litres de matières. On ne peut stériliser avec ce procédé que les
selles liquides. Lorsqu'on aura à désinfecter une fosse
dans laquelle auront été vidées des selles, il suffira de
verser, par le haut, le lait de chaux dans la proportion
indiquée ». (*Traité de Médecine*, p. 740. Chantemesse.)

Le paragraphe 2 de l'article 6 prévoit la désinfection
des matières fécales et des vases dans les cabines de passagers non transportables ou dans la cabine d'isolement.
Des vases, pouvant recevoir vomissements ou déjections, manquent en général à bord, aux passagers de
3e classe et sur les navires d'émigrants. Le vase doit être
nettoyé toutes les fois qu'il est nécessaire.

On y verse au préalable une petite quantité de la solution forte de sulfate de cuivre, ou du lait de chaux, de
façon que les déjections ou vomissements soient péné-
trés en y arrivant.

Les instructions annoncées dans l'article 36 n'ont pas
paru.

L'aération devra être donnée par communication avec
l'air libre de la mer.

On évitera au dedans les saillies et détails de construction qui retiennent les poussières et germes de maladie, les angles seront arrondis, les placards et rideaux
supprimés.

Ce local d'isolement devrait se composer de deux
cabines ; l'une destinée au malade, l'autre aux vêtements, changements de linge, désinfection des infirmiers
et médecin. L'emplacement devrait être situé de manière
que ces cabines soient elles-mêmes isolées et que le pas-

sage y conduisant puisse être consigné en temps voulu, sans nuire au service du navire.

Un water-closet spécial est indispensable.

Si le malade est matelot, il faut évacuer le poste de couchage, enlever les hamacs, vêtements de tous — malades ou non — et autres objets qui seront passés à l'étuve, dont on décrira plus loin le fonctionnement.

Art. 37, 38 et 39. — Certains navires ont un local où il est permis de placer les malades. C'est l'honneur de la Compagnie Transatlantique parmi les compagnies de navigation, d'avoir inauguré d'elle-même, la cabine d'isolement. Il ne faut pas confondre la cabine d'isolement et l'infirmerie, ce sont deux choses qui doivent être différentes.

Malgré cette installation, l'isolement aura lieu parfois dans la cabine ordinaire du passager. Il sera, de toutes façons, relatif comme celui des personnes remplissant les fonctions d'infirmiers, étant donné les contacts inévitables du voisinage à bord. Néanmoins, si l'eau est stérilisée, la désinfection des gens et des choses parfaite, cet isolement même relatif peut assurer une sécurité suffisante. Le Dᵣ Mosny l'a montré dans l'épidémie cholérique d'Alais où les écoles de la ville — toutes précautions prises — n'ont pas été licenciées.

L'autorité devra veiller à la création d'un aménagement spécial et vérifier comment sa pensée a été comprise et appliquée. On devra, à l'inverse des autres cabines sur certains navires, supprimer le genre de parois grâce auxquelles la ventilation est activée, mais se fait avec l'intérieur du navire par des lamelles de bois placées de telle façon qu'elles forment une sorte de volet.

Il faudra mettre à la disposition de l'infirmier un vêtement spécial, par exemple, la grande blouse de toile, qu'il quittera au moment de sortir de la cabine d'isolement. Deux blouses sont nécessaires, afin que l'une serve pendant le lavage de l'autre.

Les infirmiers ne devront prendre ni aliments, ni boisson dans la cabine du malade.

Avant de manger, ils se laveront les mains avec du savon, ils les plongeront ensuite dans une solution de sublimé à 1/1000, puis dans l'eau ordinaire. Les ongles seront nettoyés avec soin.

Le visage sera lavé avec une solution de sublimé à 1/1000 qui peut être fabriquée rapidement en faisant dissoudre un paquet de sublimé corrosif dans un litre d'eau distillée, à condition d'y ajouter aussitôt 2 grammes de chlorure de sodium ou sel marin.

Sur les navires qui distillent l'eau de mer, pas de difficulté. Dans le cas contraire, employer l'eau douce bouillie.

Chaque fois qu'ils absorberont de la nourriture, la bouche sera auparavant rincée à l'eau boriquée à 4 pour 100. L'acide borique ne se dissout qu'à chaud : faire bouillir l'eau et avant qu'elle ait refroidi, ajouter 40 grammes d'acide borique par litre. L'eau est sursaturée à ce taux.

Cette solution se garde bien.

Un grand bain simple ou au sublimé (1/10.000) est indiqué de temps en temps.

On devra répéter aux infirmiers que les habitudes

alcooliques, les excès de fatigue prédisposent à être contagionné.

Il est bon de rappeler qu'une première atteinte de fièvre jaune donne une immunité relative. C'est même une indication dans le choix des gardes-malades.

Les chaussures, avant de quitter la cabine, seront lavées dessus et dessous à l'aide d'un pinceau ou d'une brosse imbibé de la solution de sulfate de cuivre ou de sublimé.

Ces précautions sont identiques pour le médecin. Si un officier est obligé, pour raison de service, d'entrer près du malade, il devra revêtir la blouse et se désinfecter ensuite, de la façon indiquée.

Les paragraphes 2 et 3 de l'article 39 disent que les vêtements et linges des malades et infirmiers sont avant de sortir du local isolé ou de la cabine, plongés dans une solution désinfectante. S'il y a une étuve à bord, on peut introduire le tout dans un sac *ad hoc*, désinfecté lui-même à chaque opération, et porter directement à l'étuve sous pression ces vêtements et linges pour qu'ils soient désinfectés sans délai. Nous dirons plus loin, en exposant le maniement de l'étuve les précautions à prendre.

S'il n'y a pas d'étuve, on a conseillé cette désinfection avec le sulfate de cuivre en solution forte à 5/100, employée chaude, à 50° environ. De cette façon, une demi-heure d'immersion suffit; si l'immersion a lieu à froid, elle doit durer 12 à 24 heures. Il faut savoir que la chaleur exalte les propriétés actives des antiseptiques.

Mais les auteurs qui l'indiquent n'ont pas signalé l'inconvénient capital du vitriol bleu de colorer le linge ;

à plus forte raison, ils ne parlent d'aucun moyen destiné à y remédier. Nous pensons qu'il vaut mieux ne
pas l'employer, ou si on en fait usage, voici un moyen
qui nous a réussi pour obtenir la décoloration : tremper
les linges bleuis dans une solution étendue d'acide
chlorhydrique et d'eau, à 30/1000.

Le sublimé ne convient pas, à cause de la possibilité
de précipitation d'albuminats, qui peuvent nuire à son
rôle antiseptique. En outre Laveran insiste sur la rapidité avec laquelle il se combine aux tissus en livrant à
ceux-ci le principe actif des solutions : un morceau de
drap gris trempé dans 250 grammes d'une solution de
sublimé à 1/1000 absorbe en 5 *minutes* tout le sublimé.

Arnould le déconseille également : « Il serait dangereux de s'en servir vis-à-vis de vêtements et d'objets
de literie *en laine*, qu'on ne lave pas d'ordinaire et qui
garderaient du mercure pour le moment où il sera fait
usage de ces effets après désinfection. Le même danger
n'existerait pas de la part du linge qui peut être passé à
la lessive de soude après désinfection (1) ; cependant ce
n'est pas dans la solution de sublimé qu'on plonge habituellement le linge sale de provenance suspecte ».

Peut-être cette crainte semblerait-elle exagérée d'a-
près le rapport du Dr Holtz, communiqué par Vallin
au comité d'hygiène, qui ne signale aucun accident à la
Louisiane, où on désinfecte depuis quelques années les

_____

(1) Le sublimé est précipité par la soude en un sel de mercure insoluble qui devient alors sans action.
　Cela montre également qu'après un lavage alcalin, d'un plancher par
exemple, il est inutile d'opérer un lavage au sublimé, à moins d'avoir
fait passer au préalable, une grande quantité d'eau. H. T.

navires par l'acide sulfureux, et par le sublimé à doses considérables.

Réservons le sublimé pour les lavages des ameublements, parois des cabines et locaux d'isolement.

Les hommes appelés à en faire usage seront prévenus de sa toxicité, ainsi que de la facilité avec laquelle il attaque l'or. Tout objet et bijou en métal précieux doit être éloigné lorsqu'on le manie.

Une étiquette sera placée sur chaque bouteille et le mot : *Poison*. On peut encore colorer cette solution avec quelques gouttes de fuchsine, de carmin, ou d'aniline.

La solution désinfectante employée au Val-de-Grâce est celle de chlorure de zinc à 1/20. On y laisse tremper les linges et vêtements de laine communs pendant 12 à 24 heures.

Les navires qui n'ont pas d'étuve soit en raison du prix coûteux, soit pour toute autre cause, peuvent installer la *cuve à désinfection par trempage à* 100°, construite par Geneste et Herscher, qui est, en somme, une lessiveuse, établie dans des conditions de sécurité et de solidité plus grandes que la lessiveuse de ménage.

La lessive, bien faite, ainsi que Behring l'a démontré, désinfecte le linge souillé.

Disons tout de suite que le paquebot le mieux aménagé ne possède pas un vase qui permette de faire tremper ou bouillir le linge suspect, à moins de se servir des marmites de la cuisine, — ce qui implique quelque répugnance.

Il faut donc que chaque navire soit prémuni désormais de récipients à cet usage.

Pourquoi ceux qui n'ont ni étuve, ni cuve à trempage,

n'essayeraient-ils pas la lessiveuse de ménage ? Cet appareil se compose d'un bac reposant sur un fourneau à charbon de terre. Il en est de toutes dimensions.

Voici comment on s'en sert.

Après avoir mouillé le linge ou mieux l'avoir fait tremper pendant deux heures environ dans l'eau, ce qui constitue l'*essangeage* c'est-à-dire le moyen de délayer et détacher les particules organiques de sang, de pus, ou de matières fécales et empêcher ainsi leur fixation par la lessive d'une façon indélébile, — on empile le linge dans la cuve, puis on y verse de l'eau de sorte qu'elle affleure la couche supérieure de linge et qu'en appuyant avec la main on ait la sensation du liquide.

Ensuite, on répand sur cette couche supérieure le *sel de soude* (soude proprement dite), ou mieux on arrose avec une solution mère.

La soude est préférable à la potasse qui peut tacher le linge. Les *cristaux* des ménagères ou carbonates de soude ou de potasse sont insuffisants.

Le sel de soude vaut 22 à 23 francs les 100 kilogs.

Pour l'embarquer, il serait préférable de faire une solution concentrée dont on détermine le titre, et qu'on garde en bouteilles closes ou dans des touries. L'humidité a une action funeste sur la soude à l'état solide.

Une fois l'appareil en marche, l'ébullition fait monter l'eau dans un tuyau central et elle retombe bouillante sur le linge. Peu à peu, il se produit au sein de la lessiveuse, une sorte d'unification de la température, dont le degré est encore élevé par l'addition d'un sel de soude.

L'appareil doit marcher régulièrement pendant 5 à 6 heures.

Après cela, on rince le linge à l'eau froide — ou si le navire ne possède pas d'eau douce en quantité suffisante, et qu'on soit obligé d'attendre 8 à 15 jours pour cette dernière opération, on le lave à ce moment à l'eau douce chaude après l'y avoir laissé tremper quelque temps.

Il serait aisé de réaliser une économie de combustible en adaptant la lessiveuse au générateur de la machine du navire par un tuyau qui amène la vapeur à 4 ou 5 atmosphères dans un récipient d'eau. Celle-ci rapidement élevée à l'ébullition, monte dans la lessiveuse proprement dite par une colonne terminée en pomme d'arrosoir.

Plus simplement encore, sans réservoir d'eau, il suffirait d'adapter sous la lessiveuse, entre le tuyau de vapeur et la colonne d'eau descendante un appareil désigné en mécanique sous le nom d'auto-injecteur, construit sur le principe de l'injecteur Giffard qui simplifie le système de chauffage précédemment décrit.

La lessive détériore les étoffes de laine et de soie, par suite de l'action des alcalins. Elle ne répond donc pas à tous les besoins.

En attendant le lessivage, les linges souillés seront ou plongés dans la solution de chlorure de zinc, ou placés dans un sac ou un drap préalablement imbibés de cette solution, qu'on ferme ou qu'on noue avec soin.

La lessive sera faite au taux de 4 0/0, c'est-à-dire que la quantité de soude à ajouter est calculée d'après le cube de la lessiveuse. Si elle peut contenir 100 litres d'eau, à vide, il faut ajouter 4 kilogrammes de sel de soude.

Dans le cas où un navire non seulement n'a pas d'étuve, mais encore ne possède aucun agent chimique, soit qu'il ait négligé de s'en pourvoir, soit que la provision soit épuisée, que faire ?

Mettre en usage les éléments les plus simples. L'eau et le feu qui, sont l'α et l'ω de la science hygiénique. *L'eau bouillie* en boisson donne une sécurité complète, *l'eau bouillante* peut parer à la contamination par les vêtements et les ustensiles souillés, elle est le désinfectant du pauvre.

On doit faire bouillir pendant vingt minutes les linges et habits, car tous les germes pathogènes connus sont détruits par l'ébullition. Il est nécessaire d'agiter les objets soumis à l'ébullition, afin que chaque point se trouve exposé à l'action de la température la plus haute. En vertu de ce principe de physique d'après lequel l'addition d'un sel élève le degré auquel l'eau bout, un navire est singulièrement favorisé pour obtenir cette nouvelle garantie de désinfection, en employant l'eau de mer.

Afin d'éviter la détérioration, cette durée de l'ébullition peut être à la rigueur réduite à cinq minutes, à la condition que celle-ci soit *effective* sur les moindres parties ou dans les replis des objets.

Le paragraphe 4 de l'article 39 ordonne le lavage désinfectant deux fois par jour du sol des locaux affectés à l'isolement des malades, et des infirmiers. Ces lavages entretiendront une humidité qui empêche la formation de poussières véhiculant les germes infectieux, ils seront effectués avec les solutions de sublimé ou de sulfate de cuivre.

Il faut éviter les balayages pour la même raison.

On désinfectera les parois du poste à l'aide de pulvérisations ou mieux de lavages au sublimé. Il existe dans les postes souvent situés au gaillard d'avant, dans les postes des garçons, des chauffeurs, etc., des recoins nombreux, des placards où l'obscurité le dispute à la malpropreté.

Ces parties seront l'objet d'une désinfection soigneuse.

Sur les navires n'ayant pas d'étuve on suspendra à l'air le matériel ci-dessus. Les vêtements et le linge propre ou sale qui s'y trouvaient seront soumis à l'eau bouillante, ainsi que les hamacs, comme il a été indiqué tout à l'heure.

Le poste sera nettoyé et passé au lait de chaux frais. Ce moyen peu coûteux de désinfection des parois devrait être généralisé.

On peut dire que si le marin a une manie, c'est de peindre en tout temps, repeindre et faire repeindre son navire — mais cette toilette extérieure cache des dessous douteux.

Les dames de la cour de Louis XIV portaient des robes magnifiques directement sur la peau, sans chemise, — de même tel navire du commerce coquet d'allures et de coloris, au pont reluisant dont chaque cuivre étincelle renferme une cale, un poste de couchage, dont les charmes hygiéniques ont moins d'attraits.

Le lait de chaux devrait prévaloir sur le pot de couleur. L'intérieur des navires y gagnerait en salubrité et lumière. Le grattage n'est pas nécessaire avant de donner la couche nouvelle.

S'il s'agit des passagers « de pont », qui se réfugient en cas de mauvais temps dans l'entrepont, s'entassent avec la dernière promiscuité, la surveillance la plus rigoureuse doit être exercée par le médecin. Elle est difficile, tout ce monde étant déjà malade de la mer. Par un chemin plus ou moins direct, les matières de vomissements et l'eau de mer qui embarque par gros temps, peuvent descendre jusqu'à la cale ; il y a là quelques précautions à ne pas négliger. L'isolement immédiat d'un cas suspect, la *désinfection systématique* des linges, hardes, bagages, avant toute infection nouvelle permettra toujours de circonscrire et d'éteindre un foyer en formation.

La désinfection *préventive* sera le but constant du médecin et du capitaine, sans attendre la preuve dangereuse, que des mesures étaient réellement nécessaires.

Les émigrants, les passagers de 3e classe, les rapatriés, tous ceux qui sont en état de misère physiologique et matérielle devront être l'objet de ces précautions et de ces soins spéciaux.

Le règlement n'a pas entendu inaugurer des tracasseries pour les Compagnies et des ennuis pour les passagers. Elle veut au contraire protéger ces derniers contre eux-mêmes ou un voisinage périlleux, favoriser les intérêts des Compagnies de navigation et du commerce, diminuer pour notre pays les risques d'épidémies exotiques.

L'organisation de la désinfection à Paris et le fonctionnement d'un service dirigé par le Dr A. J. Martin dont l'expérience est connue, a donné des résultats qui parlent haut en faveur de cette lutte contre les maladies infectieuses.

Il s'agit de réaliser sur le littoral et à bord des navires un système de garanties aussi efficace.

Art. 40. — Une fois l'épidémie terminée, les locaux doivent subir une dernière désinfection avant d'être remis en service courant.

On commencera, suivant les principes du Dr A. J. Martin, par mouiller légèrement le plancher, de façon à ne pas provoquer les soulèvements de poussière dans les diverses opérations qui se succèdent, puis on placera dans une toile ou dans un sac les objets qui doivent être portés à l'étuve.

S'il s'agit d'un poste de couchage, nous le répétons, on passe au lait de chaux frais, sans qu'il soit nécessaire de gratter la couche précédente.

La conférence de Venise a indiqué pour les cabines la prescription suivante : On désinfectera les parois à l'aide de la solution de sublimé à 5/100 additionnée de 10/100 d'alcool (l'alcool est destiné à dissoudre plus rapidement le sublimé). La pulvérisation se fera en commençant par la partie supérieure de la paroi suivant une ligne horizontale, on descendra successivement de telle sorte que toute la surface soit couverte d'une couche de liquide en fines gouttelettes. Les planchers sont lavés avec la même solution. Deux heures après, on frottera les parois et le plancher à grande eau.

Nous sommes partisan avec le Dr A. J. Martin d'une autre formule :

Sublimé . . . .   1 gr.
Eau distillée ou bouillie . . .   1000 gr.
Chlorure de sodium (sel marin)   2 gr.

Cette préparation demande à être employée fraîche, dans les 24 heures. Les solutions faites avec de l'eau ordinaire, sont vite appauvries, car les principes minéraux et organiques de l'eau décomposent le sublimé.

Le chlorure de sodium rend la composition plus active, et lutte contre la précipitation d'albuminats déjà signalée.

La pulvérisation doit être renouvelée une seconde fois, quand la première est terminée, sur les parois, plafonds, tapis (dessus et dessous), meubles vernis ou non, extérieurement et intérieurement, cadre de couchette, planche à roulis, rainure destinée à la recevoir, glaces, cadres, etc. Il est prudent de faire subir la même opération à la portion du couloir qui mène à la cabine. Les vases, les water-closets qui ont servi au malade sont lavés à la solution de sulfate de cuivre à 5 0/0. Les objets de toilette et de table sont bouillis.

La pulvérisation a lieu à l'aide d'appareils spéciaux. Le plus connu en France est le pulvérisateur Geneste et Herscher. La pompe Japonaise construite dans le même but est fort simple et pratique. Nous déconseillons la pulvérisation à bord des navires et croyons qu'on doit pratiquer le *lavage* au sublimé qui se fait à l'aide d'une éponge, d'un pinceau ou du faubert.

Il vaut mieux ne pas tremper l'éponge dans la solution, mais verser sur cette dernière le désinfectant. Il convient de la laver souvent aussi à l'eau propre. Sans ces précautions, on introduirait à chaque fois dans le liquide des germes et des matières organiques qui diminueraient rapidement la force de la solution. L'éponge peut être fixée au bout d'un bâton de façon à former pinceau.

L'article 40 dit encore qu'il faut ouvrir pendant plusieurs jours après ces opérations, d'une part afin de permettre l'évaporation des substances toxiques, d'autre part pour parfaire l'assainissement, car la lumière qui manque parfois à l'intérieur d'un navire, et l'oxygène qu'on peut au contraire avoir à profusion, sont des agents de désinfection énergiques.

Art. 41. — Un passager meurt d'une maladie contagieuse, le capitaine ou le médecin se disposent à faire jeter le cadavre à la mer, *sans délai*. La famille du décédé s'y oppose. Sur quel texte, et quelle raison de droit, le capitaine peut-il s'appuyer pour passer outre ?

Le Code civil (Des actes de l'état civil), article 77, dit : « Aucune inhumation ne sera faite sans une autorisation sur papier libre et sans frais de l'officier de l'état civil, qui ne pourra le délivrer qu'après s'être transporté auprès de la personne décédée pour s'assurer du décès, et que vingt-quatre heures après le décès, hors les cas prévus par les règlements de police ».

Le règlement que nous commentons est un règlement de police sanitaire, son article 41 autorise l'immersion avant que 24 heures se soient écoulées depuis le décès.

§ 3. Art. 39 (suite). — Nous n'avons pas voulu mêler aux choses scientifiques la discussion de droit, afin de ne pas nuire à la clarté de la lecture. Le paragraphe 3 de l'article 39 qui exprime une idée si simple et si sensée au point de vue médical, soulève une des plus grosses questions juridiques et même sociales, car il attente à la propriété individuelle, sans indemnité. Cette dérogation, consacrée déjà par la loi de 1822 est absolument légale dans les circonstances indiquées, mais si le médecin sanitaire ou le commandant qui doivent l'appliquer, le font sans lire le texte de la loi de 1822, ils ne se doutent pas des responsabilités qu'ils assument. En effet, celle-ci dit, article 5 : « En cas d'impossibilité de purifier, de conserver ou de transporter sans danger des animaux ou des objets matériels susceptibles de transmettre la contagion, ils pourront être, sans obligation d'en rembourser la valeur, les animaux tués et enfouis, les objets matériels détruits et brûlés.

La nécessité de ces mesures sera constatée par des procès-verbaux, lesquels font foi jusqu'à inscription de faux ».

Or, la *formalité du procès-verbal* est indispensable pour être en droit d'exécuter cette mesure.

L'article 39 du décret a soin de dire qu'il s'agit d'objets de *peu de valeur*. Mais la valeur est chose relative, et quelque minime que soit celle-ci, l'autorité devra dresser un procès-verbal et le propriétaire ou son représentant y consigner ses observations.

Si le présent décret était appliqué dans ses termes seuls, il se produirait certainement que des objets jugés de peu de valeur par l'autorité sanitaire, en avaient une sérieuse pour le propriétaire, et que celui-ci, fort de l'absence de procès-verbal en règle, pourrait prouver le préjudice et obtenir une réparation pécuniaire de l'Etat, et dans certains cas même, de la Compagnie. — Pour celle-ci, l'indemnité serait demandée aux tribunaux civils, plus rigoureux que la justice administrative, et qui ne manqueraient pas de l'accorder.

En un mot, le terme « peu de valeur » n'a pas de sens juridique précis, il eût été préférable de dire « sans valeur ».

Des armateurs, des commerçants, atteints au point de vue de leurs intérêts pécuniaires par des mesures de police sanitaire ont plus d'une fois soulevé la question des recours devant les tribunaux administratifs ; cette question étant une des plus importantes que puissent provoquer les lois sanitaires, il nous paraît utile de produire ici la délicate discussion de M. Saverot, avocat à la cour d'appel de Paris :

Il peut arriver que des commerçants passagers, même des passagers non commerçants, des compagnies de navigation, des armateurs se prétendant lésés à tort ou à raison par les autorités sanitaires et par les mesures qu'elles ont cru devoir prendre, réclament à l'État des dommages-intérêts. On s'adresse à l'État puisque les autorités sanitaires ayant le caractère de fonctionnaires de l'ordre administratif sont, en quelque sorte, les délégués de l'État au point de vue sanitaire ; or, l'État doit répondre des actes de ses fonctionnaires, tel est le principe.

Le directeur de la santé et les agents principaux étant une autorité administrative, les tribunaux ordinaires ne peuvent pas réformer leurs décisions, sinon ils commettraient *un excès de pouvoirs*. Par tribunaux ordinaires, nous entendons : 1° les tribunaux civils ; 2° les tribunaux de commerce. Conformément à ces principes, le 28 août 1833, la chambre des requêtes de la cour de cassation (Dalloz, année 1833) a décidé dans une affaire Ponsau : que l'on ne peut attaquer que devant l'autorité administrative la décision par laquelle l'in-

tendance sanitaire d'une ville annule la visite ordonnée par
la commission sanitaire placée sous sa direction immédiate ;
c'est pourquoi la cour suprême a décidé qu'un tribunal de
commerce excédait ses pouvoirs en condamnant le propriétaire du navire aux frais de visite.

En principe, les particuliers qui se prétendront lésés auront beaucoup de peine à réussir dans leurs poursuites.
C'est ainsi que le Conseil d'Etat dans une affaire Guilbaud a
décidé, le 26 février 1863 : que les autorités sanitaires peuvent et doivent en cas d'urgence, prendre les mesures nécessaires dans le but de préserver la santé publique ; seulement
ces mesures doivent être soumises à l'approbation du ministre et notifiées sans retard aux intéressés. Et en s'appuyant
sur l'article 5 de la loi du 3 mars 1822, et sur l'article 16 du
décret du 24 décembre 1860 le Conseil décidait que les dommages qui peuvent *être causés aux particuliers par l'exécution de ces mesures ne sauraient donner lieu à aucun recours*
contre l'État, alors du moins qu'il n'est pas établi que les
agents de l'État aient omis de prendre, dans cette exécution,
les précautions que comportaient les circonstances.

Les principes généraux du droit commandaient cette solution. Lorsque l'administration ordonne des mesures de *salut* public, la responsabilité pécuniaire de l'Etat ne peut pas
être engagée pour ce motif de morale et de bon sens que le
salut du pays, son intérêt d'être préservé d'une maladie pestilentielle doit passer avant l'intérêt pécuniaire des particuliers. Il n'en pourrait être autrement que si les agents de
l'Etat, dans l'exécution de ces mesures, avaient commis
*non pas simplement une faute légère mais une faute véritable-
ment lourde.*

Les Compagnies de navigation sont intéressées à connaître
par quels moyens elles peuvent réclamer à l'État des dommages-intérêts à raison des actes des autorités sanitaires
qui leur auraient causé un préjudice. Elles doivent d'abord
s'adresser au ministre, et lui demander la réparation du
préjudice qu'elles prétendent avoir subi par suite de certaines mesures illégales prises par les autorités sanitaires.

Les Compagnies croient à tort ou à raison que ces mesures
sont illégales ; car il est clair que l'on ne peut pas demander la réparation du préjudice que l'on aurait éprouvé par
suite de mesures légales.

Autrefois, les Compagnies devaient s'adresser au ministre
du commerce, aujourd'hui ce serait au ministre de l'intérieur ; mais le principe de leur action reste le même. Si
le ministre repousse leur prétention, elles ont un recours
devant le Conseil d'Etat statuant au contentieux. Naturellement les mêmes règles s'appliquent aux Compagnies comme
aux particuliers. L'étude de deux hypothèses sur lesquelles
le Conseil d'Etat a statué nous permettra de mettre en lumière les conséquences pratiques de ces principes dans toute
leur diversité.

Dans une affaire Voisin soumise au Conseil d'État le
26 février 1863 il a été décidé : que la commission sanitaire,
lorsqu'elle a ordonné qu'un navire sera échoué en rade et
sabordé pour être purifié par les eaux de la mer, n'a qu'à
faire *une notification à l'armateur* pour satisfaire à la prescription du décret du 24 novembre 1860 sur la police sanitaire (article 16).

Ce texte est ainsi conçu : « En cas d'urgence, les autorités
sanitaires peuvent prendre les dispositions nécessaires qui
seront immédiatement soumises à l'approbation du ministre
de l'agriculture et du commerce. Leurs décisions seront
accompagnées de l'énoncé des motifs qui les ont déterminées : elles seront rendues et notifiées sans retard. Elles seront transcrites sur un registre spécial ; chacune d'elles est
signée séparément ».

Dans la même affaire le Conseil décidait que le capitaine
d'un navire ne peut, à l'appui d'une demande en indemnité
fondée sur la perte ou la détérioration d'objets lui appartenant, tirer argument de ce que la décision ne lui a pas été
notifiée. Le sieur Voisin, capitaine au long cours, avait
adressé au ministre une requête pour obtenir la réparation
du préjudice que lui avait fait éprouver l'exécution des mesures prescrites par l'autorité sanitaire de Saint-Nazaire dans

le but de désinfecter le navire l'*Anne-Marie* dont il était capitaine, en occasionnant la perte ou la détérioration des objets mobiliers qu'il possédait à bord de ce navire. Il demandait à l'État de lui payer dix mille francs puisque, d'après lui, l'État était responsable de cette perte et de cette détérioration. Le sieur Voisin, à l'appui de sa prétention, invoquait le défaut de notification à lui faite des décisions prises par la commission sanitaire de Saint-Nazaire relativement à la désinfection de l'*Anne-Marie*. En vertu de cette décision le navire avait été échoué et sabordé, et cette mesure avait détruit ou tout au moins détérioré le mobilier du sieur Voisin. Outre le défaut de notification, le sieur Voisin invoquait l'inobservation des formalités exigées par l'article 5 de la loi du 3 mars 1822 et 43 de l'ordonnance du 7 août suivant. Il fut répondu que ces deux derniers textes ne s'appliquaient pas dans l'hypothèse prévue par l'article 16 du décret du 24 décembre 1850.

Ce dernier point de la jurisprudence du Conseil d'État a une portée pratique importante, et, il sollicite notre examen d'une façon toute particulière. C'est une sorte de cas peut-être unique dans nos lois où la propriété individuelle d'objets mobiliers, il est vrai, mais qui néanmoins peuvent avoir une valeur vénale considérable, peut être anéantie ou détériorée sans aucune formalité ni indemnité. Pour tout jurisconsulte, il y a là une dérogation extrêmement grave au principe qui ne permet pas plus à l'État qu'aux particuliers de détruire la propriété d'autrui ou de l'amoindrir. C'est purement et simplement une destruction pour cause d'utilité publique sans aucune formalité spéciale exigée pour l'opérer.

L'article 5 de la loi de 1822 et l'article 43 de l'ordonnance du 7 août suivant sont déjà par eux-mêmes exorbitants au point de vue du droit commun.

L'article 5 qu'il est bon de rappeler porte : En cas d'impossibilité de purifier, de conserver ou de transporter sans danger des animaux ou des objets matériels susceptibles de transmettre la contagion, ils pourront être, sans obligation d'en rembourser la valeur, les animaux tués et enfouis, les objets matériels détruits et brûlés.

La nécessité de ces mesures sera constatée par des procès-verbaux, lesquels feront foi jusqu'à inscription de faux. »

L'article 43 de l'ordonnance du 7 août dit à son tour « toutes les fois que le degré d'infection des provenances obligera l'application dudit article 5, le propriétaire ou celui qui le représentera, sera admis à opposer telles observations qu'il jugera utiles, lesquelles devront être appréciées et consignées dans le procès-verbal exigé par le même article, ainsi que les faits et les motifs qui auront déterminé la décision dont il sera immédiatement rendu compte, avec toutes pièces, au préfet, et par lui à notre ministre secrétaire d'État de l'intérieur. »

Certes cet anéantissement irrémédiable de la propriété (propriété qui peut avoir une valeur énorme) sans aucune indemnité est, au point de vue légal, une dérogation prodigieuse au principe, que l'on ne peut pas exproprier quelqu'un pour cause d'utilité publique sans une indemnité préalable. Mais, au moins l'exproprié conserve encore certaines garanties. 1° Un procès-verbal est dressé constatant la nécessité de ces mesures. Sans doute, ce procès-verbal fait foi jusqu'à inscription de faux. Mais enfin, il n'est pas impossible de le combattre devant les tribunaux. Et si les nécessités de cette mesure exceptionnelle relatées dans le procès-verbal étaient imaginaires, l'exproprié aurait le droit de réclamer des dommages et intérêts, puisqu'il aurait été privé de son bien sans un motif suffisant.

L'exproprié pourra faire constater sur le procès-verbal les raisons qui, d'après lui, ne permettaient pas de recourir à une semblable mesure. C'est un moyen pour lui (imparfait, il est vrai) de sauvegarder un droit sacré ; mais enfin, bon ou mauvais, ce moyen existe.

Le préfet et le ministre de l'intérieur seront appelés à examiner si oui ou non ces formalités ont été remplies. Certes, c'est une nouvelle garantie, et les autorités, sachant qu'elles sont contrôlées, réfléchiront sérieusement avant de détruire des objets mobiliers. Il semble que, puisqu'il s'agit d'une question de propriété, il aurait fallu l'*intervention des tribunaux*

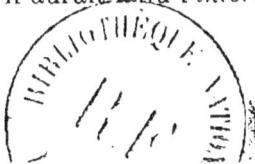

de droit commun ; et là encore, nous trouvons une nouvelle dérogation aux principes généraux. Naturellement si le procès-verbal n'avait pas été rédigé, la partie qui se prétendrait lésée par la destruction d'objets lui appartenant aurait un recours contre l'Etat ; elle pourrait prouver par tous les moyens possibles la valeur des objets détruits sans aucune formalité. Et si, dans le procès-verbal, on n'avait pas constaté ses observations, elle aurait encore un recours pour inobservation de cette formalité.

Mais avec l'interprétation donnée à l'hypothèse actuelle par le Conseil d'Etat, toute garantie a disparu. Pour nous, nous avons peine à considérer comme étant irrévocablement établi, ce dernier point de la jurisprudence du Conseil d'Etat ; nous ne connaissons pas d'autres décisions qui l'aient consacrée... Par suite nous n'hésiterions pas à conseiller soit aux particuliers soit aux compagnies de navigation (si le cas se présentait de nouveau) de s'adresser au Conseil pour lui demander d'examiner avec soin une aussi grave question. Voici les arguments qui nous paraissent devoir condamner péremptoirement la thèse soutenue dans l'affaire Voisin par le Conseil qui s'est contenté de l'affirmer sans en donner aucune preuve à l'appui.

1° Par la généralité de ses termes, l'article 16 du décret de 1850 ne dispense nullement de l'observation des formalités prescrites par la loi de 1822 pour la destruction légitime des objets appartenant aux passagers. Et ce que nous disons de la destruction nous le disons de même de la détérioration qui n'est qu'une destruction partielle, une diminution plus ou moins grande de la valeur des objets. Que des meubles soient jetés à la mer ou qu'ils soient absolument détériorés par l'effet du sabordage, le résultat pratique définitif est le même pour le propriétaire. Par suite, il doit avoir les mêmes garanties dans les deux cas. Et ces garanties, nous l'avons vu, laissent peut-être beaucoup à désirer. 2° L'article du décret de 1850 invoqué se tait sur ces formalités et, par suite, ne les supprime pas ni explicitement, ni implicitement. 3° Il est contraire à tous les principes de reconnaître qu'un simple décret a le pouvoir de permettre la destruction de la propriété privée avec ou sans formalité. Il faut une loi pour cela, et, une loi d'exception qui en principe sera peu goûtée par tous les jurisconsultes puisqu'elle attente à la propriété. Mais enfin à tort ou à raison la loi de 1822 a consacré cette exception.

Revenons à l'affaire Guilbaut dont nous avons parlé plus haut, jugée également le 26 février 1863 par le Conseil d'Etat (Voir le recueil de Lebon, année 1863, p. 188). Dans l'espèce, les sieurs Guilbaut et Cie, armateurs à Nantes, se plaignaient du préjudice que leur avait fait éprouver l'exécution des mesures prescrites par la commission sanitaire de St-Nazaire dans le but de désinfecter leur navire *Anne-Marie*, à la suite de plusieurs cas de fièvre jaune qui s'étaient manifestés soit à bord, soit dans le voisinage dudit navire, pendant son déchargement dans le bassin de St-Nazaire et qui avaient été suivis de mort. Voici le résumé de l'argumentation des sieurs Guilbaut : 1° Ils ne pouvaient être privés de la propriété de leur navire pendant un certain temps pour cause d'utilité publique sans une juste indemnité ; ce principe est absolu, sauf l'exception de l'article 5 de la loi de 1822, et l'on ne se trouvait pas dans cette exception. Le Conseil n'a pas directement répondu à cet argument ; il s'est contenté de poser un principe : « Considérant qu'il résulte des dispositions de la loi du 3 mars 1822 et du décret du 24 décembre 1850 (sur la police sanitaire) qu'en cas d'urgence, les autorités sanitaires peuvent prendre les mesures nécessaires pour préserver la santé publique, sous la seule condition de soumettre leurs délibérations à l'approbation du ministre du commerce, et de les notifier sans retard aux intéressés ; que les dommages qui seraient causés aux particuliers par l'exécution de ces mesures ne peuvent donner lieu à aucun recours contre l'Etat. » 2° Les sieurs Guilbaut invoquaient, en outre, des arguments de fait que l'instruction avait démontrés comme étant inexacts.

Les particuliers, les armateurs, les compagnies de navi-

gation peuvent réclamer des dommages et intérêts à l'Etat:
1º Lorsque les autorités sanitaires ont manqué aux prescriptions que la loi leur impose, et que l'inobservation de ces
prescriptions a causé un préjudice matériel aux plaignants.
Ce n'est que justice. Les lois sanitaires doivent d'abord et
avant tout protéger la santé des citoyens ; mais elles protè-
gent indirectement quelquefois aussi leurs intérêts matériels.
2º L'Etat devrait également payer des dommages et intérêts
si les mesures extraordinaires n'avaient été rendues nécessaires que par l'inobservation illégale de la part des autorités sanitaires des mesures ordinaires. 3º Dans l'exécution
de ces mesures extraordinaires, on doit causer aussi peu de
préjudice que possible aux navires et à leur cargaison. Dans
ce cas les particuliers obtiendraient de l'Etat des dommages
et intérêts, si les exécuteurs de ces mesures extraordinaires
n'avaient pas pris toutes les précautions que comportaient
les circonstances pour sauvegarder autant que possible les
navires et leurs cargaisons. C'est une question de fait abandonnée à l'appréciation du Conseil d'Etat. 4º L'Etat devrait
encore des dommages-intérêts si ces mesures extraordinaires
avaient été exécutées avant d'avoir été *notifiées* par huissier aux intéressés. La plupart du temps, les intéressés eux-
mêmes peuvent les exécuter ; s'ils s'y refusent, on les exécute
malgré eux. 5º Si les autorités sanitaires voulaient faire
exécuter des mesures avant de les avoir notifiées, les particuliers s'opposeraient à cette exécution par une notification
d'huissier.

TITRE VI. — Mesures sanitaires dans les ports d'escales contaminés.

ART. 42. — En arrivant en rade d'un port contaminé, le
capitaine mouille à distance de la ville et des navires. S'il
est contraint d'entrer dans le port et de s'amarrer à quai,
il doit éviter autant que possible le voisinage des bouches
d'égout ou des ruisseaux par lesquels se déversent les eaux-
vannes.

Aucun débarquement n'est autorisé qu'en cas de nécessité absolue. Personne ne doit coucher à terre ni, autant que possible, sur le pont du navire.

Art. 43. — L'eau prise dans un port contaminé est dangereuse ; s'il y a nécessité de renouveler la provision, l'eau est immédiatement bouillie ou stérilisée.

Art. 44. — Le lavage du pont est interdit si l'eau qui entoure le navire placé près de terre est souillée ou suspecte ; le pont est alors frotté à sec.

Art. 45. — Le médecin sanitaire maritime ou, à son défaut, le capitaine s'oppose à l'embarquement des malades ou des personnes suspectes de maladie pestilentielle, ainsi que des convalescents de même maladie dont la guérison ne remonte pas à quinze jours au moins.

Le linge sale est refusé ou désinfecté.

Art. 46. — Seuls, les compartiments de la cale dont l'ouverture est indispensable au chargement, au déchargement ou à des opérations d'assainissement sont ouverts.

Art. 47. — Si, pendant le séjour dans le port, une affection pestilentielle se montre à bord du navire, les malades chez lesquels les premiers symptômes ont été dûment constatés sont, chaque fois qu'il est possible, dirigés sur le lazaret ou, à son défaut, sur l'hôpital, et tous leurs effets, les objets de literie qui leur ont servi, sont détruits ou désinfectés.

Art. 42. — De même que l'eau, l'air peut colporter certains germes infectieux. Le Dr Brouardel accuse ce mode de transmission 10 fois sur 100 dans la fièvre typhoïde. Les poussières jouent un rôle important dans la contagion du typhus (Epidémic de Lille. Chantemesse). Quant à la malaria, c'est sa manière habituelle de propagation.

Nous verrons dans un instant les dangers de l'air par rapport à d'autres maladies pestilentielles.

Les bouches d'égout réunissent des qualités supérieures pour être un organe d'infection par excellence, aussi le règlement donne aux capitaines le conseil de les éviter, de même que les ruisseaux d'eaux-vannes.

Cet avis est à suivre non seulement dans une escale contaminée, mais en tout temps, et il est rare qu'un commandant y songe, préoccupé de la sécurité de son bâtiment.

Nous avons été témoin d'un cas de paludisme sur un navire amarré à quai. Le hublot de la cabine était ouvert contre la paroi du quai, et le seul air extérieur qui pouvait arriver dans la cabine était une émanation directe d'une bouche d'eaux-vannes située au-dessous. Dans ce pays à fièvre, l'officier ainsi logé contracta seul la malaria.

La fièvre jaune n'est pas à ce sujet sans ressemblances avec la malaria. Elle paraît être une maladie tellurique, dont le germe aime les lieux humides, le littoral surtout, les mélanges d'eau salée et d'eau douce, et s'élève peu au-dessus du sol.

Les praticiens des pays à fièvre jaune ont constaté que le maximum de danger existait la nuit et au coucher du soleil. De même la malaria se contracte surtout au lever et au coucher du soleil, alors que, la terre s'échauffant et se refroidissant, il se crée des courants d'air qui mettent en mouvement l'hématozoaire.

Santos, par exemple, laboratoire de poison amaril, est un port naturel fermé par un cercle de collines, communiquant avec la mer à l'aide d'un chenal à l'est et d'un chenal à l'ouest.

Du côté de la terre, il reçoit cinq rios plus ou moins

desséchés et vaseux. Les bords de cette cuvette marécageuse sont soumis aux variations des marées. La ville, immonde par ses boues, ses détritus, et l'incurie au point de vue de la propreté privée ou publique est au fond de la cuvette, avec le port lui-même. Une telle configuration offre des avantages à la navigation, mais elle est déplorable comme hygiène.

La fièvre jaune y sévit parfois avec une intensité effrayante et décime les équipages des navires qui séjournent dans le port. Le rôle des vents est important. On a vu une bordée ayant ses sabords ouverts du côté du vent de terre, prise sans exception pour ainsi dire, tandis que l'autre restait indemne. Les hommes qui couchent sur le pont sont particulièrement exposés. Et on ne peut guère faire autrement, à cause de la chaleur, du manque d'air, des insectes, qui empêchent le sommeil dans les postes. Aussi devra-t-on protéger soigneusement le pont par des toiles tendues du côté du vent de terre et aussi du côté de tout navire ayant un cas de fièvre jaune à bord et amarré dans le voisinage (épidémie venant du *Nicolino*).

Les marins sont plus exposés que tout autre par le séjour dans le port. Le Dantec, qui alla étudier ce fléau sur place en 1892-1893 et faillit lui-même en mourir, dit : « Le séjour prolongé d'un bateau dans le port est une condamnation à mort certaine pour une partie au moins de l'équipage. Quelques navires ont perdu tout leur monde, depuis le capitaine jusqu'au dernier mousse. Il est étonnant que devant un pareil état de choses on ne renonce pas à envoyer des bateaux à Santos pendant la saison chaude…. Quelques compagnies, il est vrai, ont pris des mesures pour mettre à l'abri une partie de leurs équipages ; des compagnies allemandes ont acheté une île au large de l'entrée de Santos, à plusieurs milles en mer et y ont construit des aménagements où ils conduisent, dès l'arrivée, une grande partie des équipages à Sâo-Paulo où ils sont, en général, à peu près à l'abri ; mais la grande majorité des navires reste dans le port avec tous leurs hommes et ils perdent beaucoup de monde. »

Les débarquements ne seront autorisés qu'en cas de nécessité absolue, et personne ne doit coucher à terre, dit l'article 42. A la Vera-Cruz on a vu des hommes rester une heure à terre et contracter la fièvre jaune. Le canot du bord ne devra jamais être armé pour débarquer les officiers ou le capitaine. Ceux-ci se serviront des embarcations du pays, car les matelots couverts de sueur, après une nage vigoureuse sous le soleil, peuvent être obligés d'attendre et de séjourner sur un terrain marécageux et empoisonné.

Art. 43. — *A contrario*, d'après cet article, l'eau d'un port non contaminé ne serait pas dangereuse. Nous nous sommes élevé contre cette fausse sécurité de l'eau potable à bord, il convient de se reporter au chapitre qui en traite, avec les mesures à prendre. Mais il ne suffit pas de stériliser l'eau de boisson dans les ports dangereux. Il faut encore que l'eau dont on se sert pour laver les verres, vases, légumes, pour la toilette, etc., soit bouillie.

Simpson a signalé un fait rapporté par Netter, d'après lequel le choléra a été probablement communiqué à l'équipage d'un navire allemand, faisant escale à Calcutta, par du lait venant de l'intérieur du pays. Les matelots buvaient à bord l'eau des caisses emmagasinée en Allemagne à leur départ ; à terre ils n'avaient pas fait usage d'une autre eau que celle de Calcutta qui est pure. Seuls, ceux qui consommèrent le lait frais furent atteints, tandis que ceux qui se servirent du lait concentré des provisions restèrent indemnes.

Une enquête sérieuse fit connaître l'origine de ce lait, venant d'un bushee où quelques jours auparavant quatre décès cholériques s'étaient produits. Il y a tout lieu de penser à une souillure de l'eau qui avait sans doute servi à couper le lait avant de le vendre, ou au lavage des récipients.

Art. 44. — L'eau de mer qui se conduit en antiseptique dans certaines conditions, et vis-à-vis de certains microbes, est au contraire un milieu de culture favorable à d'autres germes, le vibrion cholérique entre autres.

On sait, au laboratoire, que le chlorure de sodium est un fertilisant de premier ordre pour obtenir la pullulation des bacilles du choléra, tandis que ceux de la fièvre typhoïde meurent en présence de ce sel. Dans l'eau de mer, prise au large et stérilisée, le bacille typhique est annihilé en 24 ou 48 heures.

Cassedebat a constaté sur deux échantillons du choléra ensemencés dans l'eau de mer, l'un venant de l'intestin d'un cholérique, l'autre de cultures, que non seulement ils vivaient mais étaient très actifs au 32ᵉ et au 35ᵉ jour.

En pays contaminé, en cas d'épidémie à bord, il peut

donc ne pas être indifférent de maintenir ou supprimer les lavages à l'eau de mer.

Nous devons dire que le Règlement ne visait pas ces raisons en décrétant : « Le lavage du pont est interdit si l'eau qui entoure le navire placé près de la terre est souillée ou suspecte ; le pont est alors frotté à sec ».

Il entendait éviter la contamination par les eaux malpropres, d'une façon générale. Et avec justice, car il ressort de ce que nous avons pu constater que l'eau de mer est polluée assez loin du rivage là où le courant entraîne les eaux d'un fleuve ou d'égout, tandis qu'elle est presque pure à peu de distance du littoral en l'absence de toute « sécrétion » de la terre.

Il faut encore tenir compte d'un autre facteur : l'état de la mer. En tempête, l'eau est profondément agitée et il remonte à la surface, des algues et quelques dépôts microbiens non encore détruits par l'épuration spontanée dans les parties à fonds vaseux, voisines d'un port ou d'une embouchure.

Dans beaucoup de pays on pratique le *tout au ruisseau,* qui devient à son tour le *tout au port.* A Marseille, l'eau du vieux port réservé aux navires à voile, en dehors même de toute épidémie, est impropre aux nettoyages. A Trieste, le Dr A. J. Martin (Annales du Comité consultatif d'hygiène) rapporte au sujet de l'administration sanitaire de cette ville et de l'épidémie cholérique qui y sévit en 1886 qu'au début, il y eut quatre cas mortels chez des personnes qui avaient bu une certaine quantité d'eau de mer du port, l'une dans un but thérapeutique, les autres involontairement. Cette eau fut examinée, mais on ne put reconnaître le vibrion cholérique à cause de la quantité de bactéries liquéfiant aussitôt la gélatine.

Il n'y a pas que les émanations naturelles à craindre dans un port, mais aussi celles qui sont provoquées par l'agitation que cause un grand navire. Ainsi à Santos, dont nous parlions tout à l'heure, « la mer, ou plutôt cette eau saumâtre qui coule en rivière, laisse à découvert, à marée basse, une superficie de terrains vaseux, magma de résidus animaux et de matières organiques en décomposition, apportés et vomis par une bouche d'égout charriant l'horrible produit de déjections de toute une ville. Une odeur épouvantable se dégage et met au supplice les odorats les moins susceptibles ; le navire est à peu de distance du fond, et dans les manœuvres, chaque tour d'hélice amène des objets dégoûtants à la surface de l'eau où viennent crever des bulles de gaz d'un caractère innommable » (Rapport du Dr Dupont).

Il est juste d'ajouter que des travaux effectués il y a deux ans ont diminué ces inconvénients.

Art. 45. — § 1er. Voir, page 37, la question de droit.

§ 2. Nous avons vu les Anglais à l'œuvre : ils refusent énergiquement les gens suspects, et le linge sale *de tous les passagers*.

La désinfection à l'étuve peut remplacer cette rigueur, la présence et le *fonctionnement* d'une étuve à bord favorisent donc l'intérêt commercial des compagnies (1).

_____

(1) Aux escales où le navire ne séjourne que quelques heures, la désinfection ne peut être exécutée au fur et à mesure de l'embarquement, mais elle doit être poursuivie sans délai, en cours de route, si l'état de la mer le permet.

Art. 46. — Cet article vise particulièrement la fièvre jaune. Nous verrons plus loin que le danger est souvent dans les marchandises. Aussi doit-on refuser le fret suspect et prendre certaines précautions avant le déchargement ; les fumigations, les pulvérisations sont peu pratiques. On risque de mettre le feu dans la cale ou d'intoxiquer les denrées. Un fret de 30.000 sacs de café, de sucre, etc., n'est pas rare sur la ligne du Brésil. Peut-on sans danger pulvériser du sublimé en quantité suffisante pour assurer la désinfection ?

Un système d'aération de la cale et de ses compartiments devrait être mis à l'étude et appliqué afin que l'air du large subisse un appel puissant, pénètre dans les profondeurs du navire, chassant avec l'atmosphère viciée les poussières et les germes attachés aux flancs des marchandises.

Les manches à vent, telles qu'elles sont installées sur la plupart des navires, ne suffisent pas à l'épuration, et d'autre part peuvent dans certains cas, suivant le sens dans lequel elles agissent et le vent, répandre sur le pont des germes d'infection.

Les navires pèchent par l'aération intérieure. Ainsi celle qui vient des ouvertures naturelles : panneaux des ponts, hublots et sabords, est nulle en cas de gros temps. Les hygiénistes sauront que les hublots ne doivent pas compter dans le calcul des ouvertures naturelles d'un navire. Un marin ne dort guère avec son hublot ouvert, le moindre clapotis oblige à le fermer.

Quant à la ventilation de la cale proprement dite, elle est totalement insuffisante, et cependant elle serait le meilleur des moyens de prophylaxie.

Ces choses ont été dites depuis longtemps, mais il ne suffit pas de demander, il faudrait obtenir l'exécution.

Art. 47. — Une fois débarrassé des malades, le médecin doit désinfecter ou détruire les objets de literie, répète cet article. On passe le tout à l'étuve et on agit comme nous avons indiqué pour le reste.

S'il n'y a pas d'étuve, le mieux est de détruire la literie. Nous parlerons de l'acide sulfureux, page 132; ici contentons-nous de prévenir que les matelas ainsi traités gardent longtemps l'odeur du désinfectant.

TITRE VII. — Mesures sanitaires à l'arrivée.

A RT. 48. — Tout navire qui arrive dans un port de France et d'Algérie doit, avant toute communication, être *reconnu* par l'autorité sanitaire.

Cette opération obligatoire a pour objet de constater la provenance du navire et les conditions sanitaires dans lesquelles il se présente.

Elle consiste en un interrogatoire dont la formule est arrêtée par le ministre de l'intérieur, après avis du comité de direction des services de l'hygiène, et dans la présentation, s'il y a lieu, d'une patente de santé.

Réduite à un examen sommaire pour les navires notoirement exempts de suspicion, elle constitue la *reconnaissance proprement dite*; dans les cas qui exigent un examen plus approfondi, elle prend le nom d'*arraisonnement*.

L'arraisonnement peut avoir pour conséquence, lorsque l'autorité sanitaire le juge nécessaire, *l'inspection sanitaire*, comprenant, s'il y a lieu, la *visite médicale* des passagers et de l'équipage.

A RT. 49. — Les opérations de reconnaissance et d'arraisonnement sont effectuées sans délai.

Elles sont pratiquées même de nuit, toutes les fois que les circonstances le permettent. Cependant, s'il y a suspicion sur la provenance ou sur les conditions sanitaires du navire, l'arraisonnement et l'inspection sanitaire ne peuvent avoir lieu que de jour.

ART. 50. — Les résultats soit de la reconnaissance, soit de l'arraisonnement sont relevés par écrit et consignés simultanément sur le registre médical et le livre de bord et sur un registre spécial tenu par l'autorité sanitaire du port.

ART. 51. — Les bateaux de la douane, les bateaux des ponts et chaussées affectés au service des ports de commerce, des phares et balises, les bateaux-pilotes, les gardes-pêche, les bateaux qui font la petite pêche sur les côtes de France ou d'Algérie ou sur la partie des côtes de Tunisie qui s'étend du cap Nègre à la frontière algérienne, et en général tous ceux qui s'écartent peu du rivage et qui peuvent être reconnus au simple examen sont, à moins de circonstance exceptionnelle dont l'autorité sanitaire est juge, dispensés de la reconnaissance.

ART. 52. — Tout capitaine arrivant dans un port français est tenu de :

1° Empêcher toute communication, tout déchargement de son navire avant que celui-ci ait été reconnu et admis à la libre pratique ;

2° Produire aux autorités chargées de la police sanitaire tous les papiers de bord ; répondre, après avoir prêté serment de dire la vérité, à l'interrogatoire sanitaire, et déclarer tous les faits, donner tous les renseignements venus à sa connaissance et pouvant intéresser la santé publique ;

3° Se conformer aux règles de la police sanitaire ainsi qu'aux ordres qui lui sont donnés par lesdites autorités.

ART. 53. — Les gens de l'équipage et les passagers peuvent, lorsque l'autorité sanitaire le juge nécessaire, être soumis à de semblables interrogatoires et obligés, sous serment, à de semblables déclarations.

ART. 54. — Les navires dispensés de produire une patente de santé ou munis d'une patente de santé *nette* sont admis immédiatement à la libre pratique, après la reconnaissance ou l'arraisonnement, sauf dans les cas mentionnés ci-après :

a) Lorsque le navire a eu à bord, pendant la traversée, des accidents, certains ou suspects, de choléra, de fièvre jaune ou de peste, ou d'une maladie grave, transmissible et importable ;

b) Lorsque le navire a eu en mer des communications de nature suspecte ;

c) Lorsqu'il présente, à l'arrivée, des conditions hygiéniques dangereuses ;

d) Lorsque l'autorité sanitaire a des motifs légitimes de contester la sincérité de la teneur de la patente de santé ;

e) Lorsque le navire provient d'un port qui entretient des relations libres avec une circonscription voisine contaminée ;

f) Lorsque le navire, provenant d'une circonscription où régnait peu auparavant une maladie pestilentielle, a quitté cette circonscription avant qu'elle ait cessé d'être considérée comme contaminée.

Dans ces différents cas, le navire, bien que muni d'une patente nette, peut être assujetti aux mêmes mesures que s'il avait une patente brute.

ART. 55. — Tout navire arrivant avec patente brute est soumis au régime sanitaire déterminé ci-après.

Ce régime diffère selon que le navire est *indemne, suspect* ou *infecté*.

ART. 56. — Est considéré comme *indemne*, bien que venant d'une circonscription contaminée, le navire qui n'a eu ni décès ni cas de maladie pestilentielle à bord, soit avant le départ, soit pendant la traversée, soit au moment de l'arrivée.

Est considéré comme *suspect* le navire à bord duquel il y a eu un ou plusieurs cas, confirmés ou suspects, au moment du départ ou pendant la traversée, mais aucun cas nouveau de choléra depuis *sept* jours, de fièvre jaune ou de peste depuis *neuf* jours.

Est considéré comme *infecté* le navire qui présente à bord

un ou plusieurs cas, confirmés ou suspects, d'une maladie pestilentielle, ou qui en a présenté pour le choléra depuis moins de sept jours, pour la fièvre jaune et la peste depuis moins de neuf jours.

ART. 57. — Le navire *indemne* est soumis au régime suivant :

1º Visite médicale des passagers et de l'équipage ;

2º Désinfection du linge sale, des effets à usage, des objets de literie ainsi que de tous autres objets ou bagages que l'autorité sanitaire du port considère comme contaminés.

Si le navire a quitté la circonscription contaminée depuis plus de cinq jours en cas de choléra, depuis plus de sept jours en cas de fièvre jaune et de peste, les mesures ci-dessus sont immédiatement prises et le navire est admis à la libre pratique.

Si le navire a quitté depuis moins de cinq jours une circonscription contaminée de choléra, il est délivré à chaque passager un passeport sanitaire indiquant la *date du jour où le navire a quitté le port contaminé*, le nom du passager et celui de la commune dans laquelle il déclare se rendre. L'autorité sanitaire donne en même temps avis du départ du passager au maire de cette commune et appelle son attention sur la nécessité de surveiller ledit passager, au point de vue sanitaire, jusqu'à l'expiration des cinq jours à dater du départ du navire (*surveillance sanitaire*).

L'équipage est soumis à la même surveillance sanitaire.

Si la circonscription quittée par le navire depuis moins de sept jours était contaminée de fièvre jaune ou de peste, les mêmes précautions sont prises, sauf les modifications suivantes :

1º Le délai de surveillance est porté à sept jours ;

2º Le déchargement des marchandises n'est commencé qu'après le débarquement de tous les passagers ;

3º L'autorité sanitaire peut ordonner la désinfection de tout ou partie du navire ; mais cette désinfection n'est faite qu'après le débarquement des passagers.

Dans tous les cas, l'eau potable du bord est renouvelée et les eaux de cale sont évacuées après désinfection.

ART. 58. — Le navire *suspect* est soumis au régime suivant :

1º Visite médicale des passagers et de l'équipage ;

2º Désinfection du linge sale, des effets à usage, des objets de literie, ainsi que de tous autres objets ou bagages que l'autorité sanitaire du port considère comme contaminés.

Les passagers sont débarqués aussitôt après l'accomplissement de ces opérations. Il est délivré à chacun d'eux un passeport sanitaire indiquant la *date de l'arrivée du navire*, le nom du passager et celui de la commune dans laquelle il déclare se rendre. L'autorité sanitaire donne en même temps avis du départ du passager au maire de cette commune et appelle son attention sur la nécessité de surveiller ledit passager, au point de vue sanitaire, jusqu'à l'expiration d'un délai de cinq jours à partir de l'arrivée du navire.

L'équipage est soumis à la même surveillance sanitaire.

L'eau potable du bord est renouvelée et les eaux de cale sont évacuées après désinfection.

Si la maladie qui s'est manifestée à bord est le choléra et si la désinfection du navire ou de la partie du navire contaminée n'a pas été faite conformément aux prescriptions du titre V, ou si l'autorité sanitaire juge que la désinfection n'a pas été suffisante, il est procédé à cette opération aussitôt après le débarquement des passagers.

Si la maladie qui s'est manifestée à bord est la fièvre jaune ou la peste, le déchargement des marchandises n'est commencé qu'après le débarquement de tous les passagers ; la désinfection du navire est obligatoire et n'a lieu qu'après le débarquement des passagers et le déchargement des marchandises.

ART. 59. — Le navire *infecté* est soumis au régime suivant :

1º Les malades sont immédiatement débarqués et isolés jusqu'à leur guérison ;

2º Les autres personnes sont ensuite débarquées aussi

THIERRY 8

rapidement que possible et soumises à une *observation* dont la durée varie selon l'état sanitaire du navire et selon la date du dernier cas. La durée de cette observation ne pourra dépasser *cinq* jours pour le choléra et *sept* jours pour la fièvre jaune et la peste après le débarquement ou après le dernier cas survenu parmi les personnes débarquées : celles-ci sont divisées par groupes aussi peu nombreux que possible, de façon que, si des accidents se montraient dans un groupe, la durée de l'isolement ne fût pas augmentée pour tous les passagers ;

3° Le linge sale, les effets à usage, les objets de literie, ainsi que tous autres objets ou bagages que l'autorité sanitaire du port considère comme contaminés, sont désinfectés ;

4° L'eau potable du bord est renouvelée. Les eaux de cale sont évacuées après désinfection ;

5° Il est procédé à la désinfection du navire ou de la partie du navire contaminée après le débarquement des passagers et, s'il y a lieu, le déchargement des marchandises.

Si la maladie qui s'est manifestée à bord est la fièvre jaune ou la peste, le déchargement des marchandises n'est commencé qu'après le débarquement de tous les passagers et la désinfection du navire n'est opérée qu'après le déchargement.

ART. 60. — Dans tous les cas, les personnes qui ont été chargées de la désinfection totale ou partielle du navire, qui ont procédé avant ou pendant la désinfection du navire au déchargement et à la désinfection des marchandises, ou qui sont restées à bord pendant l'accomplissement de ces opérations, sont isolées pendant un délai que fixe l'autorité sanitaire et qui ne peut dépasser, à partir de la fin desdites opérations, cinq jours pour les navires en patente brute de choléra, sept jours pour les navires en patente brute de fièvre jaune ou de peste.

Le navire est soumis à l'isolement jusqu'à ce que les opé-

rations de déchargement et de désinfection pratiquées à bord
soient terminées.

ART. 61. — En France, du 1ᵉʳ novembre au 20 février, si
le navire provient d'une circonscription contaminée de fièvre
jaune, qu'il soit indemne, suspect ou infecté, on se conten-
tera de la visite médicale des passagers, de la désinfection
du linge sale, des effets à usage, objets de literie et autres
objets ou bagages suspects, et de la désinfection du navire
ou de la partie du navire que l'autorité sanitaire jugerait
contaminée.

S'il y a à bord des malades atteints de fièvre jaune, ils
sont immédiatement débarqués et isolés jusqu'à leur guérison ; les autres passagers et l'équipage sont soumis à
la *surveillance sanitaire* (prévue par l'article 57) pendant
sept jours.

ART. 62. — Les mesures concernant les navires soit indemnes, soit suspects, soit infectés peuvent être atténuées
par l'autorité sanitaire du bord s'il y a à bord un médecin
sanitaire maritime et une étuve à désinfection remplissant
les conditions de sécurité et d'efficacité prescrites par le
comité consultatif d'hygiène publique de France, et si le
médecin certifie que les mesures de désinfection et d'assainissement ont été convenablement pratiquées pendant la
traversée.

ART. 63. — Les mesures prescrites par l'autorité sanitaire du port sont notifiées sans retard et par écrit au capitaine,
sous réserve des modifications que des circonstances ultérieures pourraient rendre nécessaires.

ART. 64. — Tout navire soumis à l'isolement est tenu à
l'écart dans un poste déterminé et surveillé par un nombre
suffisant de gardes de santé.

ART. 65. — Un navire infecté qui ne fait qu'une simple
escale sans prendre pratique ou qui ne veut pas se soumettre aux obligations imposées par l'autorité du port est
libre de reprendre la mer. Dans ce cas, la patente de santé
lui est rendue avec un visa mentionnant les conditions dans
lesquelles il part. Il peut être autorisé à débarquer ses

marchandises, après que les précautions nécessaires ont été prises.

Il peut également être autorisé à débarquer les passagers qui en feraient la demande, à la condition que ceux-ci se soumettraient aux mesures prescrites pour les navires infectés.

ART. 66. — Lorsqu'un navire infecté se présente dans un port sans lazaret, il est envoyé au lazaret le plus voisin.

Toutefois, si le port possède une station sanitaire, ce navire peut y débarquer ses malades et ses suspects et y recevoir les secours dont il aurait besoin.

Il peut même être dispensé exceptionnellement de se rendre dans un lazaret, si la station sanitaire dispose de moyens suffisants pour assurer l'isolement et la désinfection prescrits en pareille circonstance. Dans ce cas, l'autorité sanitaire avise immédiatement, soit le ministre de l'intérieur, soit le gouverneur général de l'Algérie, de la décision qu'elle a prise.

ART. 67. — Un navire étranger à destination étrangère qui se présente en état de patente brute dans un port à lazaret pour y être soumis à l'isolement peut, s'il doit en résulter un danger pour les autres personnes déjà isolées, ne pas être admis à débarquer ses passagers au lazaret et être invité à continuer sa route pour sa plus prochaine destination, après avoir reçu tous les secours nécessaires.

S'il y a des cas de maladie pestilentielle à bord, les malades sont, autant que possible, débarqués à l'infirmerie du lazaret.

ART. 68. — Les navires chargés d'émigrants, de pèlerins, de corps de troupes, et en général tous les navires jugés dangereux par une agglomération d'hommes dans de mauvaises conditions, peuvent, en tout temps, être l'objet de précautions spéciales que détermine l'autorité sanitaire du port d'arrivée, après avis du conseil sanitaire, s'il en existe, sauf à en référer sans délai soit au ministre de l'intérieur, soit au gouverneur général de l'Algérie.

ART. 69. — Outre les diverses mesures spécifiées dans

les articles qui précèdent, l'autorité sanitaire d'un port a le devoir, en présence d'un danger imminent et en dehors de toute prévision, de prescrire provisoirement telles mesures qu'elle juge indispensables pour garantir la santé publique, sauf à en référer dans le plus bref délai soit au ministre de l'intérieur, soit au gouverneur général de l'Algérie.

Art. 48. — La formule de cet interrogatoire est la suivante, d'après l'annexe B du décret du 27 mai 1853 :

1° D'où venez-vous ?

2° Avez-vous une patente de santé ?

3° Quels sont vos nom, prénoms et qualité ?

4° Quels sont le nom, le pavillon et le tonnage de votre navire ?

5° De quoi se compose votre cargaison ?

6° Quel jour êtes-vous parti ?

7° Quel était l'état de la santé publique à l'époque de votre départ ?

8° Avez-vous le même nombre d'hommes que vous aviez au départ, et sont-ce les mêmes hommes ?

9° Avez-vous eu, pendant votre séjour, pendant la traversée, des malades à bord ? En avez-vous actuellement ?

10° Est-il mort quelqu'un pendant votre séjour, soit à bord, soit à terre, ou pendant votre traversée ?

11° Avez-vous relâché quelque part ? Où ? A quelle époque ?

12° Avez-vous eu quelque communication pendant la traversée ? N'avez-vous rien recueilli en mer ?

En pratique, voici comment les choses se passent pour un bateau français arrivant à un port français. Quand le navire est en vue, le capitaine fait hisser le pavillon national à l'arrière, et le « pavillon de santé » ou flamme jaune au mât de l'avant.

Tant que ce pavillon n'est pas amené, il est défendu de communiquer.

Une fois le bâtiment en sécurité, le canot du bord est armé, pavillon jaune en tête, et le médecin (ou le capitaine quand il n'y a pas de médecin) y prend place pour gagner le quartier de la santé affecté aux arrivées. Là, il débarque seul et s'avance vers un guichet par lequel il présente les papiers et patentes, et donne de vive voix les renseignements qu'on peut lui demander d'après la formule ci-dessus. Si le navire est admis en libre pratique, le médecin retourne à bord après avoir eu soin d'amener la flamme jaune qui était à l'avant du canot et son navire fait de même, sur l'ordre du capitaine qui observe le retour de la santé.

Si la libre pratique ne paraît pas devoir être donnée au premier abord, cette *reconnaissance simple ou proprement dite* devient l'*arraisonnement*, par suite des questions, des explications prolongées que la santé croit devoir exiger. L'arraisonnement peut se limiter à une enquête verbale, mais elle peut en outre avoir comme conséquence l'*Inspection sanitaire* du navire par un médecin de la santé, et même la *visite médicale* des passagers et de l'équipage.

Suivant l'article 49, en cas de suspicion sérieuse, l'arraisonnement n'aura lieu que de jour. La reconnaissance simple autorise le débarquement immédiat, de jour ou nuit.

Art. 52. — Le capitaine est tenu d'empêcher toute

communication et tout déchargement, avant que le navire ait été reconnu et admis en libre pratique.

Les conséquences judiciaires risquées par ceux qui enfreignent cette consigne sont d'une gravité généralement ignorée. Nous prions le lecteur de prendre connaissance de l'article 7 de la loi de 1822, avant de continuer cette page. Les sanctions sont effroyables, et nous publions le dossier d'une affaire intéressante au point de vue légal, comme au point de vue du fait visé.

La jurisprudence s'est toujours efforcée d'atténuer la rigueur de la loi de 1822, par exemple elle a décidé que l'individu venant par mer d'un pays habituellement et actuellement sain, et dont les provenances sont de droit en libre pratique, s'est mis de suite en communication avec les côtes avant d'avoir subi les interrogatoires d'usage, n'est passible que des peines de l'article 14 de la loi du 3 mars 1822 (quinze jours de prison); que les peines de l'article 7 de la même loi (un à dix ans) ne sont applicables qu'à ceux qui, venant d'un lieu suspect, entrent en communication avant d'avoir subi les formalités voulues (*Cassation Crim.*, 2 juin 1837).

Voici le cas à propos duquel la cour de cassation eut à statuer.

Affaire Mauléon. — Un passager d'un navire qui venait de quitter le port de Nice, un sieur Mauléon, gagna à la nage les côtes et y aborda sans avoir subi aucune formalité. Nice est un lieu habituellement sain et qui l'était également lors du départ du navire portant le sieur Mauléon. Celui-ci fut immédiatement poursuivi par le ministère public devant le tribunal de police correctionnelle de Grasse pour contravention à l'article 7

de la loi de 1822. Tous les jurisconsultes (et même
ceux qui n'ont que des notions élémentaires de droit pénal seront du même avis) donnaient *légalement* raison
à l'opinion du ministère public. L'article 7 était applicable.

Ce texte punit la communication de ceux qui ne sont
pas en libre pratique ; or, les provenances même de
pays sains ne peuvent être admises en libre pratique
qu'après interrogatoire et visite, donc elles ne sont pas
jusque-là en libre pratique, et le fait de communication
tombe sous l'application de l'article 7 (BEAUSSANT, t. 2,
p. 34, *Commentaire du Droit Maritime*).

D'après ce raisonnement, il aurait fallu appliquer au
moins un an de prison au sieur Mauléon. Les juges de
Grasse et même la Cour de cassation ont reculé devant
l'application de cette peine excessive. Par jugement du
23 mars 1837, Mauléon fut condamné, conformément à
l'article 14 de la loi de 1822, à quinze jours d'emprisonnement et cinquante francs d'amende. « Attendu, disait le Tribunal, que le port de Nice d'où était parti
Mauléon était actuellement sain, que les provenances
de ce pays étaient de droit en libre pratique, et que cet
état était préexistant à la libre pratique, ce qui ne ren-
dait le prévenu que coupable de simple contravention
aux règlements de police sanitaire, punissable selon
l'article 14. »

Pourvoi contre ce jugement fut adressé par le ministère public à la Cour de cassation. Le ministère public
demandait l'annulation du jugement précité pour les
motifs suivants : 1° il n'y a aucune distinction à faire
entre l'état de libre pratique et l'admission à la libre

pratique ; 2° il appartient, dans tous les cas, à la commission sanitaire de déclarer un navire admissible à la
libre pratique ; 3° jusqu'à cette déclaration, les passagers ne peuvent communiquer avec la terre que sous
les peines des paragraphes 3 et 4 de l'article 7 de la loi
de 1822 ; 4° dans la cause, le navire était si peu en état
de libre pratique qu'il a subi une quarantaine de cinq
jours ; 5° que l'article 14 n'était applicable qu'aux contraventions à des règlements locaux et non aux infractions directes à la loi.

Voici l'arrêt de la Cour de cassation qui rejeta le pourvoi et confirma la sentence des premiers juges : « Attendu qu'il s'agissait dans la cause non d'une personne qui
se serait rendue coupable de communication interdite
entre des personnes ou des choses soumises à des quarantaines de différents termes, ou avec des lieux qui ne
seraient pas en libre pratique, mais au contraire d'un
individu parti d'un port non suspect, habituellement et
actuellement sain, qui, d'après l'article 2 de la loi du
3 mars 1822, devait être admis à la libre pratique immédiatement après les visites et les interrogatoires d'u-
sage, à moins d'accidents ou de communications de nature suspecte survenues depuis son départ ; qu'aucun
accident ou communication de ce genre n'a été articulé
ni déclaré avoir existé contre lui ; qu'il ne s'agit que
d'une infraction aux dispositions réglementaires du
7 août 1822, sur l'obligation dans laquelle se trouvait
le prévenu de subir la visite des autorités sanitaires
avant de communiquer avec le territoire français ; qu'en
jugeant dès lors que les dispositions pénales des paragraphes 3 et suivants de l'article 7 de la loi du 3 mars

1822 n'étaient pas applicables au délit dont il s'agit, et en appliquant au prévenu la peine établie par la disposition générale de l'article 14 de la même loi, le jugement attaqué n'a violé aucune loi » (2 juin 1837).

Le paragraphe 2 parle des papiers du bord. Il s'agit pour le médecin du registre médical et de la patente.

Nos ports ont établi l'usage de la *déclaration* écrite, sur un imprimé qui répète en quelque sorte l'énoncé de la patente et répond aux questions de la formule dont ci-dessus copie. Cette déclaration dont le texte varie suivant qu'il s'agit d'un navire à vapeur ou à voile et suivant le port, commence par ces mots : « Aujourd'hui X..., commandant le...., après avoir prêté le serment voulu par la loi, a fait la déclaration suivante..... » et se termine par ceux-ci : « X..., médecin du bâtiment, interrogé à son tour sur l'état sanitaire de l'équipage et des passagers, a déclaré, sous serment, qu'au port de départ, durant la navigation et dans les différentes relâches... »... (la santé a été bonne, ou expose ce qui est arrivé).

Cette déclaration signée par le commandant et le docteur du bord simplifie la reconnaissance, et de cette façon ni l'un ni l'autre ne prêtent un serment solennel comme pourrait le faire croire ce paragraphe 2 de l'article 52.

Ils sont néanmoins engagés sous la foi du serment, avec les conséquences pénales en cas de fausse déclaration.

Le port de Marseille, en particulier, a adopté une mesure dont nos collègues naviguant ne connaissent pas la portée.

Le médecin rédige en outre une *lettre* cachetée sans enveloppe, *pour le directeur de la Santé*, où il répète ce qu'il a dit dans la déclaration écrite au sujet de l'état sanitaire.

Les médecins ignorent que cette formalité — apparemment inutile — a été instituée dans leur intérêt. La Santé se rendant compte de ce qu'il y avait parfois de délicat pour un médecin à exposer la situation véritable, les dangers de son navire et de la cargaison, contradictoirement et contrairement aux intérêts de la compagnie dont il est salarié et dépendant, a créé cette lettre personnelle afin que le médecin pût faire connaître la vérité au Directeur de la Santé et que celui-ci prît en son nom l'initiative de l'arraisonnement avec inspection, visite, et en un mot les mesures nécessaires pour protéger la santé publique.

Les règlements de police donnent toute liberté aux autorités sanitaires d'exercer leur contrôle par les moyens qui leur paraissent appropriés. Ce procédé d'information n'est donc pas illégitime.

Avec les règlements précédents, les quarantaines, d'après la définition de Léon Colin, « mesures d'isolement imposées aux personnes et aux objets susceptibles, en raison de leur provenance ou de leur contact avec des personnes ou des objets contaminés, de transmettre une affection épidémique ou contagieuse de provenance exotique », constituaient la ressource prophylactique par excellence :

Aujourd'hui ces procédés ont fait leur temps. La désinfection devient le principe et la quarantaine, sous le nom *d'observation*, sera extrêmement rare *si* la première est mise en pratique. La navigation et le commerce ont reçu satisfaction à leur vœu concordant d'ailleurs avec les idées scientifiques nouvelles.

Un tableau comparatif des deux règlements, l'ancien et le nouveau, fera mieux saisir et retenir les situations et leurs solutions respectives que la plus claire description didactique (1).

Aux deux types de patente, nette et brute, correspondent trois types de navires : Indemne, Suspect, Infecté.

Art. 57-58-59. — *Déchargement sanitaire. — Désinfection de la cale et du navire.* — Lorsque le navire a présenté des cas de fièvre jaune, ou lorsque le service de santé du port le considère comme suspect à cause de son origine, le *déchargement* dit sanitaire des marchandises n'est commencé qu'après le débarquement des passagers.

Les cales emmagasinent avec le fret, le germe de la fièvre amaril, et les exemples sont nombreux qui prouvent le danger des cargaisons embarquées en temps d'épidémie. Bérenger-Féraud dans son traité de la fièvre jaune écrit : « Belot de la Havane, qui a une si grande autorité dans la question, le dit avec raison. Il n'est pas rare de voir des navires rester trois ou quatre mois dans un port à fièvre jaune, faire leur chargement, arriver à leur destination, sans avoir eu de malades pendant la traversée, et communiquer la maladie à ceux qui viennent à bord faire le déchargement des marchandises, et mettre ainsi les miasmes en mouvement.

(1) Voir tableaux, pages 126-127.

« Les faits ne manquent pas ici encore pour montrer qu'un bâtiment peut être contaminé par l'embarquement soit d'effets à usage, soit de marchandises provenant d'endroits où règne la fièvre jaune.

« En 1872, il n'y avait pas un seul cas de fièvre jaune à Matzanas (île de Cuba), lorsqu'un navire arrive de Pensacola où elle régnait. Il n'y avait pas de malades à bord, de sorte qu'on ne prit aucune précaution contre lui. Il donna une partie de son chargement à un navire qui vint l'accoster et qui reçut, avec les marchandises qu'il embarquait, les germes de la fièvre jaune qui décima son équipage. Il ne saurait exister aucun doute, au sujet du mode de contamination qui nous occupe ; et il faudra, désormais, qu'il soit conservé en mémoire par les autorités sanitaires désireuses d'éviter l'apparition de la fièvre jaune dans les ports indemnes. » Le vaisseau transporte donc le germe dans son fret ou dans ses flancs, de même que les gens peuvent le véhiculer dans leurs vêtements.

M. Dieulafoy dit à ce propos : C'est si bien le navire qui est le foyer infectieux, c'est si bien lui « qui a la fièvre jaune » que le même navire arrivé à destination, s'il n'est pas suffisamment désinfecté, et alors même qu'il ne reprend la mer qu'après plusieurs semaines, peut devenir pendant une nouvelle traversée le foyer d'une autre épidémie (Rapport sur le navire portugais *Maria da Gloria*).

Pour ces motifs, nous avons insisté sur la nécessité d'une ventilation meilleure des cales, assurant le renouvellement incessant de l'air et *la respiration du navire*, car la nature et les conditions du chargement ne permet-

RÈGLEMENT DE 1876.

NAVIRE INDEMNE.

Patente *nette* et aucun cas certain ou suspect de choléra, fièvre jaune, peste, ni maladie grave réputée importable, à bord, pendant la traversée.

MESURES CORRESPONDANTES.

Libre pratique.

NAVIRE SUSPECT.

Navire venant d'un pays contaminé ou suspect de maladie pestilentielle, et n'ayant pas présenté d'accident à bord.

MESURES CORRESPONDANTES.

Quarantaine d'observation. (3 à 7 jours.)

NAVIRE INFECTÉ.

Navire ayant eu à bord un cas certain ou probable de maladie pestilentielle, quelle que fût la durée de la traversée et l'époque à laquelle remonte le cas.

Quarantaine de rigueur au lazaret (7 à 10 jours).

RÈGLEMENT DE 1896.

NAVIRE INDEMNE.

Patente *nette* et aucun cas de maladie pestilentielle pendant la traversée.

MESURES CORRESPONDANTES.

Libre pratique.

Libre pratique après visite médicale et *désinfection* du linge sale, literie, bagages.

(1) ou patente *brute*, à condition qu'il n'y ait pas eu de cas à bord, à aucun moment de la traversée.

Si le navire a quitté *le port contaminé depuis moins de cinq jours* (choléra), ou *sept jours* (fièvre jaune, peste), *surveillance sanitaire* du passager et de l'équipage jusqu'à l'expiration des cinq jours à dater du *départ* du navire (sept jours, fièvre jaune).

NAVIRE SUSPECT.

Navire venant d'un pays contaminé ou suspect de maladie pestilentielle, ayant présenté à bord un ou plusieurs cas confirmés ou suspects, mais n'ayant pas eu de cas nouveau depuis 7 jours (choléra), depuis 9 jours (fièvre jaune et peste).

MESURES CORRESPONDANTES.

Libre pratique après visite médicale.

Désinfection complète.

Surveillance sanitaire du passager et de l'équipage jusqu'à l'expiration du délai de 5 jours, à dater de *l'arrivée* du navire (7 jours, fièvre jaune).

S'il s'agit de fièvre jaune, le déchargement des marchandises ne peut être fait qu'après le débarquement des passagers.

NAVIRE INFECTÉ.

Navire qui présente un ou plusieurs cas, confirmés ou suspects de maladie pestilentielle, depuis moins de 7 jours (choléra), ou moins de 9 jours (fièvre jaune, peste).

Malades débarqués et *isolés* au lazaret jusqu'à guérison.

Passagers et équipage non malades soumis à *l'observation au lazaret*, maximum 5 jours (choléra).

7 jours (fièvre jaune, peste).

Désinfection complète.

(1) Voir art. 5 du règlement définissant la patente nette et brute, page 17.

tent pas souvent d'employer les fumigations, ou les va-
porisations antiseptiques. Il est évident que, si ces précautions sont possibles, on devra les prendre avant de
pratiquer le déchargement sanitaire, dans le but de protéger la santé des débardeurs. Ceux-ci seront, à la suite,
l'objet d'une surveillance de chaque jour pendant une
semaine. En tous cas la désinfection devra, pour le
moins, aller parallèlement avec le déchargement.

La *cale* est le réceptacle naturel des germes pestilen-
tiels, car elle est le fond de la cuvette allongée qui constitue un navire. Au-dessus d'elle, sont les logements,
les machines, la cargaison.

Elle se divise en deux étages séparés par un pont, le
premier étage est la plate-forme de cale, divisée en
compartiments, le second est le fond de cale. Pour qui
est descendu jusque-là, la notion du « marais nautique »,
avec le manque d'air, le méphitisme, l'eau stagnante et
putréfiée, devient, comme l'a dit Fonssagrives, « la clef
de la salubrité ».

Les infiltrations des liquides du navire, des graisses
de machines, qui tombent peu à peu à la cale, s'y mé-
langent à l'eau venant du dehors, si le bateau n'est pas
étanche, et produisent au contact des matières organiques une décomposition du liquide et de l'atmosphère.

La *sentine*, confluent des divers égouts de la cale, est
le point de rendez-vous des eaux qu'ils charrient ; c'est
là que les pompes d'épuisement les aspirent pour les
rejeter au dehors (Fonssagrives). Elle doit donc être,
dans les mesures à prendre vis-à-vis de la cale, l'objet
de soins particuliers.

L'idéal auquel doit tendre la construction des navires

est l'étanchéité complète, de façon que la cale soit toujours sèche, et facilement maintenue propre.

Ce qui complique son nettoyage est cette quantité d'eau qui s'y dépose, carie les carlingues et les parois, et sert de bouillon de culture aux principes organiques vivants.

La désinfection de la cale et celle du navire marchent de pair. Si nous n'avons pas traité cette question de cale aux chapitres IV, V et VI, c'est qu'il s'agissait des mesures au départ et en mer, alors que les cales étant chargées de marchandises, et le navire de passagers, l'évacuation ne peut être que relative et l'action contre le foyer d'infection bornée à l'antisepsie personnelle et localisée. Ce que nous allons dire n'étant pas toujours entièrement applicable pendant une traversée, les commandants et médecins devront s'en inspirer et s'en rapprocher autant que les circonstances le permettront — de même les services de santé des ports trouveront le complément d'indications prophylactiques aux titres cités tout à l'heure, IV, V et VI.

La Conférence de Venise en 1892 déclare dans un article que : « pour désinfecter la cale d'un navire, on injectera d'abord, afin de neutraliser l'hydrogène sulfuré, une quantité suffisante de sulfate de fer, on videra l'eau de la cale, on la lavera à l'eau de mer ; puis on injectera une certaine quantité de la solution de sublimé. L'eau de la cale ne sera pas déversée dans un port ». MM. Rochard et Bodet (1896) disent : « Nous citons le sulfate de fer parce que son emploi est sanctionné par les règlements. Mais le sulfate de cuivre lui est infiniment supérieur comme antiseptique, si tant est que le sulfate de fer soit autre chose qu'un désodorisant. Il y aurait donc intérêt très grand à substituer le second au premier ». Jagër, Behring, Arnould n'en sont guère partisans, la Revue d'hygiène de Vallin sous la signature du Dr Vincent s'exprime ainsi (1895) : Le sulfate de fer ne détruit pas les germes et ne stérilise pas les selles, même à la dose de 75 grammes de ce sel par litre de matières fécales mélangées d'urine.

Nous insistons à notre tour pour faire rejeter le sulfate de fer des habitudes.

Il ne semble pas mauvais de procéder ainsi :

1° Vider l'eau de cale, chaque jour, à l'aide des pompes destinées à ce rôle.

2° Chaque semaine, en voyage, ou après chaque escale suspecte, puis à l'arrivée, désinfecter ces eaux à l'aide du *sulfate de cuivre*, qu'on jette en cristaux dans la cale.

Tous les jours un homme est chargé, à bord, de relever le niveau de l'eau dans la cale par un sondage et de le communiquer au second. Il est facile de se servir de ce renseignement pour cuber rapidement le volume d'eau qui y est contenu. On calculera ainsi la quantité de vitriol bleu (qu'on garde en baril) à y jeter chaque fois, de façon à ce qu'il se dissolve en solution forte à 50 grammes pour 1.000.

Afin de diminuer la dépense en sel de cuivre, on n'a qu'à pomper régulièrement chaque jour les eaux de cale ; moins il y aura d'eau, moins il faudra de désinfectant.

3° Après cette désinfection qui durera 24 heures au moins, il peut convenir de diluer les eaux de cale, environ une fois par semaine aussi, à l'aide des robinets de cale ou du tuyau d'arrosage. Cette opération délaye les boues de cale, affaiblit l'odeur délétère et permet d'extraire l'eau facilement tous les jours.

En cas de maladie contagieuse, après avoir lavé largement à l'eau de mer, en rade, ou à l'eau douce dans un port, et vidé entièrement la cale, il faut l'assécher au faubert et la *passer au lait de chaux frais*, sur toute sa surface et dans tous ses interstices.

On conseille encore les lavages au sublimé, ils sont plus coûteux.

Quand un navire n'a aucun agent chimique à sa disposition, il ne lui reste qu'à manœuvrer les pompes tous les jours, et introduire de l'eau de mer dans la cale, de façon à diluer si complètement le liquide qui s'y trouvait que les pompes de la sentine ne ramènent plus que de l'eau sans odeur.

Il y a deux agents chimiques dont la connaissance est banale, le chlorure de chaux et l'eau de javelle.

Le *chlorure de chaux* a un défaut : il doit être soigneusement préservé de l'humidité et même de l'action de l'air et sa valeur antiseptique qui est de premier ordre risque d'être trop modifiée par l'atmosphère marine pour en conseiller l'embarquement. Au surplus l'odeur est pénible.

L'*hypochlorite de soude* à 4 pour 100, *de potasse* ou *eau de javelle*, est un excellent désinfectant indiqué pour les lavages et en particulier le lavage des bois profondément infectés, à condition que ceux-ci n'aient pas à redouter la détérioration apparente.

La cale est surtout dangereuse, nous le savons, comme

lieu de recel de la fièvre jaune. Un bateau infecté est difficile à assainir, aussi a-t-on prôné avec raison le *grattage* et le *flambage*.

Avant d'en arriver à cette opération longue et coûteuse, on peut faire agir les vapeurs antiseptiques. Nous parlons aussi bien des autres parties du navire que de la cale.

L'*acide sulfureux* discuté, discrédité, depuis quelques années ne doit pas être condamné aussi radicalement. Il faut seulement l'appliquer en meilleure connaissance de cause.

A cet effet, suivons les conclusions de Thoinot qui l'a expérimenté scientifiquement et pratiquement. Comme le sublimé, comme bien d'autres antiseptiques, l'acide sulfureux a une action limitée, mais suffisante dans des conditions données, contre les principaux microbes, choléra, fièvre typhoïde, diphtérie, tuberculose.

Nous prévenons qu'il n'a pas d'influence sur le charbon.

Il détruit l'action du vaccin, par analogie il y a des chances pour qu'il fasse de même vis-à-vis de la variole.

D'après Thoinot, 60 grammes de soufre sont nécessaires par mètre cube et pendant 24 heures.

Les linges, vêtements grossiers, literie peuvent y être soumis. Les objets métalliques, les étoffes de couleur, la soie, le velours, la peluche, les dorures sont altérées.

L'acide sulfureux passe facilement à travers les interstices, des bandes de papier collées sur les joints ne suffisent pas à le retenir et ce phénomène peut rendre son rôle illusoire.

Il faudrait luter les fissures avec du plâtre ou du mastic.

Tant pour cette raison qu'à cause de ses propriétés incommodantes ou détériorantes, Thoinot repousse ce genre de désinfection dans les lieux habités. Il pense que s'il n'y a pas d'étuve, il vaut mieux installer une soufrière c'est-à-dire un local spécial et isolé, avec les précautions qui découlent de ce que nous venons de voir et y apporter les objets à désinfecter. C'est, ajoute-t-il, « une pratique d'attente valant mieux que rien, mais qui doit céder le pas avec les progrès de l'organisation sanitaire ».

Le soufre doit être concassé en petits morceaux, placé dans des vases de terre ou de fer larges, évasés, peu profonds, sans soudures, et imbibé d'alcool pour faciliter l'allumage. On aura soin de jeter de l'eau sur le sol afin que la sulfuration soit humide.

Suivant la pratique du lazaret de la Nouvelle-Orléans, on peut réaliser cette condition en envoyant à l'aide d'un tuyau de la vapeur d'eau dans la partie du navire qui doit subir la sulfuration.

M. Proust conseille de mettre les récipients au centre de bassins en fer ou de baquets contenant une couche de 5 à 6 centimètres d'eau. C'est une précaution excellente visant la possibilité d'un incendie, mais qui n'est guère praticable à la mer.

L'aération est ensuite nécessaire pendant plusieurs jours, malgré cela, certains objets, comme la literie, gardent longtemps l'odeur.

Ce procédé a donc encore un rôle à jouer, surtout quand le navire est au port. Une fois les passagers, l'équipage, les marchandises débarqués, l'acide sulfureux peut être dégagé en quantité, dans les diverses parties closes du navire qui sont susceptibles d'être hermétiquement calfeutrées.

Miquel qui a étudié les vapeurs gazeuses a dressé un tableau de celles-ci d'après leur valeur désinfectante. Il cite l'aldéhyde formique, le chlore gazeux, le gaz acide chlorhydrique, l'hypochlorite de soude, le chlorure de benzyle.

Aucun de ces agents, à part l'aldéhyde formique et peut-être le chlorure de benzyle, ne peut être employé à la désinfection des locaux meublés, car ils amènent des dégradations.

L'aldéhyde formique a particulièrement attiré l'attention dans ces derniers temps. D'après les résultats publiés par G. Roux (de Lyon) et Trillat, sa puissance antiseptique, sa diffusibilité en feraient le désinfectant gazeux idéal, mais les expériences de Bosc, apportant déjà une restriction sur la pénétration et l'action en profondeur du formol, celles de Miquel, et enfin les conclusions définitives de Vaillard et Lemoine, au Val-de-Grâce, après des essais répétés, ne permettent plus de le considérer autrement que comme un désinfectant de surface. Les poches des vêtements, l'intérieur des matelas ne sont pas atteints. Ce gaz n'agit pas sur les poussières contenues dans les fentes de plancher, la couche superficielle peut seule être influencée, parce que l'aldéhyde formique est un corps gazeux qui se polymérise très rapidement, c'est-à-dire qu'au contact d'un corps quelconque, il se transforme lui-même en un autre corps inerte. Il suffit d'une mince couche de poussières pour empêcher la désinfection de ce qui est au-dessous.

Il est donc inutilisable à bord des navires.

D'après cet exposé déjà long, le nettoyage et la désinfection du navire se confondent à chaque instant et constituent l'assainissement journalier, qui devient l'assainissement exceptionnel quand des moyens plus rigoureux sont nécessités par le danger d'une maladie pestilentielle.

Nous avons vu dans le commentaire des mesures au départ, pendant la traversée, en port contaminé, à l'arrivée, les agents chimiques ou physiques à employer. Il reste encore des indications prophylactiques, d'ordre général.

En mer, si le foyer d'infection est installé dans une cabine, dans un poste, il est vite circonscrit et étouffé à l'aide de la désinfection persévérante. Là, il faut carrément aller au-devant du mal, sans attendre. Au contraire, le navire est-il supposé recéler dans ses cales le miasme pathogène, la prudence et l'expérience commandent de temporiser jusqu'à un certain point.

Désarrimer incomplètement pour désinfecter incomplètement risquerait de développer le mal au lieu de l'atténuer.

Il vaut mieux fermer hermétiquement les panneaux, et coiffer de capots le pavillon des manches à vent jusqu'à ce qu'on ait gagné le grand large. — Pour la fièvre jaune, attendre qu'on ait quitté les latitudes chaudes. La ventilation énergique faite dans une position du bateau par rapport au vent, telle que les poussières ne retombent point sur le pont, est la première opération, en attendant les mesures de salubrité possibles, pendant le voyage.

A l'arrivée, les autorités sanitaires appliqueront la désinfection suivant les procédés modernes avec la rigueur scientifique d'une épreuve de laboratoire. Le navire sera maintenu hors du port, installé de façon à présenter le flanc à la brise purifiante.

La *submersion* et le *sabordement* ont été préconisés, ce sont des moyens incertains, sinon dangereux, à rejeter dans la pratique.

Cette étude sur la désinfection qui n'a pas encore été précisée d'une façon scientifique par rapport au navire, dans ses détails et sa pratique, n'aura peut-être que le mérite de déblayer le terrain pour des recherches plus complètes, mais avant de terminer, nous tenons à citer l'opinion qu'a bien voulu nous donner le Dr Roux de l'Institut Pasteur, à propos de notre essai de désinfection générale du navire : Il faut insister sur les nettoyages, les lavages à grande eau, alcalinisée ou aidée du savon vert, qui dissolvent, détachent et entraînent les particules organiques, et frotter, gratter les parois à la manière des matelots briquant le pont. Le rôle des antiseptiques importe moins que l'action mécanique des manœuvres de désinfection.

Nous ne pouvions citer une voix plus autorisée en achevant cette étude. Elle ne contredit pas aux indications précédentes et prouve seulement combien on doit appuyer sur le côté matériel et manuel de la désinfection à l'intérieur des navires.

Les *modifications aux mesures* indiquées dans les tableaux que nous avons dressés, sont les suivantes : Du 1er novembre au 20 février, s'il s'agit de la fièvre jaune, une atténuation des moyens de protection est promulguée par l'article 61, car la fièvre jaune ne se propage pas chez nous pendant l'hiver. Son germe, quoique inconnu, est cependant considéré comme peu résistant au froid, au-dessous de 18°, l'expérience montre que les épidémies tendent à disparaître.

L'article 62 consacre une innovation qui était déjà dans la pratique, en favorisant les navires qui possèdent un médecin et une étuve. C'est à l'autorité de se rendre compte si leur présence est efficace, et si les compagnies comprennent leurs devoirs. Autrement, il y aurait là une fausse sécurité, plus dangereuse que l'incurie ou l'absence de toutes précautions hygiéniques préventives.

Art. 67. — Cette mesure introduite dans le règlement de police de 1896 avait été proclamée par la loi de 1822, vis-à-vis des navires étrangers, à destination étrangère, et il faut se louer de la voir remise en vigueur.

Les Italiens en particulier, quand ils étaient contaminés, considéraient Marseille comme l'escale à désinfection, et notre lazaret s'encombrait parfois d'étrangers au détriment de nos nationaux. Les Italiens nous ont, du reste, apporté le choléra de cette façon en 1873, épidémie qu'on put heureusement cantonner au territoire du lazaret.

Art. 68 et 69. — Voir Emigrants ; page 45. Pèlerins :

Règlement spécial de la convention sanitaire de Paris, page 289.

Ce sont ces navires qui demandent le plus de surveillance. L'autorité sanitaire doit donc agir avec célérité et énergie, ordonner toute mesure qui lui paraîtra utile et la faire appliquer sans délai.

Aussitôt que les mesures exceptionnelles de l'art. 69 ont été ordonnées, les navires, leurs chefs et les passagers doivent s'y soumettre. Ce devoir s'impose à eux, même avant que le ministre de l'intérieur ait ratifié lesdites mesures. Si, par impossible, le ministre refusait sa ratification, les passagers, les armateurs et autres gens de mer ne pourraient pas actionner l'Etat, sous prétexte d'un préjudice qu'auraient pu leur causer ces précautions extraordinaires, du moment qu'elles auraient été suspendues aussitôt après le refus du ministre de les ratifier. Les autorités sanitaires ont le devoir (ce sont les expressions de l'article 69) de prendre ces mesures exceptionnelles. Ce devoir a un caractère public, tant pis pour les intérêts particuliers lésés par son accomplissement même intempestif, *dura lex sed lex*. En supposant que les autorités sanitaires, pour employer les expressions du Code civil, aient été alarmées par un danger chimérique ou un péril imaginaire, la solution serait la même. Des précautions même timorées prises pour protéger la santé publique entraînent l'obéissance absolue des citoyens. Le principe juridique qui domine la question est le suivant : que les mesures aient été ratifiées ou non par le ministre de l'intérieur, peu importe, les particuliers ne pourront jamais s'adresser aux tribunaux pour réclamer des

dommages et intérêts en invoquant le dommage à eux
occasionné par lesdites mesures, à moins qu'ils ne
prouvent que les autorités sanitaires ont simulé un
péril qu'elles savaient chimérique afin de recourir à des
exigences vexatoires motivées par le désir de nuire
aux intérêts ou à la personne des passagers et autres
gens de mer. Là encore, le décret qui reflète la pensée
du législateur de 1822 a manifesté le caractère omni-
potent de cette sorte de magistrature suprême dont sont
revêtues les autorités sanitaires.

L'article 69 n'a sa sphère d'application qu'entre l'é-
poque où les autorités sanitaires ont cru devoir prendre
les mesures exceptionnelles et celle où le ministre a eu
le temps de les ratifier. S'il les ratifie, aucune difficulté
ne peut être soulevée ; — dans le cas contraire les autorités sanitaires *doivent immédiatement* suspendre les
mesures, sinon elles s'exposeraient aux poursuites
légitimes, et qui aboutiraient nécessairement, des particuliers lésés.

TITRE VIII. — Marchandises : importation, transit, prohibition, désinfection.

ART. 70. — Sauf les exceptions ci-après, les marchandises
et objets de toute sorte arrivant par un navire qui a patente
nette et qui n'est dans aucun des cas prévus par l'article 54
sont admis immédiatement à la libre pratique.

ART. 71. — Les peaux brutes fraîches ou sèches, les crins
bruts et en général tous les débris d'animaux peuvent,
même en cas de patente nette, être l'objet de mesures de
désinfection que détermine l'autorité sanitaire.

Lorsqu'il y a à bord des matières organiques susceptibles
de transmettre des maladies contagieuses, s'il y a impossi-

bilité de les désinfecter et danger de leur donner libre pratique, l'autorité sanitaire en ordonne la destruction, après avoir constaté par procès-verbal, conformément à l'article 5 de la loi du 3 mars 1822, la nécessité de la mesure et avoir consigné sur ledit procès-verbal les observations du propriétaire ou de son représentant.

ART. 72. — La désinfection est dans tous les cas obligatoire :

1° Pour les linges de corps, hardes et vêtements portés (effets à usage) et les objets de literie ayant servi, transportés comme marchandises ;

2° Pour les vieux tapis ;

3° Pour les chiffons et les drilles, à moins qu'ils ne rentrent dans les catégories suivantes, qui sont admises en libre pratique :

a) Chiffons comprimés par la force hydraulique, transportés comme marchandises en gros, par ballots cerclés de fer, à moins que l'autorité sanitaire n'ait des raisons légitimes pour les considérer comme contaminés ;

b) Déchets neufs provenant directement d'ateliers de filature, de tissage, de confection ou de blanchiment ; laines artificielles et rognures de papier neuf.

ART. 73. — Les marchandises débarquées de navires munis de patente brute peuvent être considérées comme contaminées, et à ce titre l'autorité sanitaire peut en prescrire la désinfection soit au lazaret, soit sur des allèges.

ART. 74. — Les marchandises en provenance de pays contaminés sont admises au transit sans désinfection si elles sont pourvues d'une enveloppe prévenant tout danger de transmission.

ART. 75. — Les lettres et correspondances, imprimés, livres, journaux, papiers d'affaires (non compris les colis postaux) ne sont soumis à aucune restriction ni désinfection.

ART. 76. — Les animaux vivants autres que les bestiaux ou ceux visés par la loi du 21 juillet 1881 sur la police sanitaire des animaux domestiques peuvent être l'objet de mesures de désinfection.

Des certificats d'origine peuvent être exigés pour les animaux embarqués sur un navire provenant d'un port au voisinage duquel règne une épizootie.

Des certificats analogues peuvent être délivrés pour des animaux embarqués en France ou en Algérie.

Lorsque des cuirs verts, des peaux ou des débris frais d'animaux sont expédiés de France ou d'Algérie à l'étranger, ils peuvent, à la demande de l'expéditeur, être l'objet de certificats d'origine délivrés d'après la déclaration d'un vétérinaire assermenté.

Art. 71. — Voir étude de l'article 39 sur la nécessité du procès-verbal pages 92-93.

Art. 71 et 72. — Ce que nous avons dit des linges, vêtements, literie, faisant partie du bagage des passagers est à répéter quand ils constituent le fret.

Le choléra est transmissible de cette façon, et l'exemple suivant est dans tous les manuels d'hygiène : Un ouvrier meurt du choléra, on ordonne de brûler ses effets. Malgré cet ordre, les vêtements sont transmis à un camarade qui en fait usage. Il est pris du choléra ainsi que les trois personnes de son ménage et tous meurent. Et ce navire italien quittant Naples pour le Brésil en temps d'épidémie ? Quelques cas de choléra se manifestèrent dans les premiers jours de la traversée, puis l'état sanitaire redevint bon. A la fin du voyage, le capitaine ayant autorisé les émigrants à ouvrir leurs caisses et bagages de la cale, et à revêtir les effets qu'elles contenaient, le choléra éclata une seconde fois, sous l'influence d'une contamination nouvelle due à ces vêtements infectés au départ.

L'épidémie d'Yport fut causée par des marins de Fécamp et d'Yport qui arrivèrent bien portants de Terre-Neuve à Cette où le choléra existait. Quelques-uns furent atteints et moururent, aussi l'équipage fut-il licencié et chacun regagna son pays par chemin de fer. L'un des hommes pris en route, mourut à Tarascon. Néanmoins, ses bagages continuèrent le voyage, et restèrent une semaine en consigne à la gare de Paris, puis furent adressés à la famille habitant Yport.

La femme qui reçut la malle l'ouvrit, nettoya le linge sale et les vêtements, contracta le choléra. Ce premier cas amena une épidémie dans le pays, dont on se souvient.

Nous pourrions citer d'autres exemples analogues.

Le choléra est une maladie qui se cantonne à l'intestin, aussi doit-on prendre des précautions extrêmement minutieuses vis-à-vis du linge souillé. Dans certaines épidémies, les gens chargés de blanchir et nettoyer le linge ont été particulièrement frappés. Il faut même agir à l'égard des diarrhées simples, en temps suspect, comme s'il s'agissait du choléra, lequel existe plus souvent qu'on ne le croit, sous cette forme anodine. En 1893, lors du pèlerinage de la Mecque qui décima quarante mille personnes, l'équipage du *Pictavia* présenta des cas de choléra typique, mais en même temps presque tout le monde fut atteint de diarrhée avec mauvais état général et nausées. Nous pensons que c'était une forme bénigne du choléra. La défiance doit toujours être en éveil vis-à-vis des maladies contagieuses.

La peste est contagieuse et inoculable.

Endémique en Arabie, en Perse et dans la province chinoise du Yunnam, elle s'étend parfois de proche en

proche, ou envahit des pays indemnes et éloignés par
importation. La contagion par l'air est problématique,
il n'a pas encore été démontré rigoureusement qu'elle
existe par l'eau, en tous cas elle est moins fréquente à
l'aide de ces deux véhicules, tandis que le sol, certains
animaux, les vêtements, le contact direct sont les intermédiaires habituels des épidémies.

Aussi les médecins et gardes-malades ont payé un lourd
tribut qui ne se rencontre plus guère quand on applique
les précautions modernes de désinfection (Mission an-
glaise, Hong-Kong, 1894).

Le Dr Yersin, notre ancien collègue des Messageries
Maritimes (ceci est pour honorer le corps des médecins
naviguant au commerce), a découvert l'an dernier le microbe de la peste à Hong-Kong, il foisonne dans les bu-
bons, le pus et le sang des pestiférés.

Les animaux rongeurs sont extrêmement sensibles à
ce bacille ; les cadavres de rats se rencontrent à chaque
pas en temps d'épidémie. « C'est même, dit Yersin, un
indice certain de très proche voisinage des germes infectieux, car le fléau commence par sévir sur les souris,
les rats, buffles et porcs. Les mouches prennent la maladie, en meurent et servent ainsi d'agents de transmission. » Les navires ont une population d'une densité
souvent incroyable en rats, et peuvent donc devenir un
foyer de peste, à cause de ces derniers, qui emporte-
raient dans ses arcanes les plus secrètes le germe du
mal, — à moins qu'ils n'aillent mourir et tomber au
fond des caisses à eau qu'on oublie parfois de fermer,
comme nous l'avons constaté et déjà dit à propos de
l'eau potable. L'isolement du pestiféré, la désinfection

ou la destruction de ses vêtements et de tout ce qui l'a touché suffisent à arrêter le rayonnement du mal, et il sera préférable encore de le prévenir par les mesures indiquées en pays suspects. La chaleur arrête les épidémies, plus fréquentes dans la saison tempérée.

Les vieux tapis, les chiffons, les drilles sont éminemment dangereux, toutes les étoffes et matières textiles constituent un véhicule excellent des maladies infectieuses. Le médecin doit les signaler comme suspects au capitaine et il est prudent d'agir toujours comme s'ils étaient contaminés.

Les chiffons blancs (Napias) sont les plus à craindre, car ils proviennent de draps, chemises, vêtements, et ont été plus aisément touchés par les infections humaines.

Leur désinfection aura lieu à l'étuve ou dans une chaudière d'eau où on lance de la vapeur d'eau à 3 atmosphères.

L'expérience a démontré au Dr A. J. Martin que les chiffons doivent être séparés par tranches de 10 à 12 centimètres d'épaisseur pour qu'en 20 à 25 minutes d'étuve, la température de 110° soit obtenue dans toutes les parties sans exception, et sans détérioration sensible.

En exposant la balle de chiffons comprimés, l'extérieur atteint 121°, et l'intérieur 29° seulement.

Les balles de chiffons comprimés sont exceptés de la désinfection d'après le règlement, le danger est moins pour les matelots que pour ceux qui les déballeront et les emploieront à terre.

L'article 71 signale les cuirs verts, peaux fraîches ou sèches, débris d'animaux. La maladie dont il faut se défier à leur propos est principalement la pustule maligne ou charbon. *L'acide sulfureux n'a aucune action sur la bactéridie charbonneuse* et cette désinfection doit être absolument rejetée pour ce genre de marchandises.

Nous croyons utile de rappeler ici les denrées insalubres qui ne relèvent pas du même ordre d'idées, mais dont il n'est pas superflu de signaler les dangers, ce sont les engrais comme le guano, les graisses, les chargements des bateaux à grande pêche de la baleine ou de la morue ; le foin, le blé, les arachides, quand ils sont humides et chargés en vrack. Non seulement leur formation donne des émanations putrides, mais elle risque, dans certains cas, de provoquer spontanément l'incendie. L'acide sulfurique, la chaux vive, la soude, la potasse peuvent par suite d'un accident être renversés de leurs récipients, et par contact avec de l'eau, échauffer les parois du navire ou des matériaux de bois, et occasionner le feu. Les chargements de charbon frais, d'origine particulière, dégagent des carbures toxiques qui ont causé des accidents mortels.

Art. 76. — La loi du 21 juillet 1881, à laquelle fait allusion cet article 76, réglemente la police sanitaire des animaux. Elle détermine les maladies contagieuses du bétail, qui sont la peste bovine, la péripneumonie, la fièvre aphteuse, la clavelée, la gale, la morve, le farcin, la dourine, la rage, le charbon. Elle indique les conditions d'importation et les mesures dont sont susceptibles les épizooties. Cette loi spéciale doit être entre les mains des commandants des navires.

L'article 76 prévoit le cas où les animaux vivants

pourraient transporter des maladies pestilentielles de l'homme. Il convient alors de laver à grande eau et d'immerger les animaux dont la laine ou le poil a pu collecter avec les poussières des germes de contagion.

Les emplacements où ont séjourné les animaux, les écuries, seront nettoyés avec soin ; la paille, les fumiers, jetés à la mer. Le sol sera lavé et brossé à grande eau ainsi que les parois, et s'il est possible avec de l'eau très chaude, à 70°, au moins, puis convenablement séché, car l'humidité est à l'intérieur des navires un des phénomènes qui favorisent l'insalubrité.

On donnera ensuite une couche au lait de chaux frais. Tous les objets, rateliers, etc. seront aussi passés au lait de chaux. Les récipients seront soumis à l'eau bouillante.

Si les animaux sont suspects de contagion, on appliquera en plus les principes de désinfection rigoureuse, par les moyens antiseptiques appropriés et des lavages abondants.

TITRE IX. — Stations sanitaires et lazarets.

ART. 77. — Le service sanitaire comprend des *stations sanitaires* et des *lazarets* répartis dans les ports, après avis du comité de direction des services de l'hygiène, suivant décision soit du ministre de l'intérieur, soit du gouverneur général de l'Algérie.

ART. 78. — La station sanitaire comporte :

1° Des locaux séparés (tentes ou bâtiments) destinés au traitement des malades et à l'isolement des suspects :

2° Une étuve à désinfection remplissant les conditions de sécurité et d'efficacité prescrites par le comité consultatif d'hygiène publique de France ;

3ₒ Des appareils reconnus efficaces pour les désinfections qui ne peuvent être faites au moyen de l'étuve, notamment pour les bâtiments où est pratiqué l'isolement des malades et des suspects.

Le service sanitaire et l'administration hospitalière se concertent pour l'usage commun des locaux et des appareils et pour l'emploi commun du personnel de service.

ART. 79. — Le lazaret est un établissement permanent disposé de manière à permettre l'application de toutes les mesures commandées par le débarquement et l'isolement des passagers, la désinfection des marchandises et celle du navire.

ART. 80. — La distribution intérieure du lazaret est telle, que les personnes et les choses appartenant à des isolements de dates différentes puissent être séparées.

Deux corps de bâtiments isolés et à distance convenable sont affectés l'un aux malades, l'autre aux suspects.

ART. 81. — Des parloirs sont disposés pour les visites, avec les précautions nécessaires pour éviter la contamination.

ART. 82. — Des magasins distincts sont affectés, d'une part, aux marchandises et objets à purifier et, d'autre part, aux marchandises et objets purifiés.

ART. 83. — Le lazaret possède nécessairement une ou plusieurs étuves à désinfection remplissant les conditions de sécurité et d'efficacité prescrites par le comité consultatif d'hygiène publique de France et les autres appareils reconnus efficaces pour les désinfections qui ne peuvent être faites au moyen de l'étuve.

ART. 84. — Le lazaret est pourvu :

1° D'eau saine à l'abri de toute souillure, en quantité suffisante ;

2° D'un système d'évacuation sans stagnation possible des matières usées. Si un tel système est impraticable, les évacuations sont faites au moyen de tinettes mobiles placées dans une fosse étanche. Ces tinettes renferment en tout temps une substance désinfectante. Elles sont vidées au loin le plus souvent possible et en tout cas après l'expiration de chaque période d'isolement.

ART. 85. — Un médecin est attaché au lazaret ; il est chargé notamment de visiter les personnes isolées, de les soigner, le cas échéant, et de constater leur état de santé à l'expiration de la durée de l'isolement.

ART. 86. — Les malades reçoivent dans le lazaret les secours religieux et les soins médicaux qu'ils trouveraient dans un établissement hospitalier ordinaire.

Les personnes venues du dehors pour les visiter ou leur donner des soins sont, en cas de compromission, isolées.

Chaque malade a la faculté, sous la même condition, de se faire traiter par des gardes-malades de l'extérieur.

ART. 87. — Les soins et les visites du médecin du lazaret sont gratuits.

ART. 88. — Les frais de traitement et de médicaments sont à la charge des personnes isolées, et le décompte en est fait suivant le tarif qui est approuvé annuellement après avis du comité de direction des services de l'hygiène, soit par le ministre de l'intérieur, soit par le gouverneur général de l'Algérie.

ART. 89. — Les frais de nourriture sont à la charge des personnes isolées, et le décompte en est fait suivant un tarif approuvé annuellement par le préfet du département.

ART. 90. — Pour les émigrants, les pèlerins, qui voyagent en vertu d'un contrat, les frais de traitement et de nourriture au lazaret sont à la charge de l'armement ; pour les militaires et les marins, ces frais incombent à l'autorité dont ils relèvent.

ART. 91. — Les indigents ne rentrant pas dans la catégorie définie à l'article 89 sont traités et nourris gratuitement.

ART. 92. — Les personnes isolées ont en outre à supporter les droits sanitaires définis au titre X.

ART. 93. — Les règlements locaux prévus par l'article 132 déterminent les limites de la station sanitaire, du lazaret et des autres lieux réservés dont il est fait mention dans les articles 17, 18 et 19 de la loi du 3 mars 1822.

Ils déterminent également la zone affectée à l'isolement des navires.

Sous l'influence des anciens règlements, on avait construit des lazarets où les navires devant subir la quarantaine de rigueur étaient envoyés. Avec le nouveau système, l'observation au lazaret devient beaucoup plus rare.

Il suffit de créer des postes de désinfection et d'isolement, appelés *stations sanitaires*, dont le prix est moins élevé et l'installation plus sommaire. Ces stations peuvent être temporaires comme celles qu'on organise en vue du rapatriement de nos troupes d'Extrême-Orient dans les îles voisines de Toulon.

Les *lazarets* sont de grands établissements, existant à Brest, à Mindin à l'embouchure de la Loire, à Trompeloup sur la Gironde, à Toulon, Marseille, en Corse à Ajaccio.

Le service de désinfection à l'étuve doit être organisé avec soin, de façon qu'il y ait séparation absolue du côté désinfecté de la partie où l'on désinfecte.

La pureté de l'eau potable est aussi de premier ordre, nous ne répéterons pas ce qui a été dit dans un chapitre spécial de ce travail.

Le système de water-closets est une question d'espèce, qui doit être résolue sur place, suivant les conditions.

Les désinfectants sont ceux des maladies infectieuses.

L'article 78 parle des appareils à désinfection, remplissant les conditions de sécurité et d'efficacité. A ce

propos nous citons un passage du rapport du Dʳ A. J.
Martin au comité consultatif d'hygiène publique de
France, qui l'a approuvé dans sa séance du 7 janvier
1895.

« Le matériel de la désinfection publique nécessite des
appareils, des produits spéciaux, des installations particulièrement adaptées au fonctionnement du service, qui
forme l'une des parties principales, sinon la plus importante, de l'outillage sanitaire, tel que l'hygiène moderne l'a si heureusement vu se développer de plus en
plus de nos jours.

Le choix de cet outillage dépend essentiellement de
l'importance qu'on attache à la doctrine microbienne
dans la propagation des maladies transmissibles ; mais
il tient aussi à la définition qu'on adopte pour la désinfection, à savoir si elle doit avoir pour effet la destruction des germes pathogènes jusqu'ici connus, ou applicables à telle ou telle maladie, ou si elle doit plutôt
avoir pour but la stérilisation de tous les organismes
vivants dans les objets ou locaux contaminés ou suspects ?

Ici, comme dans la plupart des problèmes techniques
de la désinfection, des divergences se produisent entre
les savants ; leurs conséquences ne sont pas sans intérêt.
Dira-t-on, comme récemment le professeur Tarnier à
propos de l'asepsie et de l'antisepsie en obstétrique : « il
vaut mieux dépasser le but que de laisser vivre certains
germes et de s'exposer à des accidents ? » Ou bien se conten-
tera-t-on de la destruction de certains microbes choisis
parmi les moins résistants, parce qu'ils sont parmi ceux, encore en petit nombre, que l'on connaît comme spécifiques

des maladies transmissibles humaines ou animales ? Qui
ne voit combien la technique de la désinfection sera
modifiée suivant qu'on se prononce en faveur de telle ou
telle manière de voir.

Quel que soit le système d'étuve qu'on adopte, les
objets qu'on y place doivent y séjourner un temps d'une
durée minimum qui doit être scrupuleusement définie
et contrôlée ; de plus l'appareil doit remplir certaines
conditions de constance de la température dans ses divers points, et modifier le moins possible la valeur marchande des objets désinfectés.

Au fur et à mesure que les étuves de désinfection
ont été de plus en plus mises en usage et les services
qu'elles rendent à la prophylaxie mieux appréciés, ces
réflexions n'ont pas tardé à s'imposer aux pouvoirs publics. Plusieurs auteurs, notamment le Dr Drouineau
l'an dernier devant la Société de médecine publique et
d'hygiène professionnelle à Paris, s'en sont préoccupés,
si bien qu'au récent congrès international de Buda-
Pesth, ceux de ses membres qui ont traité cette question
n'ont pas tardé à se trouver d'accord. Votre rapporteur
a eu l'honneur d'y soulever ce débat, en raison surtout
de ce que l'exposition sanitaire jointe au congrès appelait l'attention sur un grand nombre d'appareils très
dissemblables. Les Drs Koranyi (de Buda-Pesth), Vallin
(de Paris), Pagliani (de Rome), Schmid (de Berne),
Smith (de Londres) et votre rapporteur se sont trouvés
d'accord pour *exiger comme minimum de garanties pour*
un appareil de désinfection les conditions suivantes :

1° La température ne doit pas y varier ou varier d'un

degré centigrade au plus, dans toutes les parties de l'appareil, ainsi que dans les objets qu'on y place ;

2° Après la désinfection, la traction au dynamomètre des objets désinfectés ne doit pas témoigner d'une différence sensible dans le degré de résistance ;

3° Les couleurs des étoffes ne doivent pas être altérées ;

4° Les étuves doivent être munies d'appareils enregistreurs dont les feuilles puissent être contrôlées à toute réquisition de l'autorité compétente.

Cette proposition a reçu ensuite, devant la section où elle a été formulée et discutée, puis dans la séance plénière du Congrès, l'assentiment unanime des membres présents. On remarquera que le choix du système appliqué par l'appareil est ainsi laissé à l'appréciation de l'autorité sanitaire ; mais quel que soit ce système, qu'il s'agisse de la vapeur sous pression, de la vapeur sans pression, de la vapeur fluente, de la vapeur surchauffée ou de tout autre mode d'application de la chaleur à la stérilisation, il faut, dans tous les cas, que le public soit assuré du succès de l'opération à laquelle il consent ou est obligé de confier ce qui lui appartient. »

Aujourd'hui, il est démontré que pour parvenir à une désinfection rapide et complète, on ne peut se servir que de la vapeur sous pression, dormante ou fluente.

Aucun microbe connu ne résiste à + 112° pendant un quart d'heure dans un milieu saturé de vapeur d'eau, sous pression, et la pénétration des étoffes ou objets mobiliers est complète, tandis que l'air surchauffé à 122° (Pasteur), 145° (Miquel) ne détruit pas tous les germes. Au surplus, il ne faut pas dépasser 115°, car on compromet, autour de 120°, les fibres des tissus exposés.

Il y a encore une raison pour agir avec la vapeur d'eau, c'est que l'air surchauffé arrive au sein d'un matelas à environ 60°, c'est-à-dire insuffisant, quand par exemple il a 130° dans l'étuve.

Les dispositifs employés dans les étuves à vapeur suffisent pour que la désinfection n'y dépasse pas de 15 minutes à une heure au plus, suivant les appareils.

De nombreux modèles ont été imaginés à cet effet, depuis que Washington Lyon en Angleterre, et Le Blanc en France ont les premiers employé la vapeur pour la désinfection.

Nous décrirons spécialement ici les étuves à vapeur sous pression, construites par MM. Geneste et Herscher et qui ont été installées par le ministère de l'intérieur dans les lazarets français, ou à bord des navires par les Compagnies, sur la recommandation du Comité consultatif d'hygiène publique de France. Dans ce type d'étuve on n'introduit la vapeur d'eau au contact des objets que lorsque ceux-ci sont déjà chauds. Cela évite un dépôt d'eau de condensation, et le séchage toujours très lent devient rapide.

Nous donnons le détail de la manœuvre, d'après les instructions mêmes de ces appareils.

L'étuve est formée d'un cylindre, qui est la chambre de désinfection. Chaque extrémité s'ouvre par une porte qu'on ferme à l'aide de boulons à bascule. Les portes joignent hermétiquement.

Une importante mesure consiste à évacuer d'abord l'air de l'appareil, de façon que la vapeur d'eau à 115° et sous 2 kilogs de pression remplisse tout le cylindre et puisse opérer la stérilisation complète en un quart d'heure.

Cette précaution n'ayant pas été prise quand le premier navire des « Chargeurs réunis » muni d'une étuve se présenta à Buenos-Ayres, les autorités sanitaires locales avaient placé dans l'étuve en même temps que les objets à désinfecter des cultures microbiennes qui ne furent pas stérilisées, et ils refusèrent de prendre en considération l'appareil. On s'aperçut seulement au Havre de la raison de ce phénomène.

Aussi pensons-nous que le médecin du bord ne doit pas se désintéresser de la manœuvre de l'étuve, confiée par la compagnie aux mécaniciens.

La vapeur d'eau est envoyée par un générateur d'une machine spéciale à terre, et de la machine du bord sur un navire.

Il y a des machines fixes, des machines locomobiles, le chaland à désinfection. La maison Geneste et Herscher a un projet de bateau sanitaire, c'est-à-dire un bâtiment aménagé pour recevoir uniquement l'étuve, les appareils à désinfecter, une chambre à manipulations chimiques, et le logement des désinfecteurs.

Nous allons entrer dans le détail des modèles qui sont uniquement destinés aux navires et à la désinfection maritime, d'après les instructions des constructeurs.

Ces étuves diffèrent des étuves pour lazarets, hôpitaux, monts-de-piété, etc. en ce qu'elles sont de dimensions moindres et construites spécialement avec des dispositions qui en permettent l'aménagement facile sur les navires.

L'étuve à désinfection pour navires comprend un corps

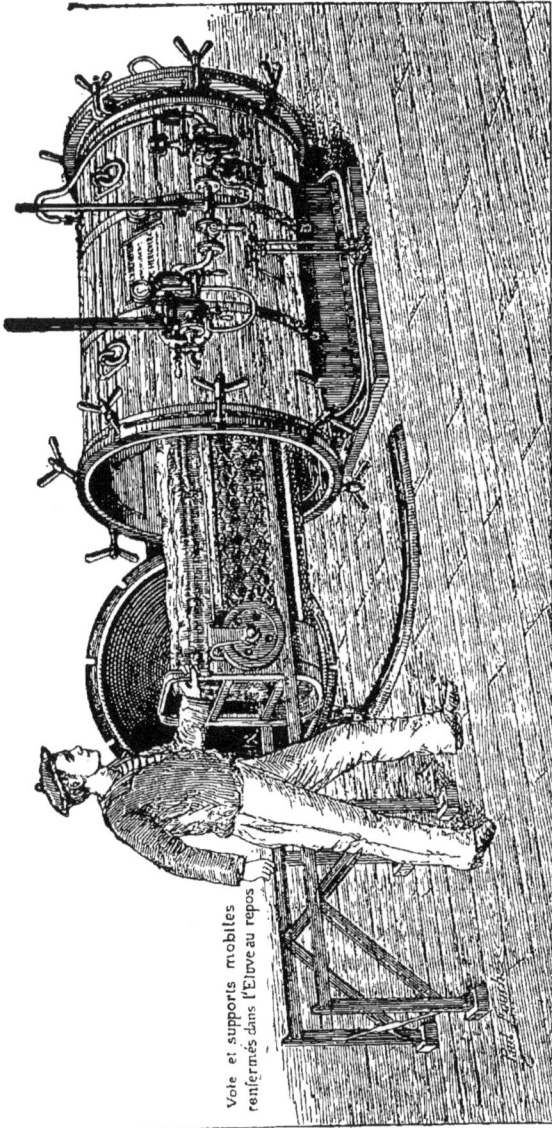

Voie et supports mobiles renfermés dans l'Étuve au repos

Fig. 3. — Étuve marine pour paquebots, transports, etc.

cylindrique de 1 m. 20 de diamètre intérieur sur 2 m. 10 de longueur, fermé à une extrémité par un fond en tôle emboutie et présentant à l'autre extrémité une porte à

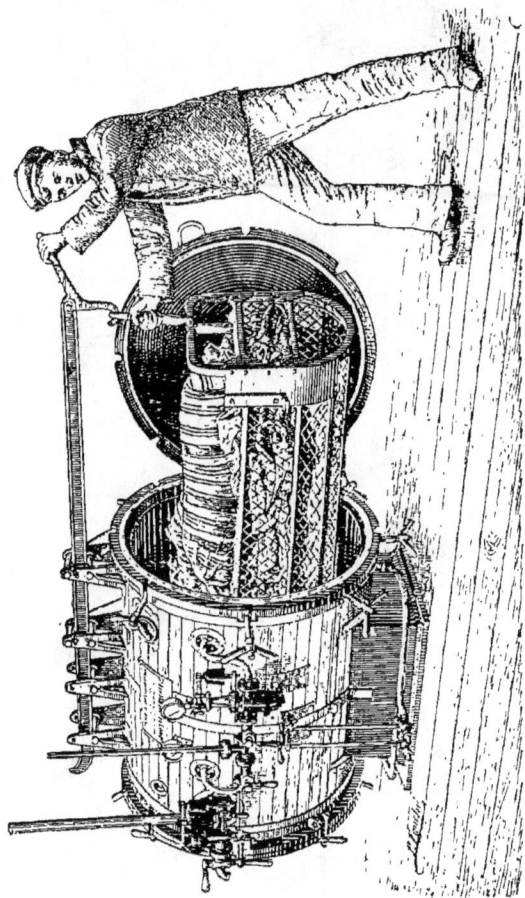

Fig. 4. — Étuve marine. Petit modèle à 2 portes pour navires de moindre importance.

fermeture hermétique. En outre, une disposition spéciale de la voie supportant le chariot permet de réduire l'encombrement à son minimum.

C'est dans cette capacité qu'on soumet les objets à

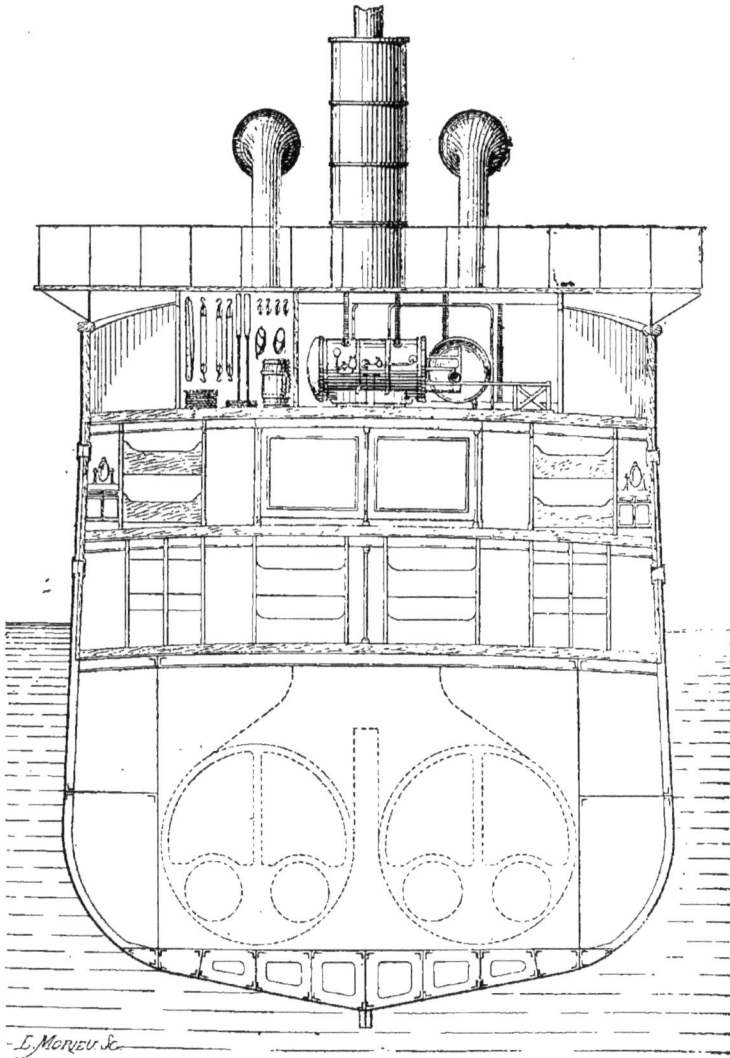

Fig. 5. — Installation à bord d'un paquebot aménagé pour le transport des émigrants, d'une étuve à désinfection par la vapeur sous pression. (Coupe transversale.)

désinfecter à l'action de la vapeur directe sous pression
fournie par l'un des générateurs existant à bord.

L'appareil est maintenu sur un socle en tôle. De forts
anneaux en fer forgé sont rivés à la partie supérieure
du corps cylindrique et facilitent le chargement de
l'étuve.

A l'intérieur du corps cylindrique se trouvent deux
batteries chauffantes additionnelles pour sécher les objets et empêcher les condensations.

Un chariot, destiné à recevoir les objets à épurer, est
soutenu à l'intérieur de l'étuve par deux rails en fer ; à
l'extérieur il roule sur une voie ferrée dont les rails
articulés se rabattent, après que l'on a ouvert la porte,
sur les extrémités des rails intérieurs de l'étuve.

Le corps cylindrique en tôle est doublé d'une enveloppe isolante en bois ; il présente à l'extrémité une
feuillure au fond de laquelle est une garniture de caoutchouc et de toile, et, dans cette feuillure, vient pénétrer le bord redressé de la porte en tôle emboutie. La
porte est serrée contre le corps cylindrique, et ses bords
compriment la garniture en caoutchouc, au moyen de
fourchettes en fer forgé rivées sur la porte, et de boulons à charnières fixés au corps cylindrique.

La porte est fixée par une charnière ; elle est en outre
maintenue par un galet qui roule sur un rail courbe.

Les batteries de chauffe se composent d'une série de
tubes reliés entre eux par des boîtes en fonte munies au
droit de chaque tube d'un regard à tampon autoclave.

Ces deux batteries communiquent entre elles ; la batterie inférieure est destinée à sécher les objets ; la batterie supérieure à empêcher les condensations. Un écran

placé sous cette dernière, protège les objets dans le chariot contre la chute des gouttelettes d'eau condensée.

Le chariot est en fer ; il est entouré de bois pour éviter le contact des objets à désinfecter avec les parties métalliques ; le fond du chariot est garni d'un grillage en cuivre étamé.

Ce chariot roule sur des galets. La voie ferrée extérieure peut se démonter et se placer dans l'intérieur de l'étuve lorsque celle-ci n'est pas en service.

La vapeur arrive dans une boîte de séparation de vapeur en fonte, et se répartit dans deux tuyauteries aboutissant, l'une au corps cylindrique, l'autre aux batteries de chauffe. Des robinets permettent de régler les pressions qui doivent être de 1/2 kilogramme dans l'étuve et de 2 à 3 kilogrammes dans les batteries de chauffe. Les eaux de condensation sont recueillies aux points bas, et sont rejetées au dehors par des tuyauteries en cuivre ; des robinets permettent de ne laisser échapper que l'eau condensée, sans perte de vapeur.

Une seconde boîte en fonte est fixée sur le corps cylindrique et porte un manomètre, un robinet pour l'évacuation de l'air de l'appareil, un tuyau pour conduire au dehors la vapeur d'échappement et une soupape de sûreté, qui sert en outre à l'échappement de la vapeur à la fin de l'opération.

A bord des navires, l'étuve à désinfection se place généralement sur le pont, sous la passerelle, à proximité d'une conduite de vapeur venant des chaudières de service.

Chaland à désinfection. — On a pensé qu'il y aurait avantage à pouvoir pratiquer la désinfection à proximité du navire, et dans ce but a été construit le chaland

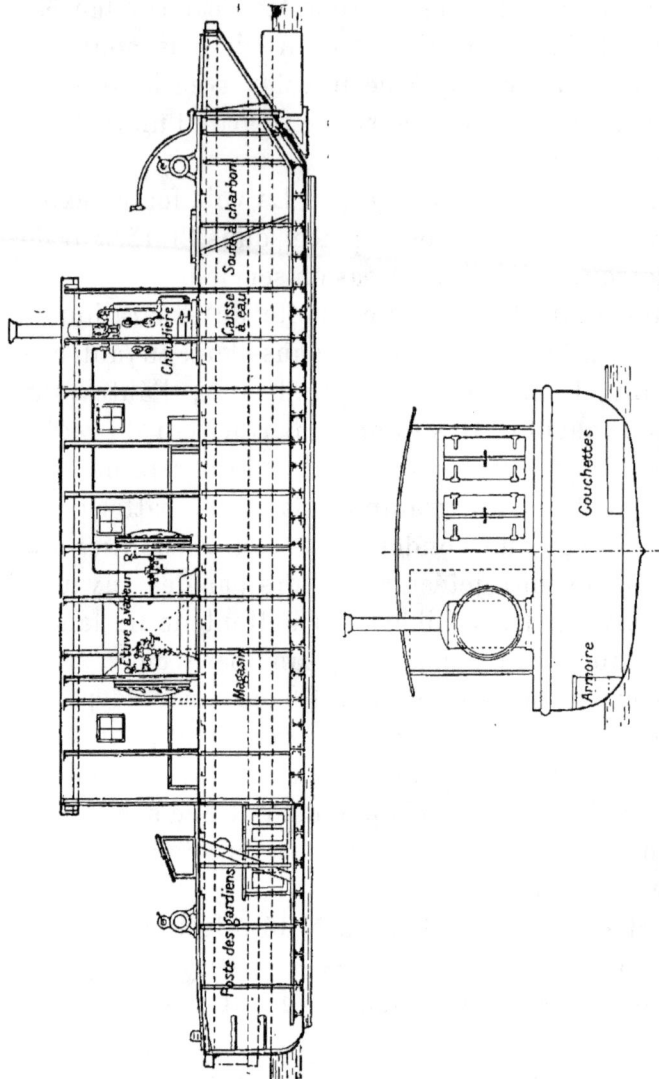

Fig. 6. — Chaland à désinfection, muni d'une étuve à désinfection par la vapeur sous pression, et d'une chambre pour la désinfection chimique. (Vue longitudinale.)

Fig. 7. — Coupe transversale.

à désinfection. Ce chaland est destiné à être placé le

long du bord du navire où le médecin sanitaire a décidé de faire pratiquer la désinfection.

Le spécimen reproduit ci-contre se trouve actuellement attaché au port du Havre.

Les dimensions courantes d'un chaland à désinfection varient de 20 à 30 mètres de longueur sur 7 à 8 mètres de largeur.

Il est partagé en trois compartiments par deux cloisons en tôle.

Le premier compartiment constitue le poste des gardiens et renferme deux couchettes et deux armoires ; on y accède par un capot à coulisse et une échelle en bois, il est éclairé par deux hublots.

Le second compartiment, qui s'étend sur la moitié de la longueur du navire, constitue le magasin ; il renferme à l'arrière une caisse d'eau douce de 3 à 4 mètres cubes de capacité. La partie du pont située au-dessus de la caisse à eau est démontable. On accède à ce compartiment par un panneau à charnière.

Le troisième compartiment constitue la soute au charbon ; on y accède par une échelle en fer et un panneau en bois.

La coque du chaland est tout entière en fer, elle est garnie d'une ceinture de bois ; sa partie arrière est en forme de voûte pour protéger le gouvernail.

Le chaland est surmonté d'un roof, recevant les appareils à désinfection ; ce roof est éclairé par six fenêtres et muni de deux portes à coulisses pour l'accès des objets à désinfecter et leur sortie.

Une étuve à désinfection par la vapeur sous pression (type pour hôpital ou lazaret) est installée dans le roof le long d'un des grands côtés de la chambre. Dans le prolongement de l'étuve, dans l'angle du roof, est une chaudière verticale qui fournit la vapeur à l'étuve. Elle est placée à proximité de la soute au charbon. Une bâche en tôle galvanisée porte un injecteur destiné à l'alimentation de la chaudière et une pompe à bras dont le tuyau d'aspiration plonge dans la caisse à eau.

Le roof est divisé en deux compartiments par une cloison en tôle, placée de telle sorte que les portes de l'étuve se trouvent de part et d'autre de cette séparation.

L'un des compartiments est dit chambre d'entrée ou des objets infectés ; l'autre est la chambre de sortie ou des objets épurés.

Le roof comporte encore un appareil de désinfection chimique pour le traitement des objets en cuir, en peau, ou des fourrures qui ne peuvent subir la température élevée de l'étuve à vapeur.

Cet appareil consiste en une chambre rectangulaire adossée à la paroi du roof et à la cloison de séparation ; elle est munie de deux portes qui s'ouvrent chacune dans un des compartiments du roof.

Les parois de la chambre sont recouvertes d'un enduit protecteur, et la fermeture des portes rendue hermétique, au moyen d'une garniture en corde silicée, que les vantaux de ces portes viennent comprimer quand on les ferme.

Dans l'intérieur de la chambre sont des supports auxquels on suspend les objets à désinfecter.

L'armement du chaland comprend, en outre : des bittes d'amarrage, des galoches, des pitons pour la manœuvre ;

Deux treuils à bras, un à l'avant, l'autre à l'arrière, servant pour le halage du navire et la manœuvre ;

Deux treuils à bras, un à l'avant, l'autre à l'arrière, servant pour le halage du navire et la manœuvre des colis ;

Enfin, un gouvernail et sa barre.

Instruction pratique sur la conduite de l'opération dans les étuves Geneste et Herscher des types pour navires D. 41, E. 46 et F. 51. (Voir fig. 8.)

MISE EN MARCHE. — La chaudière étant en pression, et d'autre part les deux portes de l'étuve étant fermées, ouvrir le robinet de distribution de vapeur placé sur le haut de la chaudière, puis ouvrir le robinet de vapeur B commandant la batterie intérieure de manière à chauffer l'appareil. (Dans la batterie de chauffe, la pression la plus convenable indiquée par le manomètre T doit être de 3 kilogs à 3 kilogs 5.' Cette pression se règle très facilement au moyen du robinet B.) Le robinet B reste ouvert pendant toute la durée du fonctionnement de l'étuve.

Il convient, dès le début, d'ouvrir les robinets de purge d'eau K et D, en veillant toutefois à éviter de perdre inutilement de la vapeur. Le robinet K est simplement destiné à purger l'eau de la conduite de vapeur venant de la chaudière. Le robinet D sert à purger la batterie intérieure de chauffage de l'étuve ; on doit également régler le robinet D à la main, de manière à ne laisser sortir que de l'eau condensée sans perte inutile de vapeur.

Lorsqu'on constate que la condensation provenant de la batterie de chauffe intérieure diminue notablement par suite de l'échauffement du corps de l'étuve, on peut commencer les opérations de désinfection.

Dans les cas où l'on est obligé de pratiquer un grand nombre de désinfections dans un temps relativement restreint, on peut activer l'opération du chauffage préalable de la façon suivante :

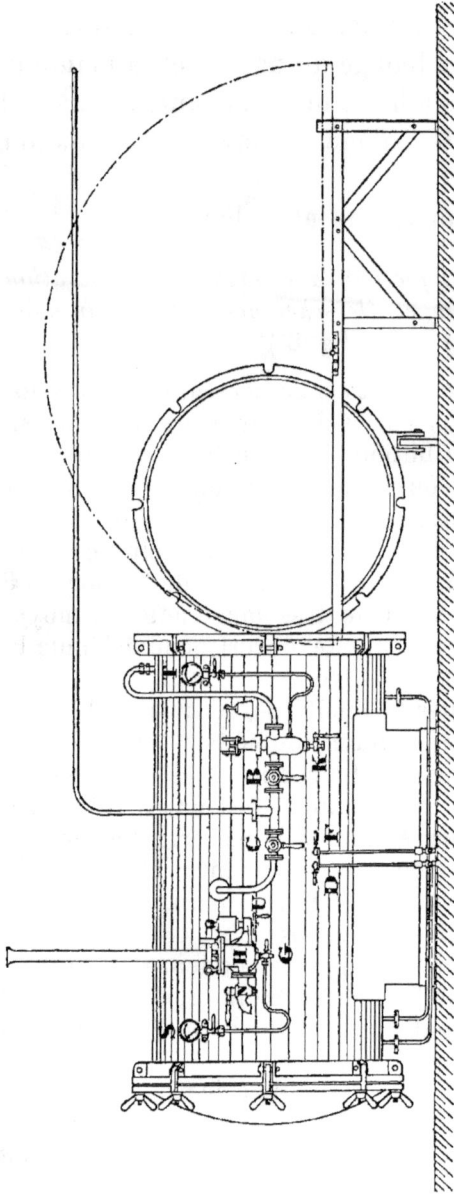

Fig. 8. — Etuve Geneste et Herscher.

La vapeur ayant été introduite dans la batterie de chauffe intérieure, s'assurer que la vanne H est fermée au moyen du volant U et que le robinet d'air N est ouvert, introduire directement la vapeur dans l'étuve par le robinet C, ne fermer le robinet N que lorsque la vapeur sortant bien humide et bien chaude prouve que la purge d'air est complète. Porter la pression à 7 *hectogrammes* (pression indiquée par le manomètre S), et la maintenir pendant 5 minutes.

Finalement fermer le robinet C, évacuer la vapeur par la vanne H, purger l'étuve par l'ouverture du robinet F, et lorsque l'aiguille du manomètre S est revenue à zéro, ouvrir le robinet N puis la porte de l'étuve et procéder au chargement.

Nota. — Ce chauffage préalable ne doit avoir lieu que lorsqu'on commence les opérations de désinfection, l'étuve étant froide.

CHARGEMENT DU CHARIOT. — L'étuve étant chaude (ce qui est nécessaire pour éviter la condensation de la vapeur envoyée dans une étuve froide), ouvrir la porte de l'étuve, placer les rails articulés, tirer le chariot mobile et le remplir en rangeant les objets avec soin sur les claies, par couches peu épaisses. Les vêtements, couvertures, draps et linges doivent être dépliés le plus possible, éviter les paquets serrés. S'il s'agit de matelas, placer ceux-ci verticalement sur champ, entre les traverses des claies.

Relever les rails mobiles et fermer la porte en serrant les écrous des boulons dans les encoches de sûreté.

Avertir l'employé chargé de la conduite de l'appareil que la porte est fermée.

Dans les étuves E. 46 et F. 51 pour sortir le chariot, il suffit de le suspendre à la voie supérieure de roulement et de le tirer à soi.

Nota. — Avoir soin, avant chaque chargement, d'essuyer le chariot et ses claies.

Il est également recommandé de couvrir les objets placés, dans le chariot d'une toile de protection, qui doit être abattue sur les côtés, sans serrage, pour empêcher le contact direct entre les objets et le pourtour du chariot.

DÉSINFECTION. — Avant d'introduire la vapeur dans l'étuve même, s'assurer que la vanne H servant à l'échappement est fermée au moyen du volant U et que le robinet de purge d'air N est ouvert ; puis ouvrir doucement le robinet d'introduction de vapeur C. Fermer le robinet N lorsque la vapeur sortant bien humide et bien chaude prouve que l'étuve se trouve bien être portée et maintenue à 7 *hectogrammes*, c'est-à-dire que l'aiguille doit être maintenue sur le·chiffre 7 du manomètre S.

Régler le robinet purgeur F du corps de l'étuve de façon à n'écouler que de l'eau sans perte inutile de vapeur.

Purger de temps en temps les boîtes de séparation d'eau et de vapeur en ouvrant les robinets G et K.

DURÉE DE LA DÉSINFECTION. DÉTENTES. — L'opération de la désinfection doit durer de 15 à 17 minutes franches ; elle commence au moment où, après avoir ouvert le robinet C, l'aiguille du manomètre S atteint le chiffre 7.

Maintenir la pression à 7 *hectogrammes* pendant 5 *minutes*; puis fermer le robinet C, ouvrir la vanne H de façon à produire une détente brusque qui s'accuse par le mouvement en arrière de l'aiguille du manomètre S. (Aussitôt après, la vanne H ouverte, ouvrir également le robinet de purge F.)

Lorsque l'aiguille du manomètre S est descendue jusque près de *zéro*, fermer la vanne H et le robinet F. Pendant la durée de cette détente et lorsque l'aiguille du manomètre S est descendue entre 3 et 2 *hectogrammes*, il est encore très utile pour l'efficacité de la désinfection d'ouvrir également le robinet de purge d'air N.

Lorsque la détente effectuée comme il vient d'être dit, amène l'aiguille du manomètre S vers le chiffre zéro, introduire immédiatement de nouveau la vapeur dans l'étuve pendant 5 nouvelles minutes. Après ce délai, recommencer une seconde opération de détente, exactement comme la première.

Enfin, réintroduire une dernière fois la vapeur dans l'étuve et y maintenir encore la première de 7 *hectogrammes* pendant cinq nouvelles minutes, à la suite desquelles l'opération de la désinfection se trouve terminée.

Après la période de désinfection écoulée, fermer le robinet de vapeur C, ouvrir la vanne H au moyen du volant V et le robinet de purge F, puis ensuite aider la détente complète ainsi que la rentrée d'air dans l'étuve, en ouvrant graduellement le robinet N. Quand l'aiguille du manomètre S est revenue à zéro, on peut procéder au desserrage des écrous de la porte de sortie.

Séchage. — S'il s'agit de matelas, ou d'objets épais, il est nécessaire de les maintenir dans l'étuve après la période de désinfection pendant un temps d'une durée moyenne de 15 minutes.

On entr'ouvre la porte de l'étuve de 15 à 20 centimètres et on laisse l'appareil dans cette position, en même temps qu'on a soin de conserver la pression de 3 kil. 5 dans la batterie de chauffe intérieure.

Pour ce qui est des vêtements, il est préférable que le séchage ne se fasse pas dans l'étuve, pour éviter les traces des plis persistants. Il convient alors de sortir de l'étuve les vêtements, aussitôt après leur désinfection et de les exposer à l'air, étendus, pendant une heure environ.

Quant aux couvertures, linges de corps ou de service, ou autres objets légers et peu épais, on peut sortir ces objets de l'étuve aussitôt après la désinfection et les secouer à l'air, cette simple opération suffit pour les sécher rapidement.

Déchargement. — Après la période de séchage dans l'étuve, ouvrir entièrement la porte ; rabattre les rails extérieurs mobiles, tirer le chariot et le décharger, en agitant un peu à l'air les objets ; étaler ceux-ci sur des tablettes ajourées, permettant à l'air de circuler librement.

Puis l'opération recommence comme précédemment.

Observation :

La pression de 7 *hectogrammes* indiquée ci-dessus correspond à une température maxima de 115 *degrés centigrades* dans l'intérieur de l'étuve.

Lorsque l'on juge suffisant d'opérer à des températures inférieures il suffit de maintenir la pression indiquée au manomètre S.

Soit :

A 6 *hectogrammes* pour avoir 113 degrés dans l'étuve.

A 5 *hectogrammes* pour avoir 111 degrés dans l'étuve.

RECOMMANDATIONS. — 1° Ne jamais mettre d'objets en cuir, en peau, en fourrures ou en caoutchouc dans l'étuve, non plus que des objets collés ou en bois plaqué. Ces objets doivent être désinfectés par des lavages effectués au moyen de solutions antiseptiques ou de pulvérisations de pareilles solutions.

2° La chaleur fixe d'une manière indélébile les taches de sang, d'humeur, de pus et de matières fécales. Pour éviter cet inconvénient, il suffit au préalable de laver ces taches à l'eau ordinaire. S'il s'agit de malades et de maladies contagieuses, on peut humecter, avant le passage à l'étuve, les parties salies, avec une solution de permanganate de potasse à 0,50 centigrammes pour 1000. (Cette solution se prépare en jetant un paquet de permanganate en poudre dans un litre d'eau, la dissolution est immédiate) (1).

3° Les objets de laine ou de plume qui peuvent se gonfler sous l'influence de la vapeur d'eau, seront placés au-dessus.

Désinfection des désinfecteurs. — Si l'étuve est placée sous la passerelle, on fera évacuer cette partie du pont et celle sous le vent. Les hommes chargés de la désinfection revêtiront un vêtement de travail n'ayant rien à craindre. Après l'opération, ils devront quitter et passer à leur tour à l'étuve le costume et le linge qu'ils portaient pendant l'étuvage. Ils se laveront les mains et la figure avec une solution de sublimé à 1/1000. Puis ils prendront un bain ou une douche. Les ongles seront nettoyés avec soin.

(1) Les taches de permanganate de potasse sur le linge s'enlèvent à l'aide d'une solution d'hyposulfite de soude.

En dehors de ces étuves à vapeur dormante sous pression, de nombreux constructeurs ont établi des appareils
dans lesquels la vapeur est fluente avec ou sans pression. MM. Vaillard et Besson font faire par M. Lequeux
des étuves de ce genre, ainsi qu'en construisent
MM. Leblanc, Dehaître et Geneste-Herscher en France.
Ces derniers viennent également d'en fabriquer dans
lesquelles la vapeur sous pression est à volonté dormante ou fluente.

L'appareil de Vaillard et Besson a quelque ressem-
blance de forme avec les lessiveuses de ménage. Sur un
fourneau est placée l'étuve constituée de deux cylindres
concentriques s'emboîtant réciproquement, mais séparés l'un de l'autre par un vide de dix centimètres d'é-
paisseur sur toute leur hauteur.

Le cylindre intérieur forme la chambre à désinfection. Le fond du cylindre extérieur sert de chaudière.
On y verse de l'eau par un robinet spécial qui bout, lorsque le foyer est allumé. La vapeur monte, circule dans
le manchon entre les deux cylindres, pénètre par en
haut dans la chambre de désinfection, traverse de haut
en bas les objets et ressort à la partie inférieure.

On peut ajouter un agent chimique à l'eau, comme
l'acide phénique, de façon à produire des vapeurs antiseptiques. Cet appareil marche ainsi à 100°, mais il est
construit pour travailler comme étuve sous pression. A
cet effet, il suffit de faire jouer deux robinets et un levier
qui actionne un clapet et donne comme maximum de
charge 450 à 500 grammes. Le manomètre indique la
pression qui correspond à 110 et 112° de température.
Une soupape de sûreté est adaptée au couvercle.

Au fond du cylindre intérieur est une claire-voie métallique sur laquelle on place les objets. La désinfection doit durer 20 minutes.

Le même appareil est installé en machine locomobile.

Les compagnies de navigation ont donc le choix entre divers appareils dont les différences essentielles consistent dans la solidité, dans les soins de fabrication et la durée plus ou moins longue des opérations de désinfection suivant le procédé adopté. En tout cas, elles ne doivent pas oublier que les appareils devront toujours, si elles veulent éviter des mécomptes, répondre aux conditions précisées par le Comité consultatif d'hygiène publique de France, et signalées dans le rapport publié au commencement de ce chapitre. Le Dr A. J. Martin demande aussi l'installation d'un contrôle régulier des étuves, comme il en existe un au service des Mines vis-à-vis des machines à vapeur. Il faut que non seulement l'étuve puisse être maniée sans danger, mais que chaque année, on vérifie sa puissance.

Nous pensons que l'inspection du personnel de désinfection à bord, dans les stations sanitaires, et de leur mode de manœuvrer, serait également indispensable.

CHAPITRE V

TITRE X. — **Droits sanitaires.**

Art. 94. — Les droits sanitaires sont :

a) Droit de reconnaissance à l'arrivée, savoir :

Navires naviguant au cabotage français (l'Algérie comprise) d'une mer à l'autre, par tonneau, 5 centimes ;

Navires naviguant au cabotage international, par tonneau, 10 centimes ;

Navires naviguant au long cours, par tonneau, 15 centimes ;

Navires faisant un service régulier d'un port européen dans un port de la Manche ou de l'Océan, par tonneau, 5 centimes :

Navires venant d'un port étranger dans un port français de la Méditerranée, si la durée habituelle et totale de la navigation n'excède pas douze heures, par tonneau, 5 centimes.

Les navires appartenant à ces deux dernières catégories pourront contracter des abonnements de six mois ou d'un an. L'abonnement sera calculé à raison de 50 centimes par tonneau et par an, quel que soit le nombre des voyages ;

Navires à vapeur faisant escale sur les côtes de France pour prendre ou laisser des voyageurs :

S'ils viennent d'un port européen :

Par voyageur embarqué ou débarqué, 50 centimes ;

Par tonneau de marchandises débarquées, jusqu'à concurrence de 3 tonneaux, 10 centimes ;

S'ils viennent d'un port situé hors d'Europe :

Par voyageur embarqué ou débarqué, 1 franc ;

Par tonneau de marchandises débarquées jusqu'à concurrence de 3 tonneaux, 15 centimes ;

b) Droit de station, payable par les navires soumis à l'isolement, par jour et par tonneau, 3 centimes ;

c) Droits de séjour dans les stations sanitaires et lazarets, par jour et par personne :

1re classe . . . . 2 fr.
2e classe . . . . 1 »
3e classe 0 50

d) Droits de désinfection :

1° Désinfection du linge sale, des effets à usage, des objets de literie du bord et de tous autres objets ou bagages considérés comme contaminés :

Par voyageur débarqué, 1re classe, 1 franc ;

Par voyageur débarqué, 2e classe, 50 centimes ;

Par voyageur débarqué, 3e classe, 25 centimes ;

Par homme de l'équipage (état-major compris), 25 centimes ;

2° Désinfection des marchandises :

Désinfection pratiquée à bord des navires, par tonneau de jauge, 5 centimes ;

Marchandises débarquées pour être désinfectées :

Marchandises emballées, par 100 kilogrammes, 50 centimes ;

Cuirs, les 100 pièces, 1 franc ;

Petites peaux non emballées, les 100 pièces, 50 centimes;

3° Désinfection des chiffons et des drilles, par 100 kilogr.. 50 centimes ;

4° Désinfection du navire ou de la partie du navire contaminée : pour le navire entier, par tonneau de jauge, 2 centimes. Si la désinfection ne porte que sur la partie du navire contaminée, le droit est réduit de moitié.

Les droits de désinfection déterminés par les paragraphes 1, 2 et 4 ci-dessus peuvent être réduits de moitié pour le navire qui, ayant à bord un médecin sanitaire nommé ou agréé par le gouvernement du pays auquel appartient le navire et une étuve à désinfection dont la sécurité et l'efficacité ont été constatées, justifierait que toutes les mesures d'assainissement et de désinfection ont été régulièrement appliquées au cours de la traversée conformément aux prescriptions du titre V.

Tous les droits sanitaires sont à la charge de l'armement. Les frais résultant soit des manipulations, main-d'œuvre et transport, soit de l'emploi des désinfectants chimiques, sont également à la charge de l'armement. S'il s'agit de chiffons et de drilles, la dépense est, suivant l'usage, au compte de la marchandise.

ART. 95. — Les navires naviguant au cabotage français (l'Algérie comprise) dans la même mer sont exemptés du droit de reconnaissance.

ART. 96. — Les navires qui, au cours d'une même opération, entrent successivement dans plusieurs ports situés sur la même mer ne payent le droit de reconnaissance qu'une seule fois au port de première arrivée.

ART. 97. — Les militaires et marins, les enfants au-dessous de sept ans, les indigents embarqués aux frais du Gouvernement ou d'office par les consuls sont dispensés des droits sanitaires.

ART. 98. — Les droits sanitaires applicables aux émigrants ou aux pèlerins voyageant en vertu d'un contrat sont à la charge de l'armement.

ART. 99. — Sont exemptés de tous les droits sanitaires déterminés par les articles précédents :

1° Les bâtiments de guerre et les bateaux appartenant aux divers services de l'Etat ;

2° Les bâtiments en relâche forcée, pourvu qu'ils ne donnent lieu à aucune opération sanitaire et qu'ils ne se livrent dans le port à aucune opération de commerce ;

3° Les bateaux de pêche français ou étrangers, y compris les transports rapportant le poisson dans les ports français, pourvu que ces différents bateaux ne fassent pas d'opérations de commerce dans les ports de relâche ;

4° Les bâtiments allant faire des essais en mer, sans se livrer à des opérations de commerce.

ART. 100. — La perception des droits sanitaires est confiée au service des douanes.

Les droits de désinfection, perçus pour le séjour dans
les stations sanitaires et lazarets, sont nouveaux. Mais
ces droits peuvent être réduits de moitié en faveur du
navire qui a un médecin sanitaire à bord ainsi qu'une
étuve, mais dont la présence a été utilisée. Par conséquent, ce n'est pas un droit pour la compagnie d'obtenir réduction du tarif, il faut que l'autorité sanitaire ait
la certitude que les mesures d'assainissement et de désinfection ont été prises et *bien exécutées*. Elle a à sa
disposition tous les moyens d'enquête et de contrôle. La
loi de 1822 et le règlement lui donnent la plus grande
latitude. Nous nous sommes suffisamment étendu sur
ces points, dans nos commentaires, pour ne pas y revenir.

TITRE XI. — Autorités sanitaires.

ART. 101. — La police sanitaire du littoral est exercée par des agents relevant directement du ministre de l'intérieur pour la France et du gouverneur général pour l'Algérie.

ART. 102. — Le littoral est divisé en circonscriptions sanitaires.

Chaque circonscription est subdivisée en agences (agences principales et agences ordinaires).

Le nombre et l'étendue des circonscriptions et des agences sont déterminés par décision du ministre de l'intérieur après avis du comité de direction des services de l'hygiène.

Pour l'Algérie les circonscriptions sont déterminées, après avis du comité de direction, par le gouverneur général ; la répartition des agences est faite par le gouverneur.

ART. 103. — A la tête de chaque circonscription est placé un directeur de la santé, nommé après avis du comité de direction des services de l'hygiène, en France par le ministre de l'intérieur, en Algérie par le gouverneur général.

Le directeur de la santé est docteur en médecine.

Il a sous ses ordres des agents principaux, des agents ordinaires et des sous-agents échelonnés sur le littoral.

Les agents principaux remplissent les fonctions de chefs de service dans les départements où ne réside pas de directeur de la santé.

Une direction de santé comporte, en outre, un personnel d'officiers, d'employés et de gardes dont les cadres sont fixés, suivant les besoins du service, par décision soit du ministre de l'intérieur, soit du gouverneur général de l'Algérie : elle peut comprendre un ou plusieurs médecins, docteurs en médecine, qui prennent le titre de médecins de la santé.

Les médecins de la santé et les médecins attachés aux lazarets sont nommés en France par le ministre, en Algérie par le gouverneur général.

Art. 104. — Le directeur de la santé est chargé d'assurer dans sa circonscription l'application des règlements et instructions sur la police sanitaire maritime.

Il délivre ou vise les patentes de santé pour le port de sa résidence.

Art. 105. — Le directeur de la santé demande et reçoit directement les ordres soit du ministre de l'intérieur, soit du gouverneur général de l'Algérie, pour toutes les questions qui intéressent la santé publique.

Art. 106. — Le directeur de la santé doit se tenir constamment et exactement renseigné sur l'état sanitaire de sa circonscription et des pays étrangers avec lesquels celle-ci est en relations.

Art. 107..— En cas de circonstance menaçante et imprévue, le directeur de la santé peut prendre d'urgence telle mesure qu'il juge propre à garantir la santé publique, sous réserve d'en référer immédiatement soit au ministre de l'intérieur, soit au gouverneur général de l'Algérie.

Art. 108. — Les directeurs de la santé doivent se communiquer directement toutes les informations sanitaires qui peuvent intéresser leur service.

Art. 109. — Le directeur de la santé adresse chaque mois au moins, soit au ministre de l'intérieur, soit au gouverneur général de l'Algérie, un rapport faisant connaître l'état sanitaire des ports de sa circonscription et résumant les diverses informations relatives à la santé publique dans les pays étrangers en relations avec ces ports, ainsi que les mesures auxquelles auraient été soumises les provenances desdits pays. Ce rapport est accompagné d'un état des navires ayant motivé l'application de mesures spéciales. Pour les ports de l'Algérie, copies des rapports et états sont adressés au ministre de l'intérieur par le gouverneur général.

Le directeur de la santé avertit immédiatement soit le ministre, soit le gouverneur général, de tout fait grave intéressant la santé publique de sa circonscription, ou des pays étrangers en relations avec celle-ci.

Art. 110. — Les agents principaux et agents ordinaires,

chacun pour la partie du littoral dont la surveillance lui est confiée, assurent, suivant les instructions et sous le contrôle des directeurs de la santé, l'application des règlements sanitaires.

A cet effet, ils reconnaissent l'état sanitaire des provenances et leur donnent la libre pratique, s'il y a lieu. Ils font exécuter les règlements ou décisions qui déterminent les mesures d'isolement et les précautions particulières auxquelles les navires infectés ou suspects sont soumis. Ils s'opposent, par tous les moyens en leur pouvoir, aux infractions aux règlements sanitaires et constatent les contraventions par procès-verbal. Dans les cas urgents et imprévus ils pourvoient aux dispositions provisoires qu'exige la santé publique, sauf à en référer immédiatement et directement au directeur de la santé de leur circonscription. Ils délivrent ou visent les patentes de santé pour les ports dans lesquels ils résident.

ART. 111. — En vertu des articles 12 et 13 de la loi du 3 mars 1822, les directeurs de la santé et les agents principaux et ordinaires ont droit de requérir pour le service qui leur est confié le concours non seulement de la force publique, mais encore, dans les cas d'urgence, des officiers et employés de la marine, des employés des douanes et des contributions indirectes, des officiers et maîtres de ports, des gardes forestiers et, au besoin, de tout citoyen.

Ces réquisitions ne peuvent d'ailleurs enlever à leurs fonctions habituelles des individus chargés d'un service public, à moins que le danger ne soit assez pressant au point de vue sanitaire pour exiger momentanément le sacrifice de tout autre intérêt.

ART. 112. — Les agents ordinaires du service sanitaire sont choisis, autant que possible, parmi les agents du service des douanes ; ils reçoivent une indemnité.

Le taux des indemnités est fixé par décision soit du ministre de l'intérieur, soit du gouvernement général de l'Algérie.

ART. 113. — Les agents principaux, les capitaines de lazaret et les capitaines de la santé sont nommés soit par le ministre de l'intérieur, soit par le gouvernement général de l'Algérie. Si les candidats appartiennent au service des douanes, leur nomination a lieu sur la désignation du directeur général de cette administration.

ART. 114. — Les agents, sous-agents et autres employés du service sanitaire sont nommés par le préfet, sur la présentation du directeur de la santé ou de l'agent principal, et après entente avec le directeur des douanes, si l'agent désigné appartient à ce service.

Ces nominations ne peuvent avoir lieu que sous réserve des dispositions législatives ou réglementaires concernant les emplois affectés aux sous-officiers rengagés ou aux anciens militaires gradés. A cet effet, aucune désignation n'est faite par les préfets sans qu'il en ait été préalablement référé soit au ministre de l'intérieur, soit au gouverneur général de l'Algérie.

TITRE XII. — Conseils sanitaires.

ART. 115. — Le ministre de l'intérieur pour la France et le gouverneur général pour l'Algérie déterminent, après avis du comité de direction des services de l'hygiène, les ports dans lesquels est institué un conseil sanitaire.

Il en existe au moins un par circonscription sanitaire.

ART. 116. — Le conseil sanitaire est nécessairement consulté par l'administration :

Sur le règlement local du port où il est institué ;

Sur l'organisation de la station sanitaire ou du lazaret existant dans ce port ;

Sur les traités à passer, le cas échéant, avec les administrations hospitalières ;

Sur les plans et devis des bâtiments à construire.

Il donne son avis sur toutes les questions qui lui sont soumises par l'administration ou sur lesquelles il croit devoir appeler son attention dans l'intérêt du port.

ART. 117. — Le conseil sanitaire est composé de la manière suivante :

1° Le préfet ou le secrétaire général, le sous-préfet ou, à leur défaut, un conseiller de préfecture délégué par le préfet;

2° Le directeur de la santé, l'agent principal ou l'agent ordinaire du service sanitaire en résidence dans le port ;

3° Le maire ;

4° Le professeur d'hygiène soit de la faculté de médecine, soit de l'école de médecine de plein exercice, soit, à leur défaut, de l'école de médecine navale, situées dans le département ;

5° Le médecin des épidémies de l'arrondissement ;

6° Le médecin militaire du grade le plus élevé, ou le plus ancien dans le grade le plus élevé, en résidence dans le port ;

7° Dans les ports de commerce, le chef du service de la marine ou, à son défaut, le commissaire de l'inscription maritime, et dans les ports militaires, le préfet maritime ou son délégué et le médecin le plus élevé en grade du service de santé de la marine ;

8° L'agent le plus élevé en grade du service des douanes ;

9° L'ingénieur en chef ou, à son défaut, l'ingénieur ordinaire attaché au service maritime du port ;

10° Un membre du conseil municipal élu par le conseil;

11° Deux membres de la chambre de commerce élus par la chambre ou, à défaut de chambre de commerce, deux membres du tribunal de commerce élus par le tribunal ou, à défaut de chambre de commerce et de tribunal de commerce, deux négociants élus par le conseil municipal ;

12° Un membre du conseil d'hygiène publique et de salubrité de l'arrondissement, élu par le conseil.

Le préfet ou le sous-préfet est président du conseil sanitaire.

Le conseil nomme un vice-président qui préside en l'absence du préfet ou du sous-préfet.

ART. 118. — Les quatre membres élus du conseil sanitaire sont nommés pour trois ans. Ils sont rééligibles.

ART. 119. — Les préfets et les sous-préfets, présidents des conseils sanitaires, peuvent convoquer aux séances du conseil le consul du pays intéressé aux questions qui y sont mises en délibération.

Dans ce cas, le consul étranger participe aux travaux du conseil avec voix consultative.

ART. 120. — Le conseil sanitaire se réunit sur la convocation du préfet ou du sous-préfet.

En cas d'urgence, la convocation peut être faite, à défaut du président, par le vice-président.

ART. 121. — Il est tenu procès-verbal des séances, dont le compte rendu est immédiatement et directement adressé, par les soins du président, soit au ministre de l'intérieur, soit au gouverneur général de l'Algérie, ainsi qu'au directeur de la santé de la circonscription, s'il s'agit d'un port autre que celui où réside ce fonctionnaire.

Art. 101. — Il ne suffit pas, à notre avis, d'avoir pour directeur de la santé un docteur en médecine. Il serait indispensable que plusieurs médecins-adjoints fussent attachés à la santé, de préférence à des capitaines au long cours, contrairement à ce qui existait jusqu'à ce jour.

Art. 102. — Voir la définition de la circonscription sanitaire, page 25.

Nous publions le tableau des circonscriptions en France et en Algérie à la page suivante.

TABLEAU DES CIRCONSCRIPTIONS SANITAIRES

INDIQUANT LE SIÈGE DES DIRECTIONS DE LA SANTÉ,
CELUI DES AGENCES PRINCIPALES ET EXTRAORDINAIRES, AINSI QUE LA
CIRCONSCRIPTION PARTICULIÈRE DE CHAQUE DIRECTION ET AGENCE.

Numéros d'ordre	Départements	SIÈGE DES CIRCONSCRIPTIONS AGENCES PRINCIPALES ET AGENCES ORDINAIRES.	RÉPARTITION DU LITTORAL.
		1re circonscription. — Direction de la santé de Dunkerque.	
1	Nord	Dunkerque	De la frontière de la Belgique au village de Loon.
		Gravelines.	Du village de Loon excl. au fort Philippe.
		Agence principale de Boulogne.	
2	Pas-de-Calais	Calais.	Du chenal de Gravelines excl. à Sangatte excl.
		Wissant.	De Sangatte au Gris-Nez excl.
		Ambleteuse	Du Gris-Nez à Wimereux excl.
		Boulogne	De Wimereux au Portel.
		Equihen.	Du Portel excl. à Brônnes.
		Dannes	Du poste des douanes de Brônnes excl. à la rive droite de la baie de Canche excl.
		Etaples	Les deux rives de la baie de la Canche.
		Cucq.	De la baie de la Canche excl. au poste de l'Etang excl.
		Berck.	Du poste des douanes de l'Etang à la rive droite de la baie d'Authie.
		2e circonscription. — Direction de la santé du Havre.	
		Agence principale de Saint-Valéry.	
3	Somme	Bouttriauville	De Muret à Saint-Quentin excl.
		Saint-Quentin. . . .	De Saint-Quentin au Crotoy excl.
		Crotoy	Le port du Crotoy.
		St-Valéry-sur-Somme.	Saint-Valéry-sur-Somme et le cap Hornu.
		Hourdel.	Le port d'Hourdel.
		Cayeux	Du cap Hornu excl. à la Croix-au-Bailly.

Numéros d'ordre	Départements	SIÈGE DES CIRCONSCRIPTIONS AGENCES PRINCIPALES ET AGENCES ORDINAIRES.	RÉPARTITION DU LITTORAL.
		Direction du Havre.	
4	Seine-Inférieure	Tréport	Du Tréport à Belleville.
		Dieppe	De Puy à Saint-Aubin.
		St-Valéry-en-Caux. .	De Satteville à Claquedent.
		Fécamp	De Veulettes incl. à Vaucottes excl.
		Le Havre	La partie du littoral comprise entre Vaucottes et le Hoc incl.
		Harfleur.	Le port et le mouillage du Hoc.
		Villequier.	Station d'arraisonnement depuis Harfleur.
		Duclair	Le port et les deux rives depuis Villequier.
		Rouen.	Le port de Rouen.
		Agence principale de Quillebœuf.	
5	Eure	Quillebœuf	De la limite du département de la Seine-Inférieure à Saint-Aubin excl.
		La Rocque	De Saint-Aubin à Conteville.
		La Ruelle	De St-Samson à Pont-Audemer.
		Agence principale de Caen.	
6	Calvados	Honfleur	Depuis la rivière la Risle près de Berville (Eure) jusqu'aux pantières de Trouville.
		Trouville	Les pantières de Trouville et de Tougues, la rade et le port de Trouville, et de Trouville à l'écluse de Blouville.
		Dives	De l'écluse de Blouville à l'embouchure de l'Orne.
		Caen	Le port de Caen et les deux rives de l'Orne jusqu'à son embouchure.
		Ouistreham	De l'embouchure de l'Orne à Colleville.
		Luc.	D'Hermanville à Langrune.
		Courseulles	De Bernières à Ver.
		Port-en-Bessin. . .	D'Arnelles à Vierville.
		Isigny.	De Saint-Pierre excl. au pont de Vey.

Numéros d'ordre	Départements	SIÈGE DES CIRCONSCRIPTIONS AGENCES PRINCIPALES ET AGENCES ORDINAIRES.	RÉPARTITION DU LITTORAL.
		Agence principale de Cherbourg.	
7	Manche	Carentan.	Du pont de Vey à la pêcherie d'Audouville.
		Saint-Vaast	De la pêcherie d'Audouville à Fouly.
		Barfleur.	De Fouly au cap Lévy.
		Cherbourg.	Du cap Lévy à Oüi.
		Omonville.	De Oüi au Frégret.
		Diélette	Du Frégret au fort de Sietet.
		Carteret.	Du fort de Sietet à la route Bonvalet.
		Port-Bail	De la route Bonvalet au havre de Surville.
		St-Germain-sur-Ay. .	Du havre de Surville excl. au havre de Geffosses.
		Regneville.	Du port d'Agon au sémaphore de Saint-Martin.
		Granville	Avranches et depuis le sémaphore de Saint-Martin.
		Pontorson	Le littoral entre Avranches et l'embouchure du Couesnon.

3ᵉ circonscription. — Direction de la santé de Brest.

Agence principale de Saint-Servan.

Numéros d'ordre	Départements		
8	Ille-et-Vilaine	Le Vivier	Le port de Vivier et depuis les Verdières jusqu'aux Hautes-Mielles.
		La Houle	Le port de la Houle et depuis les Hautes-Mielles jusqu'à la pointe du Mingu.
		Saint-Servan (St-Malo)	Le port et la rade de Saint-Malo, l'entrée de la Rance et la partie du littoral depuis la pointe du Mingu.
		Dinard	Le port de Dinard et depuis l'entrée de la Rance jusqu'à la Fosse-aux-Veaux.
		Saint-Briac	Le port de Saint-Briac et depuis la Fosse-aux-Veaux jusqu'à Rochegoutte.

Agence principale de Portrieux.

Numéros d'ordre	Départements		
9	Côtes-du-Nord	Les Ebihens.	De Saint-Briac aux Ebihens.
		La Villenorme. . . .	Des Ebihens à la Villenorme.
		Erguy.	De la Villenorme à Erguy.
		Dahouet.	D'Erguy à Dahouet.
		Sous-la-Tour.	De Dahouet à Sous-la-Tour.

Numéros d'ordre	Départements	SIÈGE DES CIRCONSCRIPTIONS AGENCES PRINCIPALES ET AGENCES ORDINAIRES.	RÉPARTITION DU LITTORAL.
9	Côtes-du-Nord (suite)	Binic	De Sous-la-Tour à Binic.
		Portrieux	De Binic à Portrieux.
		Paimpol.	De Portrieux à Paimpol.
		Porsdon.	De Paimpol à Porsdon.
		Bréhat.	De Porsdon à Bréhat.
		Loquivy.	De Bréhat à Loquivy.
		La Rochejaune. . . .	De Loquivy à la Rochejaune.
		Port-Blanc	De la Rochejaune à Port-Blanc.
		Perros-Guirec	Le port et la rade de Perros. De la pointe du château de Trélevern à l'île de Bihit.
		Ile Grande.	De l'île de Bihit à la pointe de Bilsit.
		Guyaudet	La rivière du Léguer. De la pointe de Bilsit à Saint-Michel.
		Toulonhery	De Saint-Michel à Loquiriec. De Guyaudet à Toulenhery.

Direction de Brest.

Numéros d'ordre	Départements		
10	Finistère	Dourduff	De la pointe de Laquirec, jusqu'au Dourduff.
		Locquénolé	Depuis le Dourduff jusqu'au Penzé.
		Paimpol.	Depuis le Penzé jusqu'au fort Bloscon.
		Roscoff	Du fort Bloscon aux Grands-Palus-en-Cléder.
		Ile de Batz	Les côtes et le mouillage de l'île de Batz.
		Plouescat	Des Grands-Palus-en-Cléder à l'embouchure de la rivière la Flèche.
		Pontusval	De l'embouchure de la rivière la Flèche, sur l'anse de Goulven, à l'anse de Port-Malven.
		L'Aberwrach. . . .	De l'anse de Port-Malven-Plougerneau à la rivière Laber-Benoît.
		Laber-Benoît. . . .	Depuis le passage de la rivière Laber-Benoît jusqu'à la limite de Lampaul.
		Portzall.	Depuis la limite de Lampaul Ploudalmézeau jusqu'à l'anse du Diable.
		Argenton	De l'anse du Diable à Landunvez à l'île de Melon.
		Melon.	De l'île de Melon à l'entrée de Laber-il-dut.
		Laber-il-dut. . . .	De l'entrée de Laber-il-dut à l'anse de Porsmoguer.

Numéros d'ordre	Départements	SIÈGE DES CIRCONSCRIPTIONS AGENCES PRINCIPALES ET AGENCES ORDINAIRES.	RÉPARTITION DU LITTORAL.
10	Finistère (suite)	Le Conquet	De l'anse de Porsmoguer à la baie de Bertheaume.
		Brest	Toute la rade et depuis la baie de Bertheaume jusqu'à la pointe Espagnole.
		Passage de Plougastel	Les deux rives de ce passage jusqu'à Landerneau.
		Landerneau	Port de Landerneau.
		Port-Launay.	Port-Launay.
		Landévennec	Les deux rives de Landévennec jusqu'à Port-Launay.
		Roscanvel.	Depuis la côte de Lanvisc jusqu'à la pointe Espagnole.
		Camaret.	De la pointe Espagnole au cap de la Chèvre.
		Douarnenez	Du cap de la Chèvre à la pointe du Raz.
		Audierne	De la pointe du Raz à Plovan.
		Pennemarc'h	De Plovan à Pennemarc'h.
		Guilvinec	De Kérity-Pennemarc'h à Lesconil.
		Ile Tudy	De Lesconil à l'entrée de l'Odet.
		Benodet.	De l'entrée de l'Odet à la baie de la Forêt.
		Concarneau	De la baie de la Forêt à l'embouchure de l'Aven.
		Douélan.	De l'embouchure de l'Aven à la limite du Morbihan.

4ᵉ circonscription. — Direction de la santé de Saint-Nazaire.

Agence principale de Lorient.

Numéros d'ordre	Départements	SIÈGE	RÉPARTITION DU LITTORAL.
11	Morbihan	Lorient	Le port et la rade de Lorient et la côte comprise entre le Finistère et la presqu'île de Gâvres.
		Port-Louis.	Le port de Port-Louis et sa rade.
		Ile de Groix.	Toute l'île.
		Etel.	Toute la partie de la côte située entre les presqu'îles de Gâvres et de Quiberon.
		Saint-Pierre-Quiberon (Port d'Orange).	A gauche jusqu'à Pennerlet (anse du Pô) et à droite jusqu'au fort de Beg-Rochu.
		Portaliguen	La rade Portaliguen.
		Belle-Ile-le-Palais . .	Toute l'île.

Numéros d'ordre	Départements	SIÈGE DES CIRCONSCRIPTIONS AGENCES PRINCIPALES ET AGENCES ORDINAIRES	RÉPARTITION DU LITTORAL.
11	Morbihan (suite)	La Trinité.	La rade et la rivière de la Trinité.
		Locmariaquer	La partie droite de l'embouchure du Morbihan.
		Port-Navalo.	La partie gauche de l'embouchure du Morbihan.
		Pénerf	Les eaux de Penerf, Penelan et Billiers.
		Tréguier.	L'entrée de la Vilaine.

Direction de Saint-Nazaire.

12	Loire-Inférieure	Kercabeleck.	De Kercabeleck à Piriac.
		La Turballe.	De Piriac à la Turballe.
		Croisic	De la Turballe à Batz.
		Pouliguen.	De Batz à Chef-Moulin.
		Saint-Nazaire	De Gavy à Donges.
		Couëron.	De Lavau à Indre.
		Nantes	De Indre au Migron.
		Ecluses du Carnet . .	Canal maritime de la Loire.
		Paimbœuf.	Du Migron à l'île St-Nicolas.
		Pornic	Des Cormiers à l'étier du Fresne.

Agence principale des Sables d'Olonne.

13	Vendée	La Cahouette	La partie du littoral comprise depuis le port de Fresne, au nord, jusqu'à la Peige, au sud c'est-à-dire la partie, embrassant les étiers du Pont de Fresne, ceux de Brochets-des-Champs, la Cronière, la Cahouette et la Barre-du-Mont.
		Noirmoutiers	La partie Est et Sud de l'île.
		Ile Dieu.	Le port de Joinville et celui de la Meule.
		Saint-Gilles	De la Peige au havre de la Gachère.
		Les Sables d'Olonne.	Du havre de la Gachère à la Tranche.
		L'Aiguillon	De la Tranche au chenal de la Rogue.
		Portes-du-Chapitre. .	Le littoral de la pointe de l'Aiguillon et de l'entrée de la Rogue à Luçon.

Numéros d'ordre	Départements	SIÈGE DES CIRCONSCRIPTIONS AGENCES PRINCIPALES ET AGENCES ORDINAIRES.	RÉPARTITION DU LITTORAL.
		5e circonscription. — Direction de la santé de Pauillac. *Agence principale de Rochefort.*	
14	Charente-Inférieure	Ile de Ré { Le Fier d'Ars	De la pointe de Loix à celle de la Couarde par le nord de l'île.
		Saint-Martin.	De la pointe de Loix à La Flotte, et à l'Ouest de la pointe de La Couarde au Bois. La rade de La Flotte et la côte par le Sud jusqu'au Bois.
		Le Brault	Depuis Marans jusqu'à l'anse formée par l'embouchure de la Sèvre.
		La Pallice	Le port de la Pallice et la côte depuis l'embouchure de la Sèvre.
		La Rochelle	Le port de la Rochelle à droite, depuis La Pallice, et à gauche jusqu'à Fouras.
		Ile d'Aix	L'île d'Aix et la grande rade à l'embouchure de la Charente.
		Rochefort	De la mer à droite et du Fort-Lupin à gauche à la Cabane-Carrée.
		Tonnay-Charente.	De la Cabane-Carrée à Tonnay-Charente.
		Ile d'Oléron : Le Château.	Le littoral de l'île.
		Port de Barques.	Du Fort-Lupin au chenal de Brouage.
		La Cayenne de Seudre.	Depuis le chenal de Brouage jusqu'à Maumusson.
		Royan.	Le port de Royan et toute la côte depuis Maumusson jusqu'à Meschers.
		Mortagne	Le port de Mortagne et toute la côte comprise entre Meschers et la limite du département de la Gironde.
		Direction de Pauillac.	
15	Gironde	Blaye	La rive droite de la Gironde, depuis la limite du département de la Charente-Inférieure jusqu'au point de jonction des brigades de Bourg et de Laroque.

Numéros d'ordre	Départements	SIÈGE DES CIRCONSCRIPTIONS AGENCES PRINCIPALES ET AGENCES ORDINAIRES	RÉPARTITION DU LITTORAL.
15	Gironde (suite)	Libourne............	La rive droite depuis le point de jonction des brigades de Bourg et de Laroque jusqu'à Libourne. La rive gauche, depuis Libourne jusqu'au point de jonction des brigades du Bec d'Ambès de la Dordogne.
		Bordeaux	Le port de Bordeaux.
		Pauillac.	Sur la rive droite (Gironde), depuis le point de jonction des brigades d'Ambès, en descendant la rive gauche de la Dordogne. Sur la rive gauche (Gironde), depuis Bordeaux jusqu'au phare de Richard.
		Le Verdon.	Sur la droite jusqu'au phare de Richard et sur la gauche, jusqu'au point dit Truc de Taillebois situé au delà de Montalivet, commune de Vensac.
		Les Genets	Sur la droite jusqu'au Truc de Taillebois, sur la gauche, jusqu'au truc du Lion, à 7 kilomètres et demi au delà du poste de Huga, commune de Lacanou.
		Arès	Sur la droite jusqu'au Truc du Lion, à 7 kilomètres et demi au delà de Grépiet, commune du Porge. Sur la gauche, jusqu'au Taussa, à 6 kilomètres au delà d'Arès, commune d'Andernos.
		La Teste	Sur la droite, jusqu'au Taussa, à 6 kilomètres au delà de Lanton. Sur la gauche, jusqu'au Truc du Sablonnais, à 4 kilomètres et demi au delà du Pilaf.
		Cazaux	Sur la droite, jusqu'au Truc du Sablonnais, à 4 kilomètres et demi au delà du Sud, commune de la Teste. Sur la gauche, jusqu'au Truc de Lesporier à un myriamètre de Mimizan.

Numéros d'ordre	Départements	SIÈGE DES CIRCONSCRIPTIONS AGENCES PRINCIPALES ET AGENCES ORDINAIRES	RÉPARTITION DU LITTORAL.
		Agence principale de Cap Breton.	
16	Landes	Biscarosse.	S'étend, depuis la limite du département de la Gironde, à 10 kilomètres à droite et à 7 kilomètres à gauche.
		Mimizan	S'étend à 12 kilomètres à droite et à 8 kilomètres à gauche.
		Lit	Du Taron de l'Especier au cabanon du Pignada.
		Vielle.	Du cabanon du Pignada au courant d'Uchet.
		Moliets	Du courant d'Uchet à la dune de Cout-Vieux.
		Vieux-Boucaud. . . .	De la dune de Cout-Vieux à la dune de Nouchicq.
		Seignosse.	De la dune de Nouchicq à la dune de Perrin.
		Cap-Breton	De la dune de Perrin au pont de Naves.
		Ondres	En face du pont de Naves jusqu'au poste de douane d'Ondres.
		Agence principale de Bayonne.	
17	Pyrénées (Basses)	Boucaud nord. . . .	De la redoute de Saint-Bernard à la barre de Bayonne.
		Bayonne.	Le port de Bayonne.
		Boucaud sud.	Depuis la barre de Bayonne jusqu'au poteau n° 2.
		Chambre d'Amour. .	Depuis le poteau n° 2 jusqu'au Cap-Nord.
		Biarritz	Du Cap-Nord au moulin de Larralde.
		Bidard	Depuis le moulin de Larralde jusqu'à Loia.
		Guéthary	Depuis Loia jusqu'au Grand-Romardy.
		Saint-Jean-de-Luz . .	Du Grand-Romardy à Tarrapata.
		Socoa	De Tarrapata au moulin de Haïzabca.
		Hendaye.	Depuis le moulin de Haïzabca jusqu'à l'embouchure de la Bidassoa.

Numéros d'ordre	Départements	SIÈGE DES CIRCONSCRIPTIONS AGENCES PRINCIPALES ET AGENCES ORDINAIRES.	RÉPARTITION DU LITTORAL.
		6e circonscription. — Direction de la santé de Marseille.	
		Agence principale de Port-Vendres.	
18	Pyrénées-Orientales	Banyuls-sur-Mer. . .	Depuis les limites d'Espagne à la limite de Banyuls et de Port-Vendres.
		Port-Vendres	De la limite du territoire de Banyuls-sur-Mer à celle de la commune de Collioure.
		Collioure	De la limite de la commune de Collioure à l'embouchure du Tech.
		Canet.	Depuis l'embouchure du Tech jusqu'à celle de la Tet.
		Barcarès	Depuis l'embouchure de la Tet jusqu'à la limite du département de l'Aude et du territoire de Leucate.
		Agence principale de la Nouvelle.	
19	Aude	Leucate.	De la limite du département des Pyrénées-Orientales jusqu'à celle de la commune de Lapalme.
		La Nouvelle. . . .	De la limite de la commune de Lapalme au grau de la Vieille-Nouvelle.
		Gruissant	Du grau de la Vieille-Nouvelle à la rivière de l'Aude.
		Agence principale de Cette.	
20	Hérault	Vabris.	De l'embouchure de l'Orb à celle de l'Aude.
		Grau d'Agde. . . .	De l'embouchure de l'Orb à celle de l'Hérault.
		Agde	De l'embouchure de l'Hérault au port d'Agde.
		Le Môle.	Depuis le poste des douanes de Rochelongue jusqu'à l'étang d'Embonnes.
		Quinzième. . . .	Depuis l'étang d'Embonnes jusqu'aux abords Ouest du port de Cette.
		Cette	Le port de Cette et ses abords.
		Palavas	Depuis le port de Cette jusqu'à la limite du département du Gard.

Numéros d'ordre	Départements	SIÈGE DES CIRCONSCRIPTIONS AGENCES PRINCIPALES ET AGENCES ORDINAIRES.	RÉPARTITION DU LITTORAL.
		Agence principale de Crau-du-Roi.	
21	Gard	Crau-du-Roi.	Depuis le point dit le Canalet jusqu'au Rhône-Mort, limite du département des Bouches-du-Rhône.
		Direction de Marseille.	
22	Bouches-du-Rhône	Grau-d'Orgon	Depuis le Rhône-Mort jusqu'à la rive gauche (Est) du Petit-Rhône.
		Saintes-Maries	Depuis la rive gauche (Est) du Petit-Rhône jusqu'à Galabert excl.
		La Vignolle	Depuis Galabert jusqu'au grau de Giraud excl.
		Arles	La navigation sur le Rhône et l'enceinte du port d'Arles.
		La Tour Saint-Louis .	Depuis le grau de Giraud jusqu'à l'étang de Gloria excl.
		Bouc	Depuis l'étang de Gloria jusqu'à l'anse d'Anguette excl.
		Carro	Depuis l'anse d'Anguette jusqu'au Grand-Vala.
		Carri	Depuis le Grand-Vala jusqu'à Niolon excl.
		Marseille	Depuis Niolon (Resquiadou) jusqu'au Mauvais-Pas excl.
		Sormiou.	Depuis le Mauvais-Pas jusqu'à l'Eysadon excl.
		Cassis.	Depuis le lieu dit l'Eysadon jusqu'à l'anse du Capucin excl.
		La Ciotat	Depuis l'anse du Capucin jusqu'au point dit Bivouac.
		Agence principale de Toulon.	
23	Var	Les Lecques.	De la limite du département des Bouches-du-Rhône à Cabaret.
		Bandol	De Cabaret à Beaucourt.
		Saint-Nazaire	De Beaucourt à la Condolière.
		Ile des Ambiers . . .	De la Condolière à la Fosse et à toute l'île des Ambiers.
		Gros-Saint-Georges. .	De la Fosse au fort Saint-Elme.
		Saint-Elme.	Du fort Saint-Elme à l'isthme des Sablettes pour l'extérieur et du Môle-Caire au lazaret pour l'intérieur de la rade.

Numéros d'ordre	Départements	SIÈGE DES CIRCONSCRIPTIONS AGENCES PRINCIPALES ET AGENCES ORDINAIRES.	RÉPARTITION DU LITTORAL.
23	Var (suite)	La Seyne	Du Môle-Caire à Brégaillon.
		Castigneaux	De Brégaillon jusqu'à la porte nord de l'arsenal de ce nom.
		Toulon	Le port de Toulon.
		Mourillon	De la rade au Ravin.
		Cap-Brun	Du Ravin à la Garonne.
		Carqueranne.	L'espace situé entre Saint-Sauveur et la Garonne.
		Giens	Tout l'isthme de Giens.
		Les Peschiers	De l'Almanarre au canal de Ceinturon.
		Salins d'Hyères (Port).	Du canal des Peschiers à la Grand'-Lôme.
		Salins d'Hyères (Enceinte)	Le littoral entre le torrent de Maravaine, à l'Est, et le canal de Ceinturon, à l'Ouest.
		Léoubes.	De Maravaine à l'Estagnolle.
		Ile de Porquerolles.	Toute l'ile.
		Ile de Port Cros . . .	Toute l'ile.
		Cavalarat	De l'Estagnolle à Latrippe.
		Lavandon	De Latrippe à Malpagne.
		Cavalaire . . . : . .	De Malpagne au Poivrier.
		Cannebiers	Du Poivrier à Granier.
		Saint-Tropez.	De Granier à la Grand-Foux.
		Sainte-Maxime. . . .	De la Grand-Foux à la Gaillarde.
		Saint-Raphaël	Du point dit la Gaillarde au poste de Boulouris.
		Agay	Du poste de Boulouris au poste d'Aurelle.

Agence principale de Nice.

Numéros d'ordre	Départements	SIÈGE	RÉPARTITION DU LITTORAL.
24	Alpes-Maritimes	Théoules	Depuis le poste d'Aurelle jusqu'au poste de la Bocca.
		Cannes	Depuis le poste de la Bocca jusqu'à la Croisette.
		Golfe Jouan.	Depuis la Croisette jusqu'à la pointe des Graillons.
		Antibes.	Depuis la pointe des Graillons jusqu'à la caserne du Loup.
		Gros-de-Cagnes . . .	Depuis la caserne des douanes du Loup jusqu'à l'embouchure du Var.
		Nice	Depuis l'embouchure du Var (rive gauche) jusqu'à la pointe du château de l'Anglais.

Numéros d'ordre	Départements	SIÈGE DES CIRCONSCRIPTIONS AGENCES PRINCIPALES ET AGENCES ORDINAIRES.	RÉPARTITION DU LITTORAL.
24	Alpes-Maritimes (suite)	Villefranche.	Depuis la pointe du château de l'Anglais jusqu'à Est la pointe du phare de Villefranche.
		Saint-Ospice.	Depuis la pointe Est du phare de Villefranche jusqu'à la principauté de Monaco.
		Menton	Depuis la frontière Est de la principauté de Monaco jusqu'à la limite du territoire français, sous Garavan.

7ᵉ circonscription. — Direction de la santé d'Ajaccio.

Numéros d'ordre	Départements	SIÈGE	RÉPARTITION DU LITTORAL.
25	Corse	Centuri	Depuis Grotta-Piana jusqu'à Capo-Cerbo.
		Pino	Depuis Capo-Cerbo jusqu'à Catarelli.
		Canari	Depuis Catarelli jusqu'à Punta-Bianca.
		Nouza.	Depuis Punta-Bianca jusqu'à Farinole.
		Saint-Florent	Depuis Farinole jusqu'à Perallo.
		Ile Rousse.	Depuis Perallo jusqu'à Saint-Damien.
		Calvi	Depuis Saint-Damien jusqu'à la Scopa
		Piana.	Depuis la Scopa jusqu'à Capo-Rosso.
		Cargèse.	Depuis Capo-Rosso jusqu'à Stagninoli
		Sagone	Depuis Stagninoli jusqu'à Capo-di-Fieno.
		Ajaccio	Depuis Capo-di-Fieno jusqu'à Capo-di-Muro.
		Propriano	Depuis Capo-di-Muro jusqu'à Tizanno.
		Bonifacio	De Tizanno à la Rondinara.
		Porto-Vecchio et St-Cyprien	De la Rondinara à la Fantea.
		Salenzara	De la Fantea à l'étang d'Urbino.
		Aléria.	Depuis l'étang d'Urbino jusqu'à Bravone.
		Prunette	Depuis Bravone jusqu'à Paludella.
		San-Pellegrino. . . .	Depuis Paludella jusqu'à l'embouchure du Golo.
		Bastia.	Depuis l'embouchure du Golo jusqu'à Miama.
		Erbalunga.	Depuis Miama jusqu'à Cotone.
		Santa-Severa.	Depuis Cotone jusqu'à Caraco.
		Maccinaggio.	Depuis Caraco jusqu'à Capannola.
		Barcaggio	Depuis Capannola jusqu'à Grotta-Piana.

Numéros d'ordre	Départements	SIÈGE DES CIRCONSCRIPTIONS AGENCES PRINCIPALES ET AGENCES ORDINAIRES	RÉPARTITION DU LITTORAL.

ALGÉRIE.

1re circonscription. — Direction de la santé d'Oran.

1	Oran	Nemours	De la frontière du Maroc au cap Noé.
		Beni-Saff	Du cap Noé au cap Figalo.
		Oran (Mers-el-Kébir).	Du cap Figalo à la pointe de l'Aiguille.
		Arzew.	De la pointe de l'Aiguille à la Macta.
		Mostaganem.	De la Macta au cap Kramis.

2e circonscription. — Direction de la santé d'Alger.

2	Alger	Tenez.	Du cap Kramis à l'Oued Damous.
		Cherchell	De l'Oued Damous au Tombeau de la Reine.
		Alger.	Du Tombeau de la Reine à l'Oued Isser.
		Dellys.	De l'Oued Isser à l'Oued Beharisen.

3e circonscription. — Direction de la santé de Constantine.

3	Constantine	Bougie	De l'Oued Beharisen à la pointe Ziamia.
		Djidjelli.	De la pointe Ziamia à l'Oued-el-Kébir.
		Collo	De l'Oued-el-Kébir à la pointe Rasbili.
		Philippeville (Stora)	De la pointe Rasbili au cap de Fer.
		Herbillon	Du cap de Fer au cap de Garde.
		Bône	Du cap de Garde au cap Rosa.
		La Calle.	Du cap Rosa à la frontière tunisienne.

CHAPITRE VI

TITRE XIII. — **Attributions des autorités sanitaires en matière de police judiciaire et d'état civil.**

ART. 122. — Les autorités sanitaires qui, en exécution des articles 17 et 18 de la loi du 3 mars 1822, peuvent être appelées à exercer les fonctions d'officier de police judiciaire sont les directeurs de la santé, les agents principaux et ordinaires du service sanitaire, les capitaines de la santé et les capitaines de lazaret.

ART. 123. — A cet effet, ces divers agents prêtent serment, au moment de leur nomination, devant le tribunal civil du port auquel ils sont attachés.

ART. 124. — Les mêmes autorités sanitaires exercent les fonctions d'officier de l'état civil, conformément à l'article 19 de la loi du 3 mars 1822.

ART. 125. — Au cas où il se produirait une infraction pour laquelle l'autorité sanitaire n'est pas exclusivement compétente, celle-ci procède suivant les articles 53 et 54 du Code d'instruction criminelle.

Art. 122. — *Compétence judiciaire.* Il s'agissait dans cet article de réglementer les fonctions judiciaires des autorités sanitaires, c'est-à-dire le côté le moins en rapport avec leurs attributions journalières. La loi de 1822 leur ayant délégué un droit de juridiction extraordinaire, tous les textes qui ont suivi cette loi et précédé le présent décret ont compris qu'il fallait régler cette matière avec la plus grande clarté, d'une façon complète et en accord juridique avec la loi qui donne sa valeur au décret.

La rédaction de cet article a été restreinte, au contraire et, interprété tel qu'il est, ce texte pourrait produire des erreurs ou des difficultés.

Il est donc indispensable de reprendre la question, et de faire un rappel préalable des principes généraux qui sont toujours en vigueur.

Le législateur de 1822 a cru devoir donner aux autorités sanitaires *des pouvoirs en dehors du droit commun*. Cela était indispensable puisqu'elles se trouvaient en face de gens naturellement hostiles aux formalités et précautions dont on les entourait malgré eux.

Cette législation sanitaire fut donc conçue comme une série de prescriptions spéciales, ayant un caractère exceptionnel, et qui, par suite, devaient entraîner plusieurs dérogations au droit commun.

En vertu de ce principe, la loi de 1822 a accordé aux autorités sanitaires une double catégorie d'attributions :

1° D'officiers de police judiciaire ;

2° De juges en dernier ressort.

C'est pourquoi les articles 17 et 18 ont décidé (loi de 1822) :

Art. 17 : « Que les membres des autorités sanitaires exerceraient les fonctions d'*officiers de police judiciaire exclusivement*, et pour tous crimes, délits et contraventions (qu'ils soient oui ou non sanitaires, peu importe) dans l'enceinte et les parloirs du lazaret et autres lieux réservés ; que dans les autres parties du ressort de ces autorités, ils les exerceraient *concurremment* avec les officiers ordinaires pour les crimes, délits et contraventions en matière exclusivement sanitaire.

Art. 18 : « Que les autorités sanitaires *connaîtraient* exclusivement dans l'enceinte et les parloirs de lazarets et autres lieux réservés, *sans appel ni recours en cassation*, des contraventions de simple police ».

C'est dans ce dernier cas seulement que les autorités sanitaires exercent leurs fonctions de magistrats en dernier ressort.

Il y a là, non pas confusion mais réunion voulue de pouvoirs entre les mêmes mains. Ce principe, peut-être unique dans notre droit, contraire à ses idées foncières, est formel de par la loi de 1822. L'œuvre législative seule peut le supprimer ou l'atténuer.

La seconde partie de l'article 18 qui dit : « des ordonnances royales régleront la forme de procéder » ne permet qu'une intervention d'ordre purement administratif.

La qualité d'officiers de police judiciaire concédée aux autorités sanitaires signifie qu'elles ont le droit d'*instruire* et de *poursuivre* la répression des crimes, délits et contraventions dont il vient d'être parlé.

Aussi l'article 6 de l'ordonnance des 7 et 14 août 1822 confère aux autorités sanitaires comme conséquence de leurs fonctions d'officiers de police judiciaire le droit de requérir la force publique.

L'article 69 de la même ordonnance dispose même que toutes les fois qu'il sera nécessaire de requérir extraordinairement, pour un service sanitaire de durée, les officiers ou employés de la marine, les employés des douanes et tous autres employés publics, les ordres devront émaner, sur la demande du ministre de l'intérieur, de ceux des autres ministres desquels dépendront lesdits officiers ou employés.

Les autorités sanitaires auxquelles l'article 18 de la loi du 3 mars 1822 a donné compétence *exclusive* pour statuer comme magistrats sur les contraventions de police commises dans l'enceinte et les parloirs des lazarets sont, d'après l'article 117 du décret du 22 février 1876, le directeur de la santé ou l'agent principal, assisté de deux délégués du conseil sanitaire ; les fonctions du ministère public étant remplies par un troisième délégué dudit conseil, et celles de greffier par un agent ou employé du service sanitaire.

Au contraire, les fonctions d'officiers de police judiciaire, attribuées par l'article 17 de la loi du 3 mars 1822 aux autorités sanitaires, seront exercées par les directeurs, agents principaux et ordinaires du service sanitaire, et concurremment avec eux par les capitaines de lazaret (article 113 du décret du 22 février 1876).

L'article 123 du présent décret, que nous devons maintenant commenter d'une façon plus étroite, reproduit cet article 113 du décret de 1876, il ajoute les capitaines de la santé à la liste des agents que nous venons de donner. Mais, cet article 123 réduit à lui seul est insuffisant et peut engendrer de graves erreurs juridiques. Il faut de toute nécessité le compléter par les articles 117 et 113 du décret de 1876 qui viennent d'être cités. Il induirait dans une opinion fausse les autorités sanitaires qui ne sont pas familiarisées avec les choses du droit, en confondant les fonctions de juges et celles d'officiers de police judiciaire, et en citant sur la même ligne les articles 17 et 18 de la loi de 1822.

Le décret devait garder le silence sur cette matière en s'en référant ainsi implicitement aux textes précédents parfaitement rédigés, ou le traiter dans son intégralité.

Conformément à l'article 14 de la loi du 3 mars 1822, les contraventions en matière sanitaire qui sont de la compétence des autorités sanitaires peuvent être punies d'un emprisonnement de trois à quinze jours et d'une amende de 5 à 50 francs (art. 121 du décret de 1876). On doit en outre observer, en tout ce qui n'est pas contraire au titre III de la loi de 1822 et aux dispositions du décret de 1876, les articles 146 à 165 du Code d'instruction criminelle. Dès lors, il devient utile de commenter ces textes et d'en donner l'analyse détaillée. Médecins, — capitaines au long cours, — investis des charges en question pourraient éprouver quelque embarras pour remplir des fonctions si différentes de celles auxquelles les ont préparés leurs études antérieures.

Lorsque dans l'enceinte des lazarets et autres lieux réservés une contravention de simple police aura été commise, le Directeur de la santé ou l'Agent principal adressera au contrevenant et aux témoins s'il y a lieu, une citation faite conformément aux articles 169 et 170 du Code d'instruction criminelle. Ces articles, que les autorités sanitaires doivent nécessairement connaître sont ainsi conçus :

Art. 169. « Le ministère des huissiers ne sera pas nécessaire pour les citations aux parties ; elles pourront être faites par un avertissement de l'une des autorités précitées, qui annoncera au défendeur le fait dont il est inculpé, le jour et l'heure où il doit se présenter. »

Art. 170. « Il en sera de même des citations aux
témoins ; elles pourront être faites par un avertissement
qui indiquera le moment où leur déposition sera reçue. »

Par conséquent, rien de plus simple que la rédaction
de ces citations. Et un garde de santé commissionné à
cet effet par le Directeur de la santé ou l'Agent principal, sera chargé de notifier les citations et les jugements
(art. 120, décret de 1876). Ce n'est qu'à partir de cette
notification que le prévenu est, au point de vue de la
loi, réputé connaître soit la citation à comparaître, soit
le jugement qui le condamne.

Le contrevenant pourra se présenter en personne devant le tribunal, mais s'il le préfère, il pourra envoyer
à sa place un fondé de pouvoirs.

S'il ne comparaît pas — d'une de ces deux façons —
il s'expose à être jugé par défaut, à moins cependant
que sa non-comparution ne soit due à un empêchement résultant des règles sanitaires. Dans cette dernière
hypothèse, le tribunal devra attendre la fin de l'isolement pour rendre son jugement.

Tout accusé doit pouvoir se défendre ou se faire défendre, aussi l'autorité sanitaire est tenue de donner un
fondé de pouvoirs *d'office* au contrevenant qui serait
employé du lazaret ou de tout autre lieu réservé et qui
serait astreint à une séquestration habituelle par la nature de ses fonctions. Naturellement, si l'inculpé avait
désigné un fondé de pouvoirs, l'autorité sanitaire s'in-
clinerait devant sa volonté, et elle n'aurait pas le droit
d'en désigner un (art. 119 du décret de 1876).

Revenons à la procédure des affaires soumises à la
juridiction sanitaire. Nous avons analysé de ce chef les

dispositions du décret de 1876, il est aussi indispensable d'exposer et d'analyser les dispositions contenues dans les articles 146 à 165 du Code d'instruction criminelle.

La citation devra être remise entre les mains du contrevenant au moins vingt-quatre heures avant l'audience sur la demande du ministère public et avant le jour de l'audience, l'autorité sanitaire pourra faire ou ordonner tous actes requérant célérité.

Si le contrevenant ne comparaît pas au jour et à l'heure fixée par la citation, il sera condamné *par défaut*. Par suite, il ne sera en principe, plus recevable à s'opposer à l'exécution du jugement, s'il ne s'empresse pas de remplir les formalités suivantes : faire opposition au jugement par défaut rendu contre lui, en déclarant cette opposition au bas de l'acte de notification du jugement qui devra être remis entre ses mains. Il pourra même encore faire opposition dans les trois jours de la notification du jugement, en faisant lui-même une notification de son opposition à l'autorité sanitaire.

L'autorité sanitaire de son côté, aussitôt après avoir reçu cette notification de l'opposition, devra citer le contrevenant à la première audience. Si le contrevenant ne comparaît pas alors, son opposition sera nulle, et le premier jugement rendu contre lui devra être exécuté.

L'instruction de l'affaire sera publique, voici quel processus elle suivra : les procès-verbaux, s'il y en a, seront lus par le greffier ; les témoins s'il en a été appelé par le ministère public ou le contrevenant, seront entendus. Le contrevenant présentera sa défense et fera entendre ses témoins s'il en a amenés ou fait citer. Le ministère public donnera ses conclusions et résumera l'affaire : le contrevenant pourra présenter ses observations aux conclusions du ministère public.

Enfin, le tribunal sanitaire prononcera le jugement dans l'audience où l'instruction aura été terminée ou, au plus tard, dans l'audience suivante.

Au cours des débats, on démontrera l'existence des contraventions soit par des rapports ou des procès-verbaux, et à défaut de rapport ou de procès-verbal, par des témoins. Les témoins pourront également être appelés pour confirmer les procès-verbaux ou les rapports.

A l'audience, les témoins devront prêter serment de dire « la vérité, rien que la vérité et toute la vérité » ; et le greffier en tiendra note, ainsi que de leurs noms, prénoms, âge, profession, demeure et de leurs principales déclarations.

En cas de non-comparution des témoins, le ministère public demandera au tribunal de leur infliger une amende. Le témoin sera cité de nouveau. Sur cette seconde citation, le témoin pourra produire devant le tribunal ses excuses et obtenir, s'il y a lieu, décharge de l'amende. Même si le témoin n'était pas cité de nouveau, il pourra volontairement comparaître à l'audience suivante ou envoyer, à sa place, un fondé de procuration spéciale. Le jugement définitif de condamnation sera motivé, et *les termes de la loi appliquée y seront insérés*. La minute du jugement sera signée par le juge qui aura tenu l'audience. Le ministère public poursuivra l'exécution du jugement.

Question civile. Si la contravention avait causé un préjudice à l'une des personnes détenues dans le lazaret ou dans un autre lieu réservé, cette personne pourrait lors du jugement se porter partie civile et réclamer des dommages-intérêts à l'auteur de la contravention. La nature et l'étendue des fonctions des autorités sanitaires, en leur qualité d'officiers de police judiciaire, sont également soumises aux dispositions des chapitres 1, 2, 4 et 5 du livre Ier du Code d'instruction criminelle (article 115 du décret de 1876).

Voilà pour les lazarets. Mais là ne se bornent pas les prérogatives des autorités sanitaires.

Selon l'article 17 de la loi de 1822, ses membres exerceront les fonctions d'officiers de police judiciaire exclusivement dans les lazarets, parloirs des lazarets, etc., et *dans les autres parties du ressort de ces autorités concurremment avec les officiers de police judiciaire ordinaires, pour les crimes, délits et contraventions en matière sanitaire* (1).

Donc ces autorités sont compétentes pour instruire *sur toutes espèces* de crimes, délits et contraventions dans les lieux réservés par l'article 17 (faits même étrangers au régime sanitaire), mais hors de ces lieux, elles sont incompétentes pour les crimes, délits et contraventions *ordinaires*.

Au point de vue théorique, ces principes sont des plus simples, mais dans le domaine pratique, au contraire, ils donnent lieu à des difficultés sérieuses sur lesquelles la Cour de cassation elle-même a été plusieurs fois appelée à statuer.

Par exemple, les jurisconsultes qui se sont occupés

(1) Les parties du ressort, c'est-à-dire la circonscription sanitaire, définie page 25.

de la matière examinent tous l'hypothèse suivante : des
gardes sanitaires ont été placés sur des bâtiments suspects de contagion, quelle autorité sera compétente pour
*instruire et juger les crimes et délits commis à leur
égard* ?

Tous les interprètes répondent que ce ne sont pas les
autorités sanitaires, puisque, d'après l'article 17 de la
loi de 1822, elles n'ont que le droit d'exercer les fonctions d'officiers de police judiciaire. Sera-ce, au contraire, la justice ordinaire ou le conseil de guerre maritime ? Il ne faut pas oublier que ce conseil a juridiction
pour les crimes et délits commis sur les vaisseaux.

Par suite, il a été décidé par la Cour de cassation et
par tous les interprètes : 1° que lorsque les articles 17
et 18 de la loi de 1822 décident que les autorités sanitaires connaîtront dans les parloirs, lazarets et autres
lieux réservés, en concurrence avec les officiers ordinaires, des contraventions en matière sanitaire, ces actes
désignent par ces expressions, *officiers ordinaires*, les
tribunaux qui ont une juridiction générale, un territoire
déterminé et non les tribunaux qui ne jouissent que
d'une juridiction exceptionnelle ; or les conseils de
guerre maritime sont dans ce cas (Cour de cassation,
chambre criminelle. Affaire de règlement de juge,
3 décembre 1831, Affaire Lapierre et 27 sept. 1828,
Affaire Vitrolles).

2° Les tribunaux ordinaires sont seuls compétents
pour statuer sur les violences exercées contre un garde
sanitaire par le commandant du navire sur lequel se
trouvait ce garde, lorsque ces violences du commandant
ont empêché le garde d'exercer sa surveillance. Par

suite, le conseil de guerre maritime est incompétent pour
statuer sur le fait reproché au commandant (Décret
du 22 juillet 1806, art. 33, 74, même arrêt du 3 décembre 1831).

Voici l'arrêt : *Affaire Lapierre.*

« La Cour, après un long délibéré dans la chambre du
Conseil : Vu l'article 572 du Code d'instruction criminelle, les lois, décrets et ordonnances du roi, cités tant
dans la requête du Procureur du roi de Toulon que dans
le mémoire du préfet maritime, et notamment les art. 33
et 76 du décret du 22 juillet 1806, relatifs à l'organisation du Conseil de marine et à l'exercice de la police et
de la justice à bord des vaisseaux, la loi du 3 mars 1822,
relative à la police sanitaire et l'ordonnance du roi du
7 août suivant, qui détermine les mesures relatives au
régime et à la police sanitaire, ordonnance réglementaire rendue en exécution de l'article I de la dite loi ; —
Attendu que les lois sur le régime et la police sanitaire
sont des lois spéciales rendues dans un grand intérêt
public ; que, pour tout ce qui concerne leur exécution,
elles emportent une dérogation formelle aux lois générales, et que ces dernières ne peuvent, dans aucun cas,
leur être opposées ; que d'après toutes les dispositions
de la loi du 3 mars 1822 et de l'ordonnance du 7 août
suivant, les intendances et autorités sanitaires sont des
établissements purement civils, ressortissant aux autorités administratives et civiles supérieures ; que, les articles 17 et 18 de la loi ont attribué aux intendances et
autorités sanitaires, sans appel ni recours en cassation,
le droit de connaître dans les lazarets, parloirs et autres
lieux réservés, de toutes les contraventions de police,

d'y exercer les fonctions de police judiciaire, et la concurrence, en cette dernière qualité, avec les autres officiers ordinaires, dans les autres parties du ressort de
ces autorités, pour les crimes, délits et contraventions
en matière sanitaire ; que les articles 72 et suivants de
l'ordonnance du roi en ont réglé l'exercice ; que sous la
dénomination d'*officiers ordinaires*, ne peuvent être désignés les conseils de guerre maritimes, juridiction exceptionnelle et limitée ; que ce titre d'officiers ordinaires, tribunaux ordinaires, ne s'applique, en législation,
qu'aux tribunaux qui ont un territoire déterminé, une
juridiction générale, et que ces tribunaux sont, d'après
les termes et l'esprit des lois et ordonnances sur la
matière, seuls compétents pour connaître des délits et
crimes commis contre les lois sanitaires ; attendu que,
d'après l'article 63 de l'ordonnance susdatée, les gardes
de santé sont aux ordres du président semainier des intendances et commissions sanitaires ou, à son défaut,
du vice-président en service, qu'ils ne peuvent recevoir
d'ordres que d'eux ou de l'intendance, ou de la commission dont ils dépendent ; — que ces gardes de santé,
préposés par les autorités sanitaires, servant à bord des
bâtiments et autres lieux où ils sont placés par leurs
chefs, ont droit de police pour tout ce qui concerne
l'exécution des règlements et des consignes qui leur sont
données ; qu'ils sont les agents de ces autorités ; qu'à
cet égard *ils sont indépendants, responsables seulement
envers leurs chefs, sauf et sans préjudice de la soumission
aux lois de police ordinaire à bord des vaisseaux, comme
le serait tout autre individu ou marin embarqué, mais
toutefois sans qu'ils puissent être empêchés dans l'exer-*

cice de leur surveillance ; que par l'article 200 *de l'ordonnance du roi du* 31 *octobre* 1827, *il est enjoint aux commandants de vaisseaux sur une rade de tenir la main à ce que les préposés à la conservation de la santé publique ne soient point troublés dans l'exercice de leurs fonctions ;* que d'après les principes ci-dessus posés, il est nécessaire, pour régler la compétence, de considérer de quels faits se compose la prévention contre le sieur Lapierre, d'après la plainte de l'autorité sanitaire, adressée au procureur du roi ; qu'il résulte de cette plainte que, le 23 août dernier, quelques mots grossiers ayant été échangés entre un officier de quart, qui aurait pris l'initiative, et le nommé Dubosset, garde de santé, placé à bord du brick de l'Etat *La Flèche,* qui aurait répliqué dans les mêmes termes et à l'occasion d'un service sanitaire, le sieur Lapierre, commandant le brick *la Flèche,* serait intervenu ; qu'il aurait fait mettre aux fers, sur le pont, ledit Dubosset, et que, sur les réclamations de ce dernier contre le traitement qui lui était infligé, il aurait menacé de le faire baillonner ; qu'incontestablement, par cette main-mise violente, il y a eu une séquestration de la personne dudit garde de santé, un empêchement absolu apporté à l'exercice de sa surveillance, et par conséquent, *d'après les faits de la prévention, violation de la loi sur la police sanitaire, qui paraîtrait rentrer, si ces faits étaient prouvés, dans l'application de l'article* 14 *de ladite loi* ; en conséquence, vidant son délibéré et statuant par voie de règlement de juges ; sans s'arrêter... Renvoie devant le juge d'instruction du tribunal de première instance. » Conclusions conformes du procureur général Dupin.

Inutile de faire remarquer que cet arrêt a une importance capitale, et que cette importance n'a été en rien diminuée par le présent décret.

Arrêt de la Cour de cassation du 27 septembre 1828. Affaire de Vitrolles.

La Cour (cet arrêt est rédigé en des termes identiques à ceux de l'arrêt de 1831 qui précède, jusqu'à ces mots : *exercice de leurs fonctions*) : « Attendu que, d'après les principes ci-dessus posés, il est nécessaire, pour régler la compétence, de considérer de quels faits se compose la prévention contre le sieur de Vitrolles, d'après la dénonciation de l'intendance sanitaire au procureur du roi ; qu'il résulte de cet examen, que, sur la réclamation d'une ration faite par le garde de santé Laurent Ourdan, le sieur de Vitrolles, auquel ledit Ourdan parlait le chapeau sur la tête, lui aurait jeté son chapeau par terre, et lui aurait porté deux coups au visage ; que le sieur de Vitrolles aurait répondu par un propos grossier contre les intendants de la santé publique, sur la réplique d'Ourdan que ces messieurs lui feraient rendre justice ; — que cette prévention qui pourra être soit aggravée, soit atténuée par l'instruction, ne présente point un délit contre la police sanitaire proprement dite, mais un délit commis à bord d'un vaisseau, qui n'est pas dans le port, par le commandant, contre un individu non marin embarqué, puisqu'il n'y a eu aucune séquestration de la personne dudit Ourdan, garde de santé, et qu'il n'a pas été empêché pendant un seul instant dans l'exercice de sa surveillance ; que dès lors, le conseil de guerre maritime est compétent pour connaître de ce délit ; qu'il ne peut être rien induit, dans l'espèce, de l'art. 76 du décret du 22 juillet 1806, portant que la connaissance des crimes et délits commis contre les habitants, par les officiers, matelots et soldats, appartiendra aux juges des lieux, et que les conseils de guerre ne connaîtront que de ceux qui seront commis contre le service du roi, ou contre les officiers, matelots et soldats ; — En conséquence, et statuant par voie de règlement de juge..., Renvoie le sieur de Vitrolles devant le conseil de guerre maritime saisi par le préfet maritime des ports et arrondissement de Toulon.... (*Cour de cassation, chambre criminelle, 27 septembre* 1828).

La chambre criminelle de la Cour de cassation a persévéré jusqu'à nos jours dans cette manière de voir. Les autorités sanitaires peuvent être, sur cette importante question, pleinement rassurées.

Dans une *affaire Gauthier, le* 15 *novembre* 1860, et dans le même ordre d'idées, la Cour suprême a décidé : que, dans les lois répressives, la dénomination d'officiers ordinaires, ne s'applique comme celle des tribunaux ordinaires, qu'à ceux qui ont une compétence territoriale et une juridiction générale conformément au Code d'instruction criminelle ; et d'un autre côté, que les marins et militaires sont justiciables des tribunaux correctionnels pour les délits intéressant la police sanitaire. En effet, les codes de justice pour les armées de terre et de mer promulgués, le premier en 1857, le second en 1858, n'ont pas dérogé à la compétence établie par la loi du 3 mars 1822. Voilà encore une nouvelle preuve de l'importance de cette loi de 1822 puisqu'elle est tou-

jours restée intacte et que, jusqu'à nos jours, toutes les
fois que le législateur a eu l'occasion d'y faire des brè-
ches, il l'a religieusement respectée, même à la revision
du Code pénal en 1832.

Cet arrêt donne à la jurisprudence des décisions de
la Cour de cassation de 1828 et de 1831 une portée plus
grande, un horizon plus étendu. Dans l'hypothèse de
l'affaire Gauthier que nous allons reproduire, il s'agissait de savoir si, tout en admettant la doctrine des arrêts de 1828 et de 1831, les nouveaux Codes de justice
militaire, par cela seul qu'ils n'exceptaient pas de la
compétence des conseils de guerre les délits des militaires et des marins en matière sanitaire, n'avaient pas
à leur tour abrogé implicitement les règles générales
posées par la loi de 1822. Il importe, en effet, de savoir
que les deux Codes militaires ont soin de soustraire aux
conseils de guerre un certain nombre d'infractions pour
les restituer à la juridiction des tribunaux ordinaires.
Il s'agit des infractions des hommes des armées de terre
et de mer relatives : « aux lois sur la chasse, la pêche,
les douanes, les contributions indirectes, les octrois,
les forêts et la grande voirie. »

La Cour de cassation avait donc à résoudre la question de savoir si ces indications avaient un caractère
énonciatif ou un caractère limitatif. Or, il suffit de lire
les travaux préparatoires pour voir qu'elles ont incontestablement un simple caractère énonciatif et nullement limitatif. Voici le texte de l'arrêt concernant *l'affaire Gauthier*.

« La Cour : — Vu les articles 14, 17, 18 de la loi du
3 mars 1822, 408, 413 du Code d'instruction criminelle ;

— Attendu que, d'après toutes les dispositions de la loi du 3 mars 1822 et du décret du 24 décembre 1850, les établissements et les autorités judiciaires sont purement civiles, et ressortissent aux autorités administratives et civiles supérieures ; que les articles 17 et 18 de la loi ont attribué aux autorités sanitaires, exclusivement, l'exercice des fonctions de police judiciaire dans les lazarets, parloirs et autres lieux réservés, et n'ont attribué la concurrence que pour les crimes, délits et contraventions, en matière sanitaire, dans les autres parties du ressort de ces autorités, qu'aux officiers ordinaires ; que la dénomination *d'officiers ordinaires* ne s'applique, en législation, comme celle de tribunaux ordinaires, qu'à ceux qui ont une compétence territoriale et une juridiction générale, conformément au Code d'instruction criminelle ; qu'une telle attribution de compétence, en raison de la matière, contenue dans une loi spéciale qui se rattache à des mesures de police générale et d'un intérêt public prédominant, est inconciliable avec l'immixtion des autorités militaires ou maritimes dans la connaissance des infractions prévues par cette loi ; qu'il suit de là que les juridictions ordinaires, c'est-à-dire les tribunaux de police correctionnelle, se trouvent investies de la connaissance des délits en matière sanitaire, non par la seule force des dispositions du Code d'instruction criminelle prises comme droit commun, mais en vertu d'une loi spéciale qui s'est approprié ces dispositions et leur a ainsi imprimé le caractère qui lui est propre ; que, par suite encore, et en vertu de cette règle de droit « *In toto jure generi per speciem derogatur* », la loi du 3 mars 1822 a été et a dû être considérée

comme ayant dérogé à la compétence établie, antérieurement à sa promulgation, pour l'armée de mer ; que
de même, et en vertu de cette autre règle de droit, « *Lex
specialis per generalem non abrogatur* », le Code de justice de l'armée de mer de 1858 ne peut, à raison de sa généralité, être présumé avoir porté atteinte à la loi spéciale du 3 mars 1822 ;

« Attendu que l'abrogation des règles de compétence
établies par cette loi ne résulte d'aucun texte formel du
Code de 1858 ; que l'extension des cas de compétence
des juridictions maritimes, contenue dans les articles 76,
77, ne s'applique qu'aux infractions de droit commun ;
que l'indication faite dans l'article 273 du Code de
justice militaire de l'armée de terre de 1857 et repro-
duite identiquement dans l'article 372 du Code de justice de l'armée de mer de 1858, de diverses matières
spéciales les plus usuelles, comme ne devenant pas soumises aux juridictions militaires ou maritimes, a eu
pour objet de rendre impossible toute contestation ultérieure relativement aux matières indiquées, et non de
restreindre l'application d'une règle de compétence déjà
existante et reconnue ; qu'on ne saurait induire du
seul silence du législateur l'intention de se soustraire
aux principes qu'il proclamait lui-même, une matière
qui devait y rester soumise à raison soit de sa nature,
soit des dispositions qui la régissaient ; — Attendu que
l'article 374 a déclaré abrogées toutes les dispositions
législatives et réglementaires relatives à l'organisation,
à la compétence et à la procédure des tribunaux de la
marine ; que la portée de l'abrogation ainsi déterminée
ne comprend ni la loi du 3 mars 1822, ni aucune loi

spéciale ; — Attendu, en droit que les sieurs Gauthier et
Perollo, étaient cités comme prévenus de délits rentrant
dans les termes de l'article 14 de la loi du 3 mars 1822 ;
— Attendu, néanmoins. que la Cour impériale de Ren-
nes (ch. corr. par ses arrêts du 14 janvier 1860) a refusé
d'en connaître, et qu'elle a ainsi méconnu sa propre
compétence, faussement interprété les dispositions du
Code de justice de l'armée de mer, et formellement
violé les articles 14, 17, 18 de la loi du 3 mars 1822. »

Il importe maintenant de revenir sur l'arrêt de 1831
et sur le réquisitoire que le Procureur général Dupin a
prononcé dans cette circonstance. C'est là que l'on a
irrévocablement réglé la subordination absolue et formelle des commandants de vaisseaux soit militaires,
soit civils, relativement à l'autorité sanitaire et en matière sanitaire.

Un principe incontestable, est, sans aucun doute, que
la police du vaisseau appartient aux autorités maritimes. La police sanitaire n'est qu'une exception. Mais
suivant les paroles du Procureur général Dupin :

« Cette exception devient à son tour le principe dominant dans tous les points où il s'applique, » et l'il-
lustre magistrat prononçait les paroles suivantes : « Les
règles sanitaires ne sont pas faites pour quelques-uns
mais pour tous. Les officiers de marine y sont soumis
comme tout le monde, leur contact est aussi contagieux
en cas de peste que celui du simple matelot ; ils ne peuvent trouver dans leurs fonctions un moyen d'échapper
aux règles prescrites pour le salut de toute une population. Aussi, loin de leur donner juridiction à l'encon-
tre des agents de l'Intendance sanitaire, l'ordonnance

de 1827 enjoint aux capitaines (art. 200), de tenir la main à ce que les préposés à la conservation de la santé publique ne soient pas troublés dans l'exercice de leurs fonctions. Si dans l'espèce de l'arrêt Vitrolles en 1828, la Cour de cassation a jugé que la juridiction ordinaire était incompétente, c'est qu'elle a reconnu que le fait était complètement étranger à la police sanitaire, et que le garde de santé n'avait pas été empêché pendant un seul instant d'exercer sa surveillance. Ainsi, *pour déterminer la juridiction compétente,* il faut examiner de quels faits se compose la prévention, et s'ils constituent un délit contre les lois sanitaires, la connaissance en appartient aux tribunaux *ordinaires* ».

Dans ces dernières lignes, le Procureur général Dupin a admirablement synthétisé la théorie de la compétence et donné le *critérium* qui permet de savoir à quels juges on doit s'adresser.

Donc pour que les autorités sanitaires soient compétentes, il faut que le délit ait été commis en violation des lois sanitaires ; cette condition est indispensable pour que la juridiction puisse s'exercer. Cela explique l'arrêt de 1828 de la Cour de cassation cité plus haut (aff. Vitrolles).

La doctrine qui résulte de cet arrêt qu'il importe de lire avec soin est que : il est insuffisant pour attribuer la compétence aux autorités sanitaires en concurrence avec les autorités ordinaires que le délit ait eu lieu *a l'occasion des lois sanitaires,* il est en outre nécessaire qu'il s'agisse de délits ou contraventions *contre* les lois sanitaires.

Nous venons de jeter un coup d'œil sur l'ensemble

des questions qui ressortissent au titre XIII du présent décret, et nous résumant d'un mot quant à son texte, nous pensons que pour le rendre pratique on doit l'interpréter avec l'aide de la loi de 1822 et les articles correspondants du règlement de 1876, sinon un conflit juridique serait inévitable, avec arrêté de conflit et nécessité de comparaître à Paris devant le Tribunal des conflits, pour obtenir une solution qui serait rendue dans le sens où nous l'avons indiqué.

CHAPITRE VII

TITRE XIV. — Recouvrement des amendes.

ART. 126. — En cas de contravention à la loi du 3 mars 1822 dans un port, rade ou mouillage de France ou d'Algérie le navire est provisoirement retenu et le procès-verbal est immédiatement porté à la connaissance du capitaine du port ou de toute autre autorité en tenant lieu, qui ajourne la délivrance du billet de sortie jusqu'à ce qu'il ait été satisfait aux prescriptions mentionnées dans l'article suivant.

ART. 127. — L'agent verbalisateur arbitre provisoirement, conformément à un tarif arrêté par le ministre des finances de concert avec le ministre de l'intérieur, le montant de l'amende en principal et décimes, ainsi que les frais du procès-verbal ; il en prescrit la consignation immédiate à la caisse de l'agent chargé de la perception des droits sanitaires, à moins qu'il ne soit présenté à ce comptable une caution solvable.

Celui-ci en cas d'acquittement, remboursera à l'ayant droit la somme consignée. Si, au contraire, il y a condamnation, il versera cette somme au percepteur (en Algérie, au receveur des contributions diverses) qui aura pris charge de l'extrait de jugement, ou il fera connaître à ce comptable les nom et domicile de la caution présentée.

ART. 128. — Le contrevenant est tenu d'élire domicile dans le département du lieu où la contravention a été constatée ; à défaut par lui d'élection de domicile, toute notification lui est valablement faite à la mairie de la commune où la contravention a été commise.

TITRE XV. — **Dispositions générales.**

ART. 129. — Des médecins sanitaires français sont établis en Orient ; leur nombre, leur résidence et leurs émoluments sont fixés par le ministre de l'intérieur.

Ces médecins sont chargés de renseigner les agents du service consulaire français, l'administration supérieure, et en cas d'urgence, les directeurs de la santé sur l'état sanitaire des pays où ils résident.

ART. 130. — Les agents de la France au dehors doivent se tenir exactement informés de l'état sanitaire du pays où ils résident et adresser au département dont ils relèvent, pour être transmis au ministre de l'intérieur, les renseignements qui importent à la police sanitaire et à la santé publique de la France. S'il y a péril, ils doivent, en même temps, avertir l'autorité française la plus voisine ou la plus à portée des lieux qu'ils jugeraient menacés.

ART. 131. — Les chambres de commerce, les capitaines ou patrons de navires arrivant de l'étranger, les dépositaires de l'autorité publique, soit au dehors, soit au dedans, et généralement toutes les personnes ayant des renseignements de nature à intéresser la santé publique, sont invités à les communiquer aux autorités sanitaires.

ART. 132. — Des règlements locaux, approuvés soit par le ministre de l'intérieur, soit par le gouverneur général de l'Algérie, déterminent pour chaque port, s'il y a lieu, les conditions spéciales de police sanitaire qui lui sont applicables en vue d'assurer l'exécution des règlements généraux.

ART. 133. — Les dépenses du service sanitaire sont réglées annuellement, en prévision, par des budgets spéciaux préparés par les directeurs de la santé pour chacun des départements de leur circonscription et approuvés, sur l'avis des préfets, soit par le ministre de l'intérieur, soit par le gouverneur général de l'Algérie.

Aucune dépense ne peut être ni effectuée ni engagée en dehors de ces budgets sans une autorisation expresse du ministre ou du gouverneur, à moins toutefois qu'il n'y ait urgence. Dans ce cas, il en est référé immédiatement au ministre ou au gouverneur pour faire régulariser la dépense effectuée ou engagée.

Aussitôt après la clôture de l'exercice financier, les directeurs de la santé adressent au ministre ou au gouverneur, par l'intermédiaire des préfets, et indépendamment des pièces exigées par les règlements sur la comptabilité, un compte détaillé des dépenses ordinaires effectuées au cours de l'exercice dans chacun des départements de leur circonscription.

ART. 134. — Sont abrogés les décrets des 22 février 1876, 25 mai 1878, 15 avril 1879, 26 janvier 1882, 19 décembre 1883, 30 décembre 1884, 29 octobre 1885, 15 décembre 1888, 25 juillet et 19 octobre 1894, 20 et 22 juin 1895, et généralement toutes dispositions réglementaires antérieures qui seraient contraires au présent décret.

ART. 135. — Le ministre de l'intérieur et les ministres de la justice, des affaires étrangères, des finances, de la guerre, de la marine, des travaux publics, du commerce, de l'industrie, des postes et des télégraphes, de l'agriculture, des colonies, et le gouverneur général de l'Algérie sont chargés chacun en ce qui le concerne de l'exécution du présent décret, qui sera publié au *Journal officiel* de la République française et inséré au *Bulletin des lois*.

Fait à Paris, le 4 janvier 1896.   FÉLIX FAURE.

Pour le président de la République :

Le *président du Conseil,*
  ministre de l'intérieur,
    LÉON BOURGEOIS.

Le *ministre de la justice,*
    L. RICARD.

Le *ministre des affaires étrangères,*
    BERTHELOT.

Le *ministre des finances,*
    PAUL DOUMER.

Le *ministre de la guerre,*
    G. CAVAIGNAC.

Le *ministre de la marine,*
    EDOUARD LOCKROY.

Le *ministre des travaux publics,*
    ED. GUYOT-DESSAIGNE.

Le *ministre du commerce,*
  de l'industrie, des postes et des télégraphes,
    G. MESUREUR.

Le *ministre de l'agriculture,*
    VIGER.

Le *ministre des colonies,*
    GUIEYSSE.

Nous publions en commentaire de l'art. 129 la réglementation qui vise les médecins sanitaires en Orient.

INSTRUCTIONS POUR LES MÉDECINS SANITAIRES DANS LE LEVANT.

RÈGLES GÉNÉRALES.— ART. 1ᵉʳ.— Le but principal de la mission des médecins sanitaires européens dans le Levant est de
constater l'état sanitaire des pays de leur résidence et d'en
informer les diverses autorités locales.

ART. 2. — Les médecins sanitaires européens ne seront
responsables que devant leurs gouvernements respectifs, dont
ils recevront des instructions spéciales. Chaque médecin sanitaire se mettra à cet effet en rapport direct avec le délégué
de son gouvernement, membre des conseils de santé de Constantinople et d'Alexandrie.

ART. 3. — Tout en conservant, autant que possible, la liberté dans l'accomplissement de leurs fonctions médicales,
les médecins sanitaires se trouveront, dans l'endroit de leur
résidence, sous la protection et juridiction des conseils généraux et conseils de leurs pays respectifs, auxquels ils s'adres-
seront dans toutes les difficultés qui pourraient s'élever entre
eux et les autorités locales.

ART. 4. — Les médecins sanitaires européens entretiendront de bonnes relations non seulement entre eux, mais encore
avec les corps consulaires, avec les habitants en général, et
surtout avec les autorités sanitaires et les autres médecins locaux des pays de leur résidence.

ART. 5. — Le médecin sanitaire chargé de surveiller une
certaine circonscription ne devra prendre aucun engagement
qui pourrait le lier à l'endroit de sa résidence.

Pour cela, et pour d'autres raisons encore, il lui sera interdit de pratiquer la médecine, comme profession dont il tire-
rait profit.

Cela d'ailleurs, ne l'empêchera pas de se rendre utile au
pays, de prendre part même aux consultations médicales et
de donner des conseils gratuits aux indigents.

CONSTATATION DE L'ÉTAT SANITAIRE DU PAYS. — ART. 6. — Le

médecin sanitaire se livrera à une enquête attentive et incessante sur l'état de santé des populations au milieu desquelles il réside.

A cet effet, il devra parcourir sa circonscription toutes les fois qu'il le jugera utile et nécessaire (en Egypte, aussi souvent que possible), et se mettre en rapport avec les autorités sanitaires locales, consuls, officiers, députations ou bureaux de santé.

D'autre part, il se mettra en rapport avec les médecins, les pharmaciens et toutes les personnes dont il pourrait obtenir des renseignements utiles.

Il visitera les hôpitaux, les quartiers les plus insalubres des villes et des villages de la circonscription qui lui est confiée.

Art. 7. — En cas de suspicion de maladies pestilentielles, le médecin sanitaire en informera tout de suite l'administration sanitaire locale, ou *vice-versa*, et dès ce moment il s'établira une consultation médicale dont le résultat sera immédiatement communiqué au corps consulaire de l'endroit, et s'il en est besoin, à toutes les autorités énumérées dans l'article 15.

Art. 8. — Le médecin sanitaire se tiendra à l'aide de documents officiels, s'il en existe, ou par toute autre voie, au courant du mouvement de la population, c'est-à-dire du nombre des naissances ayant lieu chaque mois.

Art. 9. — Il s'efforcera de connaître la manière dont la peste aura pu s'introduire, de même que les circonstances locales qui peuvent augmenter l'intensité de cette maladie.

Il tâchera particulièrement de recueillir les faits qui pourront éclaircir la question de l'introduction de la peste par voie des effets et des marchandises. Il fera son possible pour connaître les conditions de santé des arrivages par mer et par terre. Il portera, entre autres, son attention particulière sur les caravanes venant de l'intérieur de l'Asie et de l'Afrique; sur les circonstances hygiéniques dans lesquelles se trouvent les caravanes durant leurs traversées, et sur la nature des maladies qui s'y développent.

SURVEILLANCE DE L'EXÉCUTION DES MESURES SANITAIRES. — ART. 10. — Le médecin sanitaire européen portera toute son attention sur la manière dont s'exécutent les mesures sanitaires, tant quarantenaires qu'hygiéniques, par les fonctionnaires des administrations sanitaires du pays, sans s'immiscer d'ailleurs dans cette exécution.

(Une exception est admise à l'article 13).

ART. 11. — Il surveillera autant que possible l'inspection de l'état hygiénique des navires et de l'état de santé des équipages et des passagers partant pour l'Europe. Cette inspection même est confiée aux administrations sanitaires locales.

ART. 12. — Pour satisfaire aux articles 6 jusqu'à 12, le médecin sanitaire entretiendra des rapports officiels avec les administrations sanitaires locales. Ces administrations, à leur tour, auront l'obligation, non seulement de fournir aux médecins sanitaires des renseignements écrits sur tout ce qui a trait à l'exécution de ces instructions, mais encore de recevoir ces médecins dans le local de l'administration sanitaire, toutes les fois que ceux-ci jugeront à propos de s'y rendre pour obtenir des renseignements ou des éclaircissements verbaux.

ART. 13. — Dans tous les cas où le médecin de l'administration sanitaire locale serait malade ou absent, et où cette administration même inviterait le médecin sanitaire européen à remplir temporairement la place vacante ou à exécuter quelques mesures qui ne sauraient être confiées qu'à un médecin, le médecin sanitaire européen sera tenu de prêter son concours autant que cela sera en son pouvoir.

CORRESPONDANCE. — ART. 14. — Le médecin sanitaire européen sera obligé d'entretenir une correspondance régulière et extraordinaire avec le médecin central de son arrondissement, avec le corps consulaire de sa circonscription, et dans certains cas, avec quelques autres médecins sanitaires.

Le but général de cette correspondance, qui doit se faire en franchise est d'assurer une information incessante sur l'état de santé de la circonscription et sur l'exécution des mesures sanitaires tant quarantenaires qu'hygiéniques.

Art. 15. — Dans les circonstances ordinaires, le médecin sanitaire européen adressera son rapport régulier au médecin central de l'arrondissement et au corps consulaire de sa circonscription, deux fois par mois en Turquie, et chaque semaine en Egypte.

Art. 16. — Dans le cas de quelque maladie suspecte ou épidémique, et dans tous les cas extraordinaires en général, le médecin sanitaire européen fera son rapport immédiatement et sans délai, non seulement aux autorités ci-dessus mentionnées, mais aussi à tous les médecins sanitaires des circonscriptions voisines, et s'il est besoin, aux médecins et consuls plus éloignés, à qui ces informations pourraient être utiles.

Art. 17. — Dans tous les rapports adressés aux consuls, le médecin sanitaire formulera clairement ses conclusions pour la patente nette ou la patente brute, conclusions dont les consuls auraient besoin pour viser les patentes. Des cas suspects quelconques seraient regardés comme raison suffisante pour formuler la patente brute.

Tenue des registres sanitaires.— Art. 18. — Afin de pouvoir en tout temps se rendre compte de ses opérations, et pour être toujours à même de fournir des documents authentiques et précis aux autorités supérieures, chaque médecin sanitaire européen tiendra avec le plus grand soin les registres suivants, cotés et parafés par le corps consulaire de sa résidence :

1º *Registre de tous les ordres et de toutes les instructions qu'il a reçus dans le cours d'une année.*

Les originaux de ces ordres et instructions formeront l'annexe de ce registre.

2º *Registre renfermant les copies textuelles de tous les rapports réguliers et extraordinaires adressés au médecin central, aux administrations sanitaires locales et aux divers consuls de la circonscription.*

3° *Registre renfermant la correspondance entretenue avec les autres médecins sanitaires.*

Les copies textuelles des lettres écrites dans l'intérêt du service et de la mission commune y doivent être conservées avec les originaux des lettres reçues.

ÉTUDES SCIENTIFIQUES. — ART. 19. — Le médecin sanitaire sera obligé d'étudier, sous le rapport de la santé publique, le pays où il se trouve, son climat, ses maladies et toutes les conditions qui s'y rapportent. Le plan général de ces études comprendra :

1° La topographie médicale complète de sa circonscription ;

2° L'étude des maladies ordinaires et accidentelles de cette contrée ;

3° De nouvelles recherches sur l'épidémie pestilentielle et sur les caractères symptomatiques et anatomiques de la peste ;

4° L'étude des conditions étiologiques en général (voy. l'art. 9) et l'étude comparative des lieux, et jusqu'aux quartiers des villes et villages dans lesquels la peste se développe, et des lieux appartenant au même pays et habités par les mêmes populations où la peste ne s'engendre jamais.

Cette comparaison a pour but de faire connaître les causes de la peste et les moyens d'en prévenir le développement dans les pays qui l'enfantent encore aujourd'hui.

ART. 20. — Le médecin sanitaire communiquera, de temps à autre, les résultats de ses études scientifiques au médecin central et à son gouvernement respectif, qui aura soin d'en publier ceux qui lui paraîtront dignes d'attention.

INSTRUCTIONS PARTICULIÈRES POUR LES MÉDECINS CENTRAUX. — ART. 21. — L'installation de médecins centraux sur quatre points du Levant a pour but de centraliser la correspondance des médecins sanitaires ordinaires dont ils recevraient les rapports réguliers et extraordinaires, comme il a été dit plus haut.

Cette correspondance d'ailleurs ne donnera aux médecins centraux aucune suprématie sur leurs autres collègues.

ART. 22. — Le médecin central, tout en remplissant les

fonctions de médecin sanitaire ordinaire, selon les chapitres précédents, sera, en outre, chargé de rédiger des rapports généraux basés sur les rapports spéciaux des médecins sanitaires de son arrondissement. Ces rapports généraux seront à leur tour adressés, une fois par mois en Turquie et deux fois par mois en Egypte, au corps consulaire local et au conseil de santé de Constantinople. Le médecin central d'Alexandrie communiquera, en outre, son rapport général au conseil de santé d'Alexandrie.

ART. 23. — Chaque médecin central rédigera, au commencement de chaque année, un rapport détaillé sur l'état de santé de son arrondissement pendant l'année précédente, et sur toutes les conditions sanitaires qui s'y rattachent.

ART. 24. — Ces rapports annuels, écrits en français, seront imprimés dans le lieu de la résidence du médecin central et seront distribués en nombre suffisant d'exemplaires :

1° A tous les représentants des puissances européennes intéressées, qui en feront part à leurs gouvernements respectifs ; 2° à tous les délégués européens, membres des conseils de santé de Constantinople et d'Alexandrie, qui les communiqueront en entier ou en partie à ces conseils mêmes ; et 3° à tous les médecins sanitaires en Turquie et en Egypte, qui les communiqueront également, en partie ou en entier, aux autorités sanitaires locales.

Il existe un médecin sanitaire français à Suez, Alexandrie, Beyrouth, Smyrne et Constantinople.

ANNEXES

LOI DU 3 MARS 1822 SUR LA POLICE SANITAIRE

TITRE Ier. — De la police sanitaire.

ARTICLE PREMIER. — Le roi détermine par des ordonnances : 1° les pays dont les provenances doivent être habituellement ou temporairement soumises au régime sanitaire ; 2° les mesures à observer sur les côtes, dans les ports et rades, dans les lazarets et autres lieux réservés ; 3° les mesures extraordinaires que l'invasion ou la crainte d'une maladie pestilentielle rendrait nécessaires sur les frontières de terre ou dans l'intérieur.

Il règle les attributions, la composition et le ressort des autorités et administrations chargées de l'exécution de ces mesures, et leur délègue le pouvoir d'appliquer provisoirement, dans des cas d'urgence, le régime sanitaire aux portions du territoire qui seraient inopinément menacées.

Les ordonnances du roi ou les actes administratifs qui prescriront l'application des dispositions de la présente loi à une portion du territoire français seront, ainsi que la loi elle-même, publiés et affichés dans chaque commune qui devra être soumise à ce régime ; les dispositions pénales de la loi ne seront applicables qu'après cette publication.

ART. 2. — Les provenances, par mer, de pays habituellement et actuellement *sains*, continueront d'être admises à la libre pratique, immédiatement après les visites et les interro-

THIERRY 15

gatoires d'usage, à moins d'accidents ou de communications de nature suspecte survenus depuis leur départ.

ART. 3. — Les provenances, par la même voie, de pays qui ne sont pas habituellement *sains*, ou qui se trouvent accidentellement infectés, sont, relativement à leur état sanitaire, rangées sous l'un des trois régimes ci-après déterminés :

Sous le régime de la *patente brute*, si elles sont ou ont été, depuis leur départ, infectées d'une maladie réputée pestilentielle, si elles viennent de pays qui en soient infectés, ou si elles ont communiqué avec des lieux, des personnes ou des choses qui auraient pu leur transmettre la contagion ;

Sous le régime de la *patente suspecte*, si elles viennent de pays où règne une maladie soupçonnée d'être pestilentielle, ou de pays qui, quoique exempts de soupçons, sont ou viennent d'être en libre relation avec des pays qui s'en trouvent entachés, ou enfin si des communications avec des provenances de ces derniers pays, ou des circonstances quelconques, font suspecter leur état sanitaire ;

Sous le régime de la *patente nette*, si aucun soupçon de maladie pestilentielle n'existait dans le pays d'où elles viennent, si ce pays n'était point ou ne venait point d'être en libre relation avec des lieux entachés de ce soupçon, et, enfin, si aucune communication, aucune circonstance quelconque, ne fait suspecter leur état sanitaire.

ART. 4. — Les provenances spécifiées en l'article 3 ci-dessus pourront être soumises à des quarantaines plus ou moins longues, selon chaque régime, la durée du voyage et la gravité du péril. Elles pourront même être repoussées du territoire, si la quarantaine ne peut avoir lieu sans exposer la santé publique.

Les dispositions du présent article et de l'article 3 s'appliqueront aux communications par terre, toutes les fois qu'il aura été jugé nécessaire de les y soumettre.

ART. 5. — En cas d'impossibilité de purifier, de conserver ou de transporter sans danger des animaux ou des objets matériels susceptibles de transmettre la contagion, ils pourront être, sans obligation d'en rembourser la valeur, les animaux tués et enfouis, les objets matériels détruits et brûlés.

La nécessité de ces mesures sera constatée par des procès-verbaux, lesquels feront foi jusqu'à inscription de faux.

ART. 6. — Tout navire, tout individu, qui tenterait, en infraction aux règlements, de pénétrer en libre pratique, de franchir un cordon sanitaire, ou de passer d'un lieu *infecté* ou *interdit* dans un lieu qui ne le serait point, sera, après une sommation de se retirer, repoussé de vive force, et ce, sans préjudice des peines encourues.

TITRE II. — Des peines, délits et contraventions en matière sanitaire.

ART. 7. — Toute violation des lois et des règlements sanitaires sera punie :

De la peine de mort, si elle a opéré communication avec des pays dont les provenances sont soumises au régime de la *patente brute*, avec ces provenances, ou avec des lieux, des personnes ou des choses placés sous ce régime ;

De la peine de réclusion et d'une amende de deux cents francs à vingt mille francs, si elle a opéré communication avec des pays dont les provenances sont soumises au régime de la *patente suspecte*, avec ces provenances, ou avec des lieux, des personnes ou des choses placés sous ce régime ;

De la peine d'un an à dix ans d'emprisonnement et d'une amende de cent francs si elle a opéré communication prohibée avec des lieux, des personnes ou des choses qui, sans être dans l'un des cas ci-dessus spécifiés, ne seraient point en libre pratique.

Seront punis de la même peine ceux qui se rendraient coupables de communications interdites entre des personnes ou des choses soumises à des quarantaines de différents termes.

Tout individu qui recevra sciemment des matières ou des personnes en contravention aux règlements sanitaires sera puni des mêmes peines que celles encourues par le porteur ou le délinquant pris en flagrant délit.

ART. 8. — Dans le cas où la violation du régime de la *pa-*

tente brute, mentionnée à l'article précédent, n'aurait point
occasionné d'invasion pestilentielle, les tribunaux pourront
ne prononcer que la réclusion et l'amende portées au second
paragraphe dudit article.

Art. 9. — Lors même que ces crimes ou délits n'auraient
point occasionné d'invasion pestilentielle, s'ils ont été accom-
pagnés de rébellion, ou commis avec des armes apparentes
ou cachées, ou avec effraction, ou avec escalade : la peine de
mort sera prononcée en cas de violation du régime de la patente brute ; la peine des travaux forcés à temps sera substituée à la peine de réclusion, pour la violation du régime de
la patente suspecte ; et la peine de réclusion à l'emprisonnement,pour les cas déterminés dans les deux avant-derniers
paragraphes de l'article 7.

Le tout indépendamment des amendes portées audit article, et sans préjudice des peines plus fortes qui seraient pro-
noncées par le Code pénal.

Art. 10. — Tout agent du gouvernement au dehors, tout
fonctionnaire, tout capitaine, officier ou chef quelconque d'un
bâtiment de l'État ou de tout autre navire ou embarcation,
tout médecin, chirurgien, officier de santé, attaché, soit au
service sanitaire, soit à un bâtiment de l'État ou du commerce, qui, officiellement, dans une dépêche, un certificat,
un rapport, une déclaration ou une déposition aurait sciemment altéré ou dissimulé les faits de manière à exposer la
santé publique, sera puni de mort, s'il s'en est suivi une invasion pestilentielle.

Il sera puni des travaux forcés à temps et d'une amende de
mille francs à vingt mille francs lors même que son faux
exposé n'aurait point occasionné d'invasion pestilentielle, s'il
était de nature à pouvoir y donner lieu en empêchant les
précautions nécessaires.

Les mêmes individus seront punis de la dégradation civi-
que et d'une amende de cinq cents francs à dix mille francs,
s'ils ont exposé la santé publique en négligeant sans excuse
légitime d'informer qui de droit de faits à leur connaissance
de nature à produire ce danger, ou si, sans s'être rendus

complices de l'un des crimes prévus par les articles 7, 8 et 9, ils ont sciemment, et par leur faute, laissé enfreindre ou enfreint eux-mêmes des dispositions réglementaires qui eussent pu le prévenir.

ART. 11. — Sera puni de mort tout individu faisant partie d'un cordon sanitaire, ou en faction pour surveiller une quarantaine ou pour empêcher une communication interdite, qui aurait abandonné son poste ou violé sa consigne.

ART. 12. — Sera puni d'un emprisonnement d'un à cinq ans tout commandant de la force publique qui, après avoir été requis par l'autorité compétente, aurait refusé de faire agir pour un service sanitaire la force sous ses ordres.

Seront punis de la même peine et d'une amende de cinquante francs à cinq cents francs, tout individu attaché à un service sanitaire, ou chargé par état de concourir à l'exécution des dispositions prescrites pour ce service, qui aurait, sans excuse légitime, refusé ou négligé de remplir ces fonctions ;

Tout citoyen faisant partie de la garde nationale, qui se refuserait à un service de police sanitaire pour lequel il aurait été légalement requis en cette qualité ;

Toute personne qui, officiellement chargée de lettres ou paquets pour une autorité ou une agence sanitaire, ne les aurait point remis, ou aurait exposé la santé publique en tardant à les remettre ; sans préjudice des réparations civiles qui pourraient être dues, aux termes de l'article 10 du Code pénal.

ART. 13. — Sera puni d'un emprisonnement de quinze jours à trois mois et d'une amende de cinquante francs à cinq cents francs tout individu qui, n'étant dans aucun des cas prévus par les articles précédents, aurait refusé d'obéir à des réquisitions d'urgence pour un service sanitaire, ou qui, ayant connaissance d'un symptôme de maladie pestilentielle, aurait négligé d'en informer qui de droit.

Si le prévenu de l'un ou de l'autre de ces délits est médecin, il sera, en outre, puni d'une interdiction d'un à cinq ans.

Art. 14. — Sera puni d'un emprisonnement de trois à quinze jours et d'une amende de cinq à cinquante francs, quiconque, sans avoir commis aucun des délits qui viennent d'être spécifiés, aurait contrevenu, en matière sanitaire, aux règlements généraux ou locaux, aux ordres des autorités compétentes.

Art. 15. — Les infractions en matière sanitaire pourront n'être passibles d'aucune peine, lorsqu'elles n'auront été commises que par force majeure, ou pour porter secours en cas de danger, si la déclaration en a été immédiatement faite à qui de droit.

Art. 16. — Pourra être exempté de toute poursuite et de toute peine celui qui, ayant d'abord altéré la vérité ou négligé de la dire dans les cas prévus par l'article 10, réparerait l'omission ou rétracterait son faux exposé, avant qu'il eût pu en résulter aucun danger pour la santé publique et avant que les faits eussent été connus par toute autre voie.

TITRE III. — Des attributions des autorités sanitaires en matière de police judiciaire et de l'état civil.

Art. 17. — Les membres des autorités sanitaires exerceront les fonctions d'officiers de police judiciaire exclusivement, et pour tous crimes, délits et contraventions, dans l'enceinte et les parloirs des lazarets et autres lieux réservés. Dans les autres parties du ressort de ces autorités, ils exerceront concurremment avec les officiers ordinaires, pour les crimes, délits et contraventions en matière sanitaire.

Art. 18. — Les autorités sanitaires connaîtront exclusivement, dans l'enceinte et les parloirs des lazarets et autres lieux réservés, sans appel ni recours en cassation, des contraventions de simple police. Des ordonnances royales régleront la forme de procéder ; les expéditions des jugements et autres actes de la procédure seront délivrées sur papier libre et sans frais.

Art. 19. — Les membres desdites autorités exerceront les fonctions d'officiers de l'état civil dans les mêmes lieux ré-

servés. Les actes de naissance et de décès seront dressés en
présence de deux témoins, et les testaments conformément
aux articles 985, 986 et 987 du Code civil. Expédition des
actes de naissance et de décès sera adressée, dans les vingt-
quatre heures, à l'officier ordinaire de l'état civil de la commune où sera situé l'établissement, lequel en fera la trans-
cription.

TITRE IV. — Dispositions générales.

ART. 20. — Les marchandises et autres objets déposés dans
les lazarets et autres lieux réservés, qui n'auront pas été ré-
clamés dans le délai de deux ans, seront vendus aux enchères
publiques.

Ils pourront, s'ils sont périssables, être vendus avant ce
délai, en vertu d'une ordonnance du président du tribunal
de commerce, ou, à défaut, du juge de paix.

Le prix en provenant, déduction faite des frais, sera acquis
à l'État, s'il n'a pas été réclamé dans les cinq années qui suivront la vente.

CONVENTION INTERNATIONALE DE VENISE

Sa Majesté l'empereur d'Allemagne, roi de Prusse ; Sa Majesté l'empereur d'Autriche, roi de Bohême, etc., etc., etc., et roi apostolique de Hongrie ; Sa Majesté le roi des Belges ; Sa Majesté le roi de Danemark ; Sa Majesté le roi d'Espagne et, en son nom, la reine régente du royaume ; Son Excellence le président de la République française ; Sa Majesté la reine du Royaume-Uni de la Grande-Bretagne et d'Irlande, impératrice des Indes ; Sa Majesté le roi des Hellènes ; Sa Majesté le roi d'Italie ; Sa Majesté la reine des Pays-Bas et, en son nom, la reine régente du royaume ; Sa Majesté le roi du Portugal et des Algarves ; Sa Majesté l'empereur de toutes les Russies ; Sa Majesté le roi de Suède et de Norvège ; Sa Majesté l'empereur des Ottomans,

Désirant procéder à la réforme du système sanitaire, maritime et quarantenaire actuellement appliqué en Égypte à la navigation, et aussi pour introduire les modifications reconnues nécessaires dans la composition, le fonctionnement et le règlement du Conseil sanitaire, maritime et quarantenaire d'Égypte, ont nommé pour leurs plénipotentiaires, savoir :

Sa Majesté l'empereur d'Allemagne, roi de Prusse, — M. le comte de Leyden, son conseiller de Légation, son consul général en Égypte ;

Sa Majesté l'empereur d'Autriche, roi de Bohême, etc., etc., roi apostolique de Hongrie, — S. Exc. le comte de Kuefstein, son conseiller intime et chambellan, son envoyé extraordinaire et ministre plénipotentiaire ;

Sa Majesté le roi des Belges, — M. E. Beco, secrétaire général du Ministère de l'agriculture, de l'industrie et des travaux publics de Belgique ;

Sa Majesté le roi de Danemark, — M. le comte de Knuth,

son envoyé extraordinaire et ministre plénipotentiaire près Sa Majesté le roi d'Italie ;

Sa Majesté le roi d'Espagne et, en son nom, la reine régente du royaume, — Don Silverio Baguer de Corsi y Ribas, comte de Baguer, son ministre résident ;

Son Excellence le président de la République française, M. Camille Barrère, ministre plénipotentiaire de 1re classe chargé d'affaires de la République française en Bavière ; M. le professeur Brouardel, doyen de la Faculté de médecine, président du Comité d'hygiène de France ; M. le professeur Proust, inspecteur général des services sanitaires de France, professeur à la Faculté de médecine ;

Sa Majesté la reine du Royaume-Uni de la Grande-Bretagne et de l'Irlande, impératrice des Indes, — Lord Vivian, pair du Royaume-Uni, son ambassadeur extraordinaire et plénipotentiaire près Sa Majesté le roi d'Italie ;

Sa Majesté le roi des Hellènes, — M. Georges Argyropoulos, son agent diplomatique en Égypte ; le Dr Zancarol, délégué hellénique au Conseil sanitaire d'Égypte ;

Sa Majesté le roi d'Italie, — S. Exc. le comte d'Arco, son sous-secrétaire d'État aux affaires étrangères, député au Parlement ;

Sa Majesté la reine des Pays-Bas, et, en son nom, Sa Majesté la reine régente du royaume, — M. le jonkheer P. J. F. M. van der Does de Willebois, son agent politique et consul général en Égypte ; M. le Dr Ruysch, son conseiller au Ministère de l'intérieur ;

Sa Majesté le roi de Portugal et des Algarves, — S. Exc. le comte de Macedo, son envoyé extraordinaire et ministre plénipotentiaire près Sa Majesté le roi d'Italie ;

Sa Majesté l'empereur de toutes les Russies, — S. Exc. M. Yonine, son conseiller intime, son envoyé extraordinaire et plénipotentiaire ;

Sa Majesté le roi de Suède et de Norvège, — M. le comte G. Lewenhaup, son chargé d'affaires à Vienne ;

Sa Majesté l'empereur des Ottomans, — S. Exc. Mahmoud Nédim Bey, son ambassadeur près Sa Majesté le roi d'Italie ;

Lesquels ayant échangé leurs pouvoirs, trouvés en bonne et due forme, sont convenus des dispositions suivantes, dont les Hautes Puissances contractantes s'engagent à recommander l'adoption au Gouvernement de Son Altesse le khédive.

En ce qui concerne le régime sanitaire et spécialement le passage en quarantaine des navires par le canal de Suez :

Seront appliquées désormais les mesures indiquées et précisées dans l'annexe I de la présente convention.

Les ressources financières que comporte l'application du dit régime sont indiquées à l'annexe II.

En ce qui touche la composition et le fonctionnement du Conseil sanitaire, maritime et quarantenaire d'Égypte, et la revision de ses règlements :

La composition, les attributions et le fonctionnement de ce Conseil sont indiqués dans l'annexe III.

Les règlements sanitaires spéciaux sont revisés et arrêtés conformément au texte consigné dans l'annexe IV.

Il en est de même de la création du corps de gardes sanitaires.

Tous les règlements et pièces ci-annexés ont la même valeur que s'ils étaient incorporés dans ladite convention.

L'annexe V n'est rédigée et insérée qu'à titre de conseils et recommandations au commerce et à la navigation.

Il est stipulé, en outre, que chacune des Hautes Puissances contractantes aura le privilège de proposer, par les voies diplomatiques qui lui paraîtront convenables, les modifications qu'elle jugerait nécessaire d'apporter aux dispositions ci-dessus énoncées, ainsi qu'aux annexes qui les accompagnent.

En ce qui concerne la modification des règlements contre la peste et la fièvre jaune, ainsi que ceux applicables aux animaux, le Conseil sanitaire, maritime et quarantenaire d'Égypte, réformé, est chargé de les reviser et de les mettre en harmonie avec les décisions ci-dessus consignées.

La présente convention sera ratifiée ; les ratifications en seront échangées à Rome le plus tôt possible et au plus tard dans le délai de six mois à dater du trente janvier mil huit cent quatre-vingt douze.

En foi de quoi les Plénipotentiaires respectifs l'ont signée et y ont apposé leurs cachets.

Fait en quatorze exemplaires, à Venise, le trente janvier mil huit cent quatre-vingt douze.

ANNEXES A LA CONVENTION

ANNEXE I.
TRANSIT EN QUARANTAINE.

Le principe du passage en quarantaine des navires par le Canal de Suez, formulé dans le protocole austro-anglais, est accepté sous la réserve des mesures suivantes.

Sous ce rapport les navires sont répartis en 3 classes :

1º Navires indemnes ;
2º   —   suspects ;
3º   —   infectés.

ARTICLE PREMIER. — *Navires indemnes.*

Les navires reconnus *indemnes* après visite médicale auront libre pratique immédiate, quelle que soit la nature de leur patente.

Ils ne seront pas soumis à l'observation de 24 heures qui est prescrite actuellement contre les navires avec patente brute.

ART. 2. — *Navires suspects.*

Les *Navires suspects* sont ceux à bord desquels il y a eu des cas de choléra au moment du départ ou pendant la traversée, mais aucun cas nouveau depuis 7 jours. Ces navires seront traités d'une façon différente suivant qu'ils ont ou n'ont pas à bord un médecin et un appareil à désinfection (étuve).

a) Les navires ayant un médecin et un appareil de désinfection (étuve), remplissant les conditions voulues, seront admis à passer le canal de Suez en quarantaine dans les conditions du règlement pour le transit.

b) Les autres navires suspects n'ayant ni médecin ni appareil de désinfection (étuve) seront, avant d'être admis à transiter en quarantaine, retenus aux sources de Moïse pendant le temps nécessaire pour opérer les désinfections du linge sale, du linge de corps et autres objets susceptibles, et s'assurer de l'état sanitaire du navire.

S'il s'agit d'un navire postal, ou d'un paquebot spécialement affecté au transport des voyageurs, sans appareil de désinfection (étuve), mais ayant un médecin à bord, si l'autorité locale a l'assurance, par une constatation officielle, que les mesures d'assainissement et de désinfection ont été convenablement pratiquées, soit au point de départ, soit pendant la traversée, le passage en quarantaine sera accordé.

S'il s'agit de navires postaux ou de paquebots spécialement affectés au transport des voyageurs, sans appareil de désinfection (étuve), mais ayant un médecin à bord ; si le dernier cas de choléra remonte à plus de 14 jours et si l'état sanitaire du navire est satisfaisant, la libre pratique pourra être donnée à Suez, lorsque les opérations de désinfection seront terminées.

Pour un bateau ayant un trajet de moins de 14 jours, les passagers à destination d'Égypte seront débarqués aux sources de Moïse et isolés pendant vingt-quatre heures, et leur linge sale et leurs effets à usage désinfectés. Ils recevront alors la libre pratique. Les bateaux ayant un trajet de moins de 14 jours et demandant à obtenir la libre pratique en Égypte seront également retenus pendant 24 heures aux sources de Moïse.

ART. 3. — *Navires infectés.*

Navires infectés, c'est-à-dire ayant du choléra à bord ou ayant présenté des cas nouveaux de choléra depuis 7 jours. Ils se divisent en navires avec médecin et appareil de désinfection (étuve), et navires sans médecin et sans appareil de désinfection (étuve).

a) Les *navires sans médecin et sans appareil de désinfection (étuve)* seront arrêtés aux sources de Moïse, les personnes atteintes de choléra ou de diarrhée cholériforme débarquées et isolées dans un hôpital. La désinfection sera pratiquée d'une façon complète. Les autres passagers seront débarqués et isolés par groupes aussi peu nombreux que possible, de manière que l'ensemble ne soit pas solidaire d'un groupe particulier si le choléra venait à se développer. Le linge sale, les objets à usage, les vêtements de l'équipage et des passagers seront désinfectés ainsi que le navire.

Il est bien entendu qu'il ne s'agit pas du déchargement des marchandises, mais seulement de la désinfection de la partie du navire qui a été infectée.

Les passagers resteront cinq jours à l'établissement des sources de Moïse ; lorsque les cas de choléra remonteront à plusieurs jours, la durée de l'isolement sera diminuée. Cette durée variera selon l'époque de l'apparition du dernier cas.

Ainsi, lorsque le dernier cas se sera produit depuis sept jours, la durée de l'observation sera de quarante-huit heures ; s'il s'est produit depuis six jours, l'observation sera de trois jours ; s'il s'est produit depuis cinq jours, l'observation sera de quatre jours ; s'il s'est produit depuis moins de cinq jours, l'observation sera de cinq jours.

b) Navires avec médecin et appareil de désinfection (étuve). — Les navires avec médecin et étuves seront arrêtés aux sources de Moïse.

Le médecin du bord déclarera sous serment quelles sont les personnes à bord atteintes du choléra ou de diarrhée cholériforme. Ces malades seront débarqués et isolés.

Après le débarquement de ces malades, le linge sale du reste des passagers et de l'équipage subira la désinfection à bord.

Lorsque le choléra se sera montré exclusivement dans l'équipage, la désinfection du linge ne portera que sur le linge sale de l'équipage et le linge des postes de l'équipage.

Le médecin du bord indiquera aussi, sous serment, la partie ou le compartiment du navire et la section de l'hôpital dans lesquels le ou les malades auront été transportés. Il déclarera également, sous serment, quelles sont les personnes qui ont été en rapport avec le cholérique depuis la première manifestation de la maladie, soit par des contacts directs, soit par des contacts avec des objets capables de transmettre l'infection.Ces personnes seulement seront considérées comme *suspectes*.

La partie ou le compartiment du navire et la section de l'hôpital dans lesquels le ou les malades auront été transportés seront complètement désinfectés. On entend par « partie du navire » la cabine du malade, les cabines attenantes, le couloir de ces cabines, le pont, les parties du pont sur lesquels le ou les malades auraient séjourné.

S'il est impossible de désinfecter la partie ou le compartiment du navire qui a été occupé par les personnes atteintes du choléra ou de diarrhée cholériforme sans débarquer les personnes déclarées suspectes, ces personnes seront ou placées sur un autre navire spécialement affecté à cet usage, ou débarquées et logées dans l'établissement sanitaire, prévu dans l'annexe I de la Convention sous le titre : *Organisation de la surveillance et de la désinfection à Suez et aux sources de Moïse*, sans contact avec les malades, lesquels seront placés dans l'hôpital.

La durée de ce séjour sur le navire ou à terre pour la désinfection sera aussi courte que possible et n'excédera pas vingt-quatre heures.

Les suspects subiront une observation, soit sur leur bâtiment, soit sur le navire affecté à cet usage ; la durée de cette observation variera selon le tableau suivant :

Lorsque le dernier cas de choléra se sera produit dans le cours du septième, du sixième ou du cinquième jour avant l'arrivée à Suez	l'observation sera de 24 à 48 heures:
S'il s'est produit dans le cours du quatrième jour avant l'arrivée à Suez . .	— — 2 à 3 jours ;
S'il s'est produit dans le cours du troisième jour avant l'arrivée à Suez . .	— — 3 à 4 jours ;

S'il s'est produit dans le cours du deuxième jour avant l'arrivée à Suez . .	l'observation sera de 4 à 5 jours ;	
S'il s'est produit un jour avant l'arrivée à Suez . .	— —	5 jours.

Le temps pris par les opérations de désinfection est compris dans la durée de l'observation.

Le passage en quarantaine pourra être accordé avant l'expiration des délais indiqués dans le tableau ci-dessus si l'autorité sanitaire le juge possible ; il sera en tout cas accordé lorsque la désinfection aura été accomplie, si le navire abandonne, outre ses malades, les personnes indiquées ci-dessus comme « suspectes ».

Une étuve placée sur un ponton pourra venir accoster le navire pour rendre plus rapides les opérations de désinfection.

Les navires infectés demandant à obtenir la libre pratique en Égypte seront retenus cinq jours aux sources de Moïse à compter du dernier cas survenu à bord.

ORGANISATION DE LA SURVEILLANCE ET DE LA DÉSINFECTION A SUEZ ET AUX SOURCES DE MOÏSE.

1° La visite médicale, prévue par le règlement, sera faite pour chaque navire arrivant à Suez, par un des médecins de la station ;

2° Les médecins seront au nombre de quatre : un médecin en chef et trois médecins ;

3° Ils seront pourvus d'un diplôme régulier, choisis de préférence parmi les médecins ayant fait des études spéciales pratiques d'épidémiologie et de bactériologie ;

4° Ils seront nommés par le ministre de l'intérieur, sur la présentation du Conseil d'Alexandrie ;

5° Ils recevront un traitement qui, primitivement de 800 fr., pourra s'élever progressivement à 12,000 francs pour les trois médecins, et de 12.000 à 15.000 francs pour le médecin-chef;

6° La station de désinfection et d'isolement des sources de Moïse est placée sous l'autorité du médecin en chef de Suez ;

7° Si des malades y sont débarqués, deux des médecins de Suez y seront internes, l'un pour soigner les cholériques, l'autre pour soigner les personnes non atteintes du choléra.

La station de désinfection et d'isolement des sources de Moïse comprendra :

1° Trois étuves à désinfection, dont une sera placée sur un ponton ;

2° Un hôpital d'isolement de 12 lits pour les personnes atteintes de choléra ou de diarrhée cholériforme. Cet hôpital sera disposé de façon à ce que les malades, les hommes et les femmes, soient isolés les uns des autres ;

3° Des bâtiments ou des tentes-hôpital et des tentes ordinaires pour les personnes débarquées non comprises dans le paragraphe précédent ;

4° Des baignoires et des douches-lavages en nombre suffisant ;

5° Les bâtiments nécessaires pour les services communs, le personnel médical, les gardes, etc. ; un magasin, une buanderie ;

6° Un réservoir d'eau ;

7° Ces divers bâtiments seront disposés de telle façon qu'il n'y ait pas de contact possible entre les malades, les objets infectés ou suspects et les autres personnes.

DISPOSITIONS CONCERNANT LE PASSAGE DU CANAL DE SUEZ EN QUARANTAINE.

1° L'autorité sanitaire de Suez accorde le passage en quarantaine : le Conseil est immédiatement informé. Dans les cas douteux la décision est prise par le Conseil.

2° Un télégramme est aussitôt expédié à l'autorité désignée par chaque Puissance.

L'expédition du télégramme sera aux frais du bâtiment.

Chaque Puissance édictera des dispositions pénales contre les bâtiments qui, abandonnant le parcours indiqué par le capitaine, aborderaient indûment un des ports du territoire de cette Puissance.

Seront exceptés les cas de force majeure et de relâche for-cée.

3º Lors de l'arraisonnement, le capitaine sera tenu de dé-clarer s'il a à son bord des équipes de chauffeurs indigènes ou des serviteurs à gages, quelconques, non inscrits sur le re-gistre de bord (log book).

4º Un officier et deux gardes sanitaires montent à bord.

Ils doivent accompagner le navire jusqu'à Port-Saïd ; ils ont pour mission d'empêcher les communications et de veiller à l'exécution des mesures prescrites pendant la traversée du canal.

5º Tout embarquement ou débarquement et tout transbor-dement de passagers et de marchandises sont interdits pen-dant le parcours du Canal de Suez à Port-Saïd inclusivement.

6º Les navires transitant en quarantaine devront effectuer le parcours de Suez à Port-Saïd sans garages.

En cas d'échouages ou de garage indispensable, les opéra-tions nécessaires seront exécutées par le personnel du bord, en évitant toute communication avec le personnel de la com-pagnie du canal de Suez.

Les transports de troupes transitant en quarantaine seront tenus de traverser le canal seulement de jour.

S'ils doivent séjourner de nuit dans le canal, ils prendront leur mouillage au lac Timsah.

7º Le stationnement des navires transitant en quarantaine est interdit dans le port de Port-Saïd.

Les opérations de ravitaillement devront être pratiquées avec les moyens du bord.

Ceux des chargeurs, ou toute autre personne, qui seront montés à bord seront isolés sur le ponton quarantenaire.

Leurs vêtements y subiront la désinfection réglementaire

8º Lorsqu'il sera indispensable, pour les navires transitant en quarantaine, de prendre du charbon à Port-Saïd, ils de-vront exécuter cette opération hors du port, entre les jetées.

9º Les pilotes, les électriciens, les agents de la compagnie, les gardes sanitaires seront débarqués à Port-Saïd, hors du port, entre les jetées, et de là conduits directement au ponton de quarantenaire, où leurs vêtements subiront une désinfection complète.

ANNEXE II.

RESSOURCES FINANCIÈRES DESTINÉES A SUBVENIR AUX FRAIS DU NOUVEAU RÉGIME SANITAIRE.

Les dépenses provenant de l'application du nouveau régime sanitaire seront réparties ainsi qu'il suit :

Dépenses extraordinaires.

Le Conseil sanitaire, maritime et quarantenaire d'Égypte déterminera, d'accord avec le gouvernement égyptien, les sommes exigées pour la construction de l'hôpital aux sources de Moïse et l'établissement de désinfection. Il étudiera et indiquera les plans d'après lesquels ces constructions seront établies.

Ces sommes pourront être prélevées : a) soit sur l'excédent des recettes de l'administration des phares, ou sur toute autre source budgétaire qu'ils croiraient préférable ; b) soit au moyen d'un emprunt contracté par le Conseil, emprunt dont il arrêterait les conditions d'émission et d'amortissement.

Dépenses budgétaires.

On y pourvoira :

1º Par le rétablissement du droit commun pour les navires postaux qui jusqu'ici ont été exemptés de toute taxe sanitaire ;

2º Par une taxe perçue sur les passagers, à l'exclusion des militaires et des pèlerins, ou par une taxe perçue sur le tonnage des navires venant par la mer Rouge.

ANNEXE III.

Composition, attributions et fonctionnement du conseil sanitaire, maritime et quarantenaire d'Egypte (décret, arrêté,
règlement général).

Modifications apportées au décret kédivial du 3 janvier 1881.

Article premier. — Le Conseil sanitaire, maritime et quarantenaire est chargé d'arrêter les mesures à prendre pour
prévenir l'introduction en Égypte ou la transmission à l'é-
tranger des maladies épidémiques et des épizooties.

Art. 2. — Le nombre des délégués égyptiens sera réduit
à quatre membres :

1° Le président du Conseil nommé par le Gouvernement
égyptien et qui ne votera qu'en cas de partage des voix ;

2° Un docteur en médecine européen, inspecteur général
du service sanitaire, maritime et quarantenaire ;

3° L'inspecteur sanitaire de la ville d'Alexandrie, ou celui
qui remplit ces fonctions ;

4° L'inspecteur vétérinaire de l'Administration des services
sanitaires et de l'hygiène publique.

Tous les délégués doivent être médecins régulièrement diplômés, soit par une faculté de médecine européenne, soit par
l'État, ou être fonctionnaires effectifs de carrière du grade de
vice-consul au moins, ou d'un grade équivalent. Cette disposition ne s'applique pas aux titulaires actuellement en fonction.

Art. 4. — En ce qui concerne l'Égypte, le Conseil sanitaire,
maritime et quarantenaire recevra chaque semaine du Conseil de santé et d'hygiène publiques les bulletins sanitaires
des provinces. Ces bulletins devront être transmis à des in-
tervalles plus rapprochés lorsque, à raison de circonstances
spéciales, le Conseil sanitaire, maritime et quarantenaire en
fera la demande.

De son côté, le Conseil sanitaire, maritime et quarantenaire communiquera au Conseil de santé et d'hygiène publi-

ques les décisions qu'il aura prises et les renseignements qu'il aura reçus de l'étranger.

Les Gouvernements adressent au Conseil, s'ils le jugent à propos, le bulletin sanitaire de leur pays et lui signalent dès leur apparition les épidémies et les épizooties.

Art. 13. — L'inspecteur sanitaire, les directeurs des offices sanitaires, les médecins des stations sanitaires et campements quarantenaires doivent être choisis parmi les médecins régulièrement diplômés soit par une faculté de médecine européenne, soit par l'État.

Le délégué du Conseil à Djeddah pourra être médecin diplômé du Caire.

Art. 14. — Pour toutes les fonctions et emplois relevant du service sanitaire, maritime et quarantenaire, le Conseil, par l'entremise de son Président, désigne ses candidats au ministre de l'intérieur, qui seul aura le droit de les nommer.

Il sera procédé de même pour les révocations, mutations et avancements.

Toutefois, le Président aura la nomination directe de tous les agents subalternes, hommes de peine, gens de service, etc. La nomination des gardes de santé est réservée au Conseil.

Art. 15. — Les directeurs des offices sanitaires sont au nombre de sept, ayant leur résidence à Alexandrie, Damiette, Port-Saïd, Suez, Tor, Souakim et Kosseir.

L'office sanitaire de Tor pourra ne fonctionner que pendant la durée du pèlerinage ou en temps d'épidémies.

Art. 17. — Le chef de l'Agence sanitaire de El-Arich a les mêmes attributions que celles confiées aux directeurs par l'article qui précède.

Art. 21. — Un comité de discipline composé du Président, de l'Inspecteur général du service sanitaire, maritime et quarantenaire, et de trois délégués élus par le Conseil, est chargé d'examiner les plaintes portées contre les agents relevant du service sanitaire, maritime et quarantenaire.

Il dresse sur chaque affaire un rapport et le soumet à l'appréciation du Conseil réuni en assemblée générale.

Les délégués seront renouvelés tous les ans. Ils sont rééligibles.

La décision du Conseil est, par les soins de son Président, soumise à la sanction du ministre de l'intérieur.

Le Comité de discipline peut infliger, sans consulter le Conseil : 1° le blâme ; 2° la suspension du traitement jusqu'à un mois.

ART. 24. — Le Conseil sanitaire, maritime et quarantenaire dispose de ses finances.

L'administration des recettes et des dépenses est confiée à un Comité composé du Président, de l'Inspecteur général du service sanitaire, maritime et quarantenaire et de trois délégués des puissances élus par le Conseil. Il prend le titre de Comité des finances. Les trois délégués des Puissances sont renouvelés tous les ans. Ils sont rééligibles.

Ce Comité fixe, sauf ratification par le Conseil, le traitement des employés de tout grade ; il décide les dépenses fixes et les dépenses imprévues. Tous les trois mois, dans une séance spéciale, il fait au Conseil un rapport détaillé de sa gestion. Dans les trois mois qui suivront l'expiration de l'année budgétaire, le Conseil, sur la proposition du Comité, arrête le bilan définitif et le transmet, par l'entremise de son Président, au ministre de l'intérieur.

Le Conseil prépare le budget de ses recettes et celui de ses dépenses. Ce budget sera arrêté par le Conseil des Ministres, en même temps que le budget général de l'Etat, à titre de budget annexe. Dans le cas où le chiffre des dépenses excéderait le chiffre des recettes, le déficit sera comblé par les ressources générales de l'Etat. Toutefois le Conseil devra étudier sans retard les moyens d'équilibrer les recettes et les dépenses. Ses propositions seront, par les soins du Président, transmises au ministre de l'intérieur. L'excédent des recettes, s'il en existe, restera à la caisse du Conseil sanitaire, maritime et quarantenaire. Il sera, après décision du Conseil sanitaire ratifiée par le Conseil des Ministres, affecté exclusivement à la création d'un fonds de réserve destiné à faire face aux besoins imprévus.

ART. 25. — Le Président est tenu d'ordonner que le vote aura lieu au scrutin secret, toutes les fois que trois membres du Conseil en font la demande. Le vote au scrutin secret est obligatoire toutes les fois qu'il s'agit du choix des délégués des puissances pour faire partie du Comité de discipline ou du Comité des finances et lorsqu'il s'agit de nomination, révocation, mutation ou avancement dans le personnel.

L'ARTICLE 27 est supprimé.

MODIFICATIONS APPORTÉES A L'ARRÊTÉ MINISTÉRIEL DU 9 JANVIER 1881.

ART. 3. — Le secrétaire du Conseil rédige les procès-verbaux des séances. Ces procès-verbaux doivent être présentés à la signature de tous les membres qui assistaient à la séance.

Ils sont intégralement copiés sur un registre qui est conservé dans les archives concurremment avec les originaux des procès-verbaux.

Une copie provisoire des procès-verbaux sera délivrée à tout membre du Conseil qui en fera la demande.

ART. 4. — Une commission permanente composée du Président, de l'Inspecteur général du service sanitaire, maritime et quarantenaire, et de deux délégués des Puissances, élus par le Conseil, est chargée de prendre les décisions et mesures urgentes.

Le délégué de la nation intéressée est toujours convoqué. Il a droit de vote.

Le Président ne vote qu'en cas de partage.

Les décisions sont immédiatement communiquées par lettres à tous les membres du Conseil.

Cette Commission sera renouvelée tous les trois mois.

ART. 5. — Le Président, ou en son absence l'Inspecteur général du service sanitaire, maritime et quarantenaire, dirige les délibérations du Conseil. Il ne vote qu'en cas de partage.

Le Président a la direction générale du service. Il est chargé de faire exécuter les décisions du Conseil.

ART. 12. — Les Directeurs des offices de santé sont, au point de vue du traitement, divisés en deux classes :

Les offices de 1re classe, qui sont au nombre de quatre :
Alexandrie,
Port-Saïd,
Bassin de Suez et campement aux sources de Moïse,
Tor ;
Les offices de 2e classe qui sont au nombre de trois :
Damiette,
Souakim,
Kosseir.

Art. 14. — Il y a une seule Agence sanitaire à El-Arich.

Art. 16. — Les postes sanitaires sont au nombre de six énumérés ci-après :

Postes du Port-Neuf, d'Aboukir, Broullos et Rosette relevant de l'office d'Alexandrie ;

Postes de Kantara et du port intérieur d'Ismaïlia relevant de l'office de Port-Saïd.

Le Conseil pourra, suivant les nécessités du service et suivant ses ressources, créer de nouveaux postes sanitaires.

Modifications apportées au règlement général de police sanitaire, maritime et quarantenaire.

Art. 2. — La constitution du Conseil sanitaire, maritime et quarantenaire est réglée par le décret organique en date du 3 janvier 1881 et par le décret du..... Ses attributions générales sont définies par l'arrêté ministériel joint au décret susvisé et par le présent règlement général.

Art. 16. — La patente de santé est *nette* ou *brute*. Elle est nette quand elle constate l'absence de toute maladie pestilentielle dans le pays ou dans les pays d'où vient le navire ; elle est brute quand la présence d'une maladie de cette nature y est signalée.

Art. 28. — La reconnaissance doit être opérée sans délai, de manière à occasionner le moins de retard possible aux navires. Elle est pratiquée aussi bien la nuit que le jour.

Art. 29. — Les navires sont admis immédiatement à la libre pratique après la reconnaissance ou l'arraisonnement, sauf le cas où ils entrent dans les catégories des navires suspects ou infectés.

Art. 30. — Tout navire suspect ou infecté est passible, à son arrivée, des mesures préventives. Dans le cas où le choléra serait signalé du côté de la Méditerranée, le Conseil arrête l'application des mesures à prendre pour les navires suspects ou infectés se présentant pour transiter le canal.

Ces mesures seront conformes aux dispositions en vigueur à Suez.

Les articles 31, 32, 33, 34 et 35 sont supprimés.

Art. 31 (ex-36). — Tout navire suspect ou infecté doit être tenu à l'écart dans un mouillage déterminé et surveillé par un nombre suffisant de gardes de Santé.

Art. 32 (ex-37). — Si, pendant la durée de l'isolement des personnes débarquées, un nouveau cas douteux ou confirmé de choléra se produit parmi les personnes isolées, la durée de l'isolement recommence pour le groupe de personnes restées en communication avec la personne atteinte.

Art. 35 (ex-40). — Un paquebot étranger, à destination étrangère, qui se présente à l'état suspect ou infecté dans un port à station sanitaire pour y faire quarantaine, peut, s'il doit en résulter un danger pour les autres quarantenaires, ne pas être admis à débarquer ses passagers à la station sanitaire et être invité à continuer sa route pour sa plus prochaine destination, après avoir reçu tous les secours nécessaires.

S'il y a des cas de maladie pestilentielle à bord, les malades seront, autant que faire se pourra, débarqués à l'infirmerie de la station sanitaire.

Art. 36 (ex-41). — Les navires chargés d'émigrants, de pèlerins et en général tous les navires jugés dangereux pour une agglomération d'hommes dans de mauvaises conditions hygiéniques, peuvent en tout temps être l'objet de précautions spéciales que détermine l'autorité sanitaire du port d'arrivée (voir règlement sur le pèlerinage).

Titre IX. — Des mesures de désinfection.

(Voir les instructions contre le choléra émises par la Commission technique et approuvées par la Conférence.)

Titre X. — Des stations sanitaires.

Nota. — Les mots « Station sanitaire » remplaceront partout le mot « Lazaret ».

ART. 39 (ex-55). — Les stations sanitaires de premier ordre sont celles dans lesquelles, en règle générale, doivent être accomplies toutes les mesures préventives.

ART. 42 (ex-58). — Les stations sanitaires de premier ordre doivent être pourvues de chambres et de locaux ainsi que de l'outillage nécessaire pour la désinfection.

ART. 44 (ex-60). — Les stations sanitaires de second ordre sont des établissements restreints, permanents ou temporaires, destinés, en cas d'urgence, à recevoir un petit nombre de malades atteints d'une des affections réputées importables.

ART. 45 (ex-61). — Quand le nombre des places disponibles est insuffisant dans une station sanitaire quelconque pour recevoir à la fois toutes les personnes qui doivent être isolées, le navire sur lequel sont les personnes en excédent, est invité à se rendre à la station sanitaire la plus proche, à moins qu'il ne préfère attendre que les occupants aient achevé leur isolement.

4) Les déjections des malades (vomissements et matières fécales) seront reçues dans un vase, dans lequel on aura préalablement versé un verre d'une solution désinfectante indiquée ailleurs.

ART. 46 (ex-62). — Les endroits réservés à la quarantaine des navires, les stations sanitaires destinées à celle des passagers et les établissements d'isolement et de désinfection sont placés sous l'autorité immédiate du service sanitaire, maritime et quarantenaire.

ART. 52 (ex-68). — Pour les militaires, les marins, ainsi que pour les indigents les frais de séjour à la station sanitaire incombent à l'autorité dont ils relèvent.

Art. 59 (ex-75). — La police sanitaire, maritime et quarantenaire du littoral égyptien de la méditerranée et de la mer
Rouge aussi bien que sur les frontières de terre du côté du désert, est exercée par des agents relevant du Conseil sanitaire,
maritime et quarantenaire d'Alexandrie.

Les attributions de ces agents sont définies par arrêté ministériel.

ANNEXE IV.

Règlements sanitaires.

Règlement contre le choléra.

Article premier. — *Navires indemnes*. Tout navire indemne,
quelle que soit la nature de sa patente, qui n'a pas eu à bord,
au moment du départ ou pendant la traversée, de cas de choléra, est admis immédiatement à la libre pratique après visite
médicale favorable. Dans aucun cas cette disposition ne peut
être appliquée à un navire porteur de pèlerins.

Art. 2. — *Navires suspects*, c'est-à-dire ayant eu des cas de
choléra au moment du départ ou pendant la traversée, mais
aucun cas nouveau depuis 7 jours. Ces navires seront traités
d'une façon différente suivant qu'ils ont ou n'ont pas à bord
un médecin et un appareil à désinfection (étuve).

a) Les navires ayant un médecin et un appareil de désinfection (étuve) remplissant les conditions voulues seront admis
à passer le canal de Suez en quarantaine dans les conditions
du règlement pour le transit.

b) Les autres navires suspects n'ayant ni le médecin ni
l'appareil de désinfection (étuve) seront, avant d'être admis
à transiter en quarantaine, retenus aux sources de Moïse, pendant le temps nécessaire pour opérer la désinfection du linge
sale, du linge de corps et autres objets susceptibles, et s'assurer de l'état sanitaire du navire.

S'il s'agit d'un navire postal, ou d'un paquebot spécialement affecté au transport des voyageurs, sans appareil de

désinfection (étuve), mais ayant un médecin à bord ; si l'autorité locale a l'assurance, par une constatation officielle, que les mesures d'assainissement et de désinfection ont été convenablement pratiquées, soit au point de départ, soit pendant la traversée, le passage en quarantaine sera accordé.

S'il s'agit de navires postaux ou de paquebots spécialement affectés au transport des voyageurs, sans l'appareil (étuve), mais ayant un médecin à bord : si le dernier cas de choléra remonte à plus de 14 jours et si l'état du navire est satisfaisant, la libre pratique pourra être donnée à Suez, lorsque les opérations de désinfection seront terminées.

Pour les bateaux ayant un trajet de moins de 14 jours, les passagers à destination de l'Égypte seront débarqués aux sources de Moïse et isolés pendant 24 heures, et leur linge sale et leurs effets à usage désinfectés. Ils recevront alors la libre pratique.

Les bateaux ayant un trajet de moins de 14 jours et demandant à obtenir la libre pratique en Égypte sont également retenus pendant 24 heures aux sources de Moïse.

Lorsque le choléra se montrera exclusivement dans l'équipage, la désinfection ne portera que sur le linge sale de l'équipage, mais sur tout le linge sale de l'équipage, et s'étendra aux postes d'habitation de l'équipage.

Art. 3. — *Navires infectés*, c'est-à-dire ayant le choléra à bord ou ayant présenté des cas nouveaux de choléra depuis 7 jours. Ils se divisent en navires sans médecin et sans appareil de désinfection (étuve) et navires avec médecin et appareil de désinfection (étuve).

a) Les *navires sans médecin et sans appareil de désinfection (étuve)* seront arrêtés aux sources de Moïse, les personnes atteintes de choléra ou de diarrhée cholériforme débarquées et isolées dans un hôpital. La désinfection sera pratiquée d'une façon complète. Les autres passagers seront débarqués et isolés par groupes aussi peu nombreux que possible, de manière que l'ensemble ne soit pas solidaire d'un groupe particulier, si le choléra venait à se développer. Le linge sale, les objets à usage, les vêtements de l'équipage et des passagers seront désinfectés, ainsi que le navire.

Il est bien entendu qu'il ne s'agit pas du déchargement des marchandises, mais seulement de la désinfection de la partie du navire qui a été infectée.

Les passagers resteront 5 jours à l'établissement des sources de Moïse. Lorsque les cas de choléra remonteront à plusieurs jours, la durée de l'isolement sera diminuée. Cette durée variera selon l'époque de l'apparition du dernier cas.

Ainsi, lorsque le dernier cas se sera produit depuis sept jours la durée de l'observation sera de quarante-huit heures ; s'il s'est produit depuis six jours, l'observation sera de trois jours ; s'il s'est produit depuis cinq jours, l'observation sera de cinq jours ; s'il s'est produit depuis moins de cinq jours, l'observation sera de cinq jours.

b) Navires avec médecin et appareil de désinfection (étuve). — Les navires avec médecin et étuve seront arrêtés aux sources de Moïse.

Le médecin du bord déclarera sous serment quelles sont les personnes à bord atteintes de choléra ou de diarrhée cholériforme. Ces malades seront débarqués et isolés.

Après le débarquement de ces malades, le linge sale du reste des passagers et de l'équipage subira la désinfection à bord.

Lorsque le choléra se sera montré exclusivement dans l'équipage, la désinfection du linge ne portera que sur le linge sale de l'équipage et le linge des postes de l'équipage.

Le médecin du bord indiquera aussi, sous serment, la partie ou le compartiment du navire et la section de l'hôpital dans lesquels le ou les malades auront été transportés. Il déclarera également, sous serment, quelles sont les personnes qui ont été en rapport avec le cholérique depuis la première manifestation de la maladie, soit par des contacts directs, soit par des contacts avec des objets capables de transmettre l'infection. Ces personnes seulement seront considérées comme *suspectes.*

La partie ou le compartiment du navire et la section de l'hôpital dans lesquels le ou les malades auront été transportés seront complètement désinfectés. On entend par « partie

du navire.» la cabine du malade, les cabines attenantes, le
couloir de ces cabines, le pont, les parties du pont sur lesquels
le ou les malades auraient séjourné.

S'il est impossible de désinfecter la partie ou le compartiment du navire qui a été occupé par les personnes atteintes
du choléra ou de diarrhée cholériforme sans débarquer les
personnes déclarées suspectes, ces personnes seront, ou placées sur un autre navire spécialement affecté à cet usage, ou
débarquées et logées dans l'établissement sanitaire prévu
dans l'annexe I de la Convention sous le titre : *Organisation
de la surveillance et de la désinfection à Suez et aux sources
de Moïse,* sans contact avec les malades, lesquels seront placés dans l'hôpital.

La durée de ce séjour sur le navire ou à terre pour la désinfection sera aussi courte que possible et n'excédera pas
vingt-quatre heures.

Les suspects subiront une observation, soit sur leur bâtiment, soit sur le navire affecté à cet usage ; la durée de cette
observation variera selon le tableau suivant :

Lorsque le dernier cas de choléra se sera produit dans le cours du septième, du sixième ou du cinquième jour avant l'arrivée à Suez	l'observation sera de 24 à 48 heures :
S'il s'est produit dans le cours du quatrième jour avant l'arrivée à Suez . .	— — 2 à 3 jours ;
S'il s'est produit dans le cours du troisième jour avant l'arrivée à Suez . .	— — 3 à 4 jours ;
S'il s'est produit dans le cours du deuxième jour avant l'arrivée à Suez . .	— — 4 à 5 jours ;
S'il s'est produit un jour avant l'arrivée à Suez . .	— — 5 jours.

Le temps pris par les opérations de désinfection est compris dans la durée de l'observation.

Le passage en quarantaine pourra être accordé avant l'expiration des délais indiqués dans le tableau ci-dessus si l'autorité sanitaire le juge possible ; il sera en tout cas accordé lorsque la désinfection aura été accomplie, si le navire abandonne, outre ses malades, les personnes indiquées ci-dessus comme suspectes.

Une étuve placée sur un ponton pourra venir accoster le navire pour rendre plus rapides les opérations de désinfection.

Les navires infectés demandant à obtenir la libre pratique en Égypte seront retenus cinq jours aux sources de Moïse, à compter du dernier cas survenu à bord.

Art. 4. — *Passagers.* Les différents groupes de personnes admises à la station sanitaire sont séparés les uns des autres suivant la date de l'arrivée et l'état sanitaire de chaque groupe.

Les personnes atteintes de choléra ou diarrhée cholériforme sont strictement séparées des autres personnes et reçoivent les soins médicaux que réclame leur état.

Les convalescents de choléra, quel que soit le nombre des jours qu'ils aient passés à la station sanitaire, ne reçoivent libre pratique que sur la déclaration du médecin de ladite station de l'absence de danger à l'accorder.

Les individus morts de choléra seront inhumés dans le cimetière affecté à la station sanitaire ou, à défaut de cimetière, dans un endroit isolé et avec toutes les précautions requises. La fosse devra être de deux mètres de profondeur.

Les appartements occupés par les cholériques dans les stations sanitaires seront, après leur évacuation, désinfectés avec le plus grand soin.

Art. 5. — *Désinfection.* 1º Les hardes, vieux chiffons, pansements infectés, les papiers et autres objets sans valeur seront détruits par le feu.

2º Les linges, objets de literie, vêtements, matelas, tapis, papiers de valeur, etc., contaminés ou suspects, seront désinfectés dans des étuves à vapeur sous pression.

Pour être considérées comme instruments de désinfection efficaces, ces étuves doivent être soumises à des épreuves démontrant, à l'aide du thermomètre à maxima, que la température réelle obtenue au sein d'un matelas s'élève à 105° ou 110° centigrades, température qui dépasse légèrement celle qui est nécessaire pour tuer les micro-organismes pathogènes connus.

Pour être certain de l'efficacité de l'opération, cette température doit être maintenue réelle pendant 10 ou 15 minutes.

3° Solutions désinfectantes :

a) Solution de sublimé à 1 pour 1000, additionnée de 5 grammes d'acide chlorhydrique. Cette solution sera colorée avec la fuchsine ou l'éosine. Elle ne sera pas mise dans des vases métalliques.

b) Solution d'acide phénique pur cristallisé à 5 0/0.

c) Le lait de chaux fraîchement préparé.

4° Recommandations spéciales à observer dans l'emploi des solutions désinfectantes :

On plongera dans la solution de sublimé les linges, vêtements, objets souillés par les déjections des malades.

On lavera avec la solution de sublimé les objets qui ne peuvent supporter sans détérioration la température de l'étuve (100° c.), les objets en cuir, les tables, les parquets, etc.

Les personnes qui donneront des soins aux malades se laveront les mains et le visage avec la solution de sublimé à 1 p. 2000.

L'acide phénique servira pour désinfecter les objets qui ne supportent ni la température de 100° cent., ni le contact du sublimé, tels que les métaux, les instruments, etc.

Le lait de chaux est spécialement recommandé pour la désinfection des déjections des cholériques, vomissements, évacuations alvines. A son défaut on pourra employer l'acide phénique.

5° *Désinfection des bateaux occupés par les cholériques* :

On videra la ou les cabines et toutes les parties du bâtiment occupées par des cholériques ou des suspects ; on soumettra tous les objets aux prescriptions précédentes.

On désinfectera les parois à l'aide de la solution de sublimé additionné de 10 0/0 d'alcool. La pulvérisation se fera en commençant par la partie supérieure de la paroi suivant une ligne horizontale : on descendra successivement de telle sorte que toute la surface soit couverte d'une couche de liquide en fines gouttelettes.

Les planchers seront lavés avec la même solution.

Deux heures après, on frottera et on lavera les parois et le plancher à grande eau.

6° *Désinfection de la cale d'un navire infecté* :

Pour désinfecter la cale d'un navire on injectera d'abord, afin de neutraliser l'hydrogène sulfuré, une quantité suffisante de sulfate de fer, on videra l'eau de la cale, on la lavera à l'eau de mer ; puis on injectera une certaine quantité de la solution de sublimé.

L'eau de la cale ne sera pas déversée dans un port.

ART. 6. — En ce qui concerne les peaux vertes, débris d'animaux, drilles, chiffons, le Conseil déterminera le traitement spécial qui leur sera appliqué en se conformant aux instructions émises par le Comité technique et acceptées par la Conférence.

L'ARTICLE 9 est supprimé.

Institution d'un corps de gardes sanitaires pour le service de transit en quarantaine.

1. Il est créé un corps de gardes sanitaires chargés d'assurer la surveillance et l'exécution des mesures de prophylaxie appliquées dans le canal et à l'établissement des sources de Moïse.

Ce corps comprend dix gardes.

2. Il est recruté parmi les anciens sous-officiers des armées et marines européennes et égyptiennes.

3. Les gardes sont divisés en deux classes :

La 1re classe comprend 4 gardes ;

La 2e comprend 6 gardes.

4. La solde annuelle allouée à ces employés est pour :

La 1re classe de 160 l. ég. à 200 l. ég. ;

La 2e de 120 l. ég. à 160 l. ég. avec augmentation annuelle progressive jusqu'à ce que le maximum soit atteint.

5. Ils sont placés sous les ordres immédiats du Directeur de l'office de Suez.

6. Ils devront être initiés à toutes les pratiques et à toutes les opérations de désinfection usitées, connaître la manipulation des instruments et des substances employés à cet effet.

7. Ils sont nommés, après que la compétence aura été constatée par le Conseil, dans les formes prévues à l'article 14 du décret khédivial de 1881 revisé.

8. Ils sont investis du caractère d'agents de la force publique, avec droit de réquisition en cas d'infraction aux règlements sanitaires.

Le *règlement contre la peste*, le *règlement contre la fièvre jaune*, ainsi que le *règlement quarantenaire applicable aux animaux*, seront remaniés par le Conseil sanitaire, maritime et quarantenaire d'Égypte renouvelé.

Règlement pour le transit.

Voir plus haut : *Dispositions pour le passage du canal en quarantaine.*

Règlement applicable aux provenances des ports arabiques de la mer Rouge, à l'époque du retour du pèlerinage.

ARTICLE PREMIER. — Tout navire provenant d'un port du Hedjaz ou de tout autre port de la côte arabique de la mer Rouge, muni de patente brute du choléra, ayant à bord des pèlerins ou masses analogues, à destination de Suez ou d'un port de la Méditerranée, est tenu de se rendre à El-Tor pour y subir la quarantaine réglementaire.

Il y sera procédé au débarquement des passagers, bagages

THIERRY   17

et marchandises susceptibles et à leur désinfection, ainsi qu'à celle des effets à usage et du navire.

ART. 2. — La durée de la quarantaine à El-Tor pour les pèlerins, désignée sous le précédent article, est de 15 jours pleins à compter du jour du dernier cas de choléra constaté dans la section quarantenaire, pourvu qu'il n'y ait pas eu d'infractions aux prescriptions indiquées pour l'isolement.

Dans les cas où un accident cholérique se manifesterait dans une des sections, les pèlerins qu'elle renferme subiront une quarantaine de 15 jours.

Les navires qui remporteront les pèlerins ne traverseront le canal qu'en quarantaine.

Les pèlerins égyptiens, après avoir quitté El-Tor, devront débarquer à Ras-Mallap ou tout autre endroit désigné par le Conseil d'Alexandrie, pour y subir l'observation quarantenaire de 3 jours et une visite médicale, avant d'être admis en libre pratique.

Dans le cas où, pendant la traversée de El-Tor à Suez, ces navires auraient eu un cas suspect à bord, ils seront repoussés à El-Tor.

ART. 3. — Les agents des Compagnies de navigation et les capitaines sont prévenus qu'après avoir fini leur quarantaine à la station sanitaire de El-Tor et à Ras-Mallap, les pèlerins égyptiens seront seuls autorisés à quitter définitivement le navire pour rentrer ensuite dans leurs foyers. Ne seront reconnus comme Egyptiens ou résidant en Égypte que les pèlerins porteurs d'une carte de résidence émanant d'une autorité égyptienne, et conforme au modèle établi. Des modèles de cette carte seront déposés auprès des autorités consulaires et sanitaires de Djeddah et de Iambo, où MM. les agents et capitaines de navire pourront les examiner.

Les pèlerins non égyptiens tels que les Turcs, les Russes, les Persans, les Tunisiens, les Algériens, les Marocains, etc., ne pourront, après avoir quitté El-Tor, être débarqués dans un port égyptien.

En conséquence, les agents de navigation et les capitaines sont prévenus que le transbordement des pèlerins étrangers à l'Égypte, soit à El-Tor, soit à Suez, à Port-Saïd ou à Alexandrie est interdit.

Les bateaux qui auraient à leur bord des pèlerins appartenant aux nationalités dénommées dans le paragraphe précédent suivront la condition de ces pèlerins et ne seront reçus dans aucun port égyptien de la Méditerranée.

ART. 4. — Les navires avec patente brute de choléra provenant d'un port du Hedjaz ou de tout autre port de la côte arabique de la mer Rouge sans y avoir embarqué des pèlerins ou masses analogues et qui n'auront pas eu à bord, durant la traversée, d'accident suspect, sont placés dans la catégorie des navires ordinaires suspects. Ils seront soumis aux mesures préventives et au même traitement imposé à ces navires.

S'ils sont à destination de l'Égypte, ils subiront une observation quarantenaire de 3 jours aux sources de Moïse et ne seront admis à la libre pratique qu'après visite médicale favorable.

Il est entendu que, si ces navires, durant la traversée, ont eu des accidents suspects, la quarantaine sera subie à El-Tor et sera de 15 jours.

Dans le cas où un accident suspect se manifesterait à bord durant la traversée entre El-Tor et Suez, le navire sera renvoyé à El-Tor pour y subir la quarantaine prévue par le précédent paragraphe.

Les caravanes composées de pèlerins égyptiens devront, avant de se rendre en Égypte, subir une quarantaine de rigueur de 15 jours à El-Tor ; elles seront ensuite dirigées sur Ras-Mallap pour y subir une observation quarantenaire de 5 jours, après laquelle elles ne seront admises en libre pratique qu'après visite médicale favorable et désinfection des effets.

Les caravanes composées de pèlerins étrangers devant se rendre dans leurs foyers par la voie de terre, seront soumises aux mêmes mesures que les caravanes égyptiennes et devront être accompagnées par des gardes sanitaires jusqu'aux limites du désert.

Les caravanes venant du Hedjaz par la route de Kaba ou de Moïla, seront soumises, à leur arrivée au canal, à la visite médicale et à la désinfection du linge sale et des effets à usage.

ART. 6. — 1º Pendant tout le temps que durera le retour des pèlerins, les navires provenant du Hedjaz ou de tout autre port de la côte arabique de la mer Rouge, avec patente nette, ayant des pèlerins à bord, sont tenus de se rendre à El-Tor pour y subir une observation de trois à quatre jours après complet débarquement des pèlerins ;

2º Les pèlerins seuls seront débarqués au campement quarantenaire ;

3º Après avoir subi cette observation de 3 à 4 jours, les navires seront reçus à Suez en libre pratique, si la visite médicale est favorable ;

4º Toutefois, les pèlerins égyptiens ou résidant en Égypte, munis d'une carte de résidence, seront seuls autorisés à débarquer à Suez ;

5º A l'égard des autres pèlerins de nationalité étrangère, on suivra la même règle qui a été établie dans le paragraphe 3 de l'article 3 ;

6º Le transbordement des pèlerins est strictement interdit dans tous les ports égyptiens ;

7º Les navires venant du Hedjaz ou d'un port de la côte arabique de la mer Rouge avec patente nette, n'ayant pas à bord des pèlerins ou masses analogues et qui n'auront pas eu d'accident suspect, durant la traversée, seront admis en libre pratique à Suez après visite médicale favorable.

ART. 7. — Les navires partant du Hedjaz avec patente nette et ayant à leur bord des pèlerins à destination d'un port de la côte africaine de la mer Rouge, sont autorisés à se rendre à Souakim pour y subir l'observation de 3 à 4 jours avec débarquement des passagers au campement quarantenaire.

ART. 8. — Les caravanes et pèlerins arrivant par la voie de terre seront soumis à la visite médicale et à la désinfection aux sources de Moïse.

RELEVÉ DES CONCLUSIONS DE LA COMMISSION TECHNIQUE
SUR L'APPLICATION DU RÈGLEMENT CONCERNANT LES PÈLERINAGES.

La Commission technique de la Conférence sanitaire international est d'avis que pour obtenir des résultats sûrs de l'application du Règlement concernant les pèlerinages, il faudrait :

1º Que chaque navire à pèlerins ait à bord un médecin, régulièrement diplômé, et une étuve à désinfection ;

2º Que les pèlerins qui débarquent et ceux qui sont embarqués n'aient entre eux aucun contact sur les points de débarquement ;

3º Que les navires qui auront débarqué leurs pèlerins changent de mouillage pour les rembarquer ;

4º Que les pèlerins débarqués soient répartis au campement en groupes aussi peu nombreux que possible ;

5º Que, pendant la période du fonctionnement du campement d'El-Tor, il y ait un nombre plus grand de médecins qu'auparavant ;

6º Que la direction de la station sanitaire soit mise complètement dans les mains du directeur médecin. Toutefois, les Puissances intéressées, désirant que leurs pèlerins soient soignés par un de leurs médecins nationaux, devront s'adresser au Conseil d'Alexandrie qui pourra donner cette autorisation, à condition que, dans tous les cas, ces médecins seront à El-Tor sous l'autorité du directeur du campement ;

7º Que les gardes sanitaires soient en nombre suffisant et qu'ils soient payés de façon à ne pas céder aux tentatives de corruption ;

8º Qu'il soit établi, sous les ordres du directeur, un laboratoire de bactériologie, auquel sera attaché un médecin compétent, afin d'établir scientifiquement les cas de choléra et de bien déterminer le début, la marche et la fin d'une telle épidémie ;

9º Que le nombre et la dimension des étuves à désinfection soient suffisants pour que les opérations soient faites avec rapidité, en les portant au moins à trois de grand modèle ;

10° Qu'un mécanicien se trouve toujours, pendant le pèlerinage, à El-Tor pour assurer le fonctionnement régulier des étuves sous les ordres du médecin ;

11ᵉ Que les douches-lavages soient installées en nombre suffisant pour soumettre les pèlerins aux bains nécessaires pour assurer la complète désinfection des masses qui doivent passer à El-Tor ;

12° Qu'il y ait, pendant le campement des pèlerins, une inspection rigoureuse de la qualité des denrées alimentaires et de l'eau, en se servant du personnel et des moyens du laboratoire de la station sanitaire ;

13° Que le tarif des prix des denrées alimentaires soit établi par le Conseil d'Alexandrie et affiché dans les campements ;

14° Que l'eau fournie aux pèlerins soit distillée ou portée, avant que d'être distribuée, à une température de 100° C., et qu'aux diverses sections du campement l'eau soit gardée dans plusieurs réservoirs permettant de donner aux pèlerins une quantité suffisante d'eau de bonne qualité. Les réservoirs doivent être fermés et servis par des robinets ou par une pompe.

15° Que les prescriptions pour les désinfections et les installations diverses nécessaires au fonctionnement de la station sanitaire de Suez (Voir le règlement et les instructions contre le choléra et le programme pour l'installation sanitaire près de Suez) soient appliquées en général au campement de El-Tor.

Les fosses d'aisances feront l'objet spécial de la surveillance rigoureuse de l'autorité sanitaire.

L'emplacement de ces fosses sera choisi de telle façon qu'elles n'exposent pas à la propagation de la maladie ;

16° Qu'un fil télégraphique relie le campement de El-Tor à la station sanitaire de Suez.

ANNEXE V.

MESURES DE PRÉSERVATION A PRENDRE A BORD DES NAVIRES AU MOMENT DU DÉPART, PENDANT LA TRAVERSÉE ET A L'ARRIVÉE A SUEZ.

NOTA. — Le germe du choléra est contenu dans les voies digestives des malades ; la transmission se fait surtout par les déjections et les matières de vomissements, et, par conséquent, par les linges, les matelas et les mains souillées.

I. — *Mesures à prendre au point de départ.*

1° Le capitaine veillera à ne pas laisser embarquer les personnes suspectes d'être atteintes d'une affection cholériforme. Il refusera d'accepter à bord les linges, hardes, objets de literie et en général tous objets sales ou suspects.

Les objets de literie, vêtements, hardes, etc., ayant appartenu à des malades atteints de choléra ou d'une affection suspecte ne seront pas admis à bord.

2° Lorsque le navire doit transporter des émigrants, des troupes, il est désirable que l'embarquement ne se fasse qu'après que les personnes réunies en groupes ont été soumises, pendant cinq ou six jours, à une observation permettant de s'assurer qu'aucune d'elles n'est atteinte du choléra.

3° Avant l'embarquement, le navire sera mis dans un état de propreté parfait et au besoin il sera désinfecté.

4° Il est indispensable que l'eau potable embarquée à bord soit prise à une source qui soit à l'abri de toute contamination possible.

L'eau n'expose à aucun danger si elle est distillée ou bouillie.

II. — *Mesures à prendre pendant la traversée.*

1° Il est désirable que, dans chaque navire, un endroit spécial soit réservé pour isoler les personnes atteintes d'une affection contagieuse.

2° S'il n'en existe pas, la cabine ou tout autre endroit dans lequel une personne est atteinte du choléra sera mis en interdit.

Seules les personnes chargées de donner des soins aux malades y pourront pénétrer.

Elles-mêmes seront isolées de tout contact avec les autres personnes.

3° Les objets de literie, les linges, les vêtements qui auront été en contact avec le malade seront immédiatement, et dans la chambre même du malade, plongés dans une solution désinfectante. Il en sera de même pour les vêtements des personnes qui lui donnent des soins et qui auraient été souillés.

Ceux de ces objets qui n'ont pas de valeur seront brûlés ou jetés en mer, si on n'est ni dans un port, ni dans le canal. Les autres seront portés à l'étuve dans des sacs imperméables imprégnés d'une solution de sublimé, de façon à éviter tout contact avec les objets environnants.

S'il n'y a pas d'étuve à bord, ces objets resteront plongés dans la solution désinfectante pendant deux heures.

4° Les déjections des malades (vomissements et matières fécales) seront reçues dans un vase dans lequel on aura préalablement versé un verre d'une solution désinfectante indiquée ailleurs.

Ces déjections sont immédiatement jetées dans les cabinets. Ceux-ci sont rigoureusement désinfectés après chaque projection de matières cholériques.

5° Les locaux occupés par les malades seront rigoureusement désinfectés suivant les règles indiquées plus loin.

6° Les cadavres, préalablement enveloppés d'un suaire imprégné de sublimé, seront jetés à la mer.

7° Toutes les opérations prophylactiques exécutées pendant le trajet du navire, seront inscrites sur le journal du bord, qui sera présenté à l'autorité médicale à l'arrivée à Suez.

8° Ces règles sont expressément applicables à tout ce qui a été en contact avec les malades, quelles qu'aient été la gravité et l'issue de la maladie.

III. — *Mesures à prendre lors de l'arrivée du navire à Suez.*

1° Tous les bâtiments subiront une visite médicale avant d'entrer dans le canal de Suez.

. 2° Cette visite sera faite par l'autorité sanitaire de Suez.

3° Si le navire est infecté, les personnes atteintes du choléra ou d'accidents douteux seront débarquées et isolées dans un local spécial construit à proximité de Suez.

Seront considérés comme douteux les individus ayant eu des symptômes de choléra, notamment la diarrhée cholériforme.

4° Tous les objets contaminés et les objets suivants seront désinfectés avant l'entrée du navire dans le canal de Suez, c'est-à-dire les habits, objets de literie, matelas, tapis et autres objets qui ont été en contact avec le malade, les vêtements de ceux qui lui ont donné des soins, les objets contenus dans la cabine du malade et dans les cabines attenantes, le couloir de ces cabines, le pont ou les parties du pont sur lesquelles le malade aura séjourné.

Procès-verbal.

Les parties contractantes ayant unanimement accepté que l'échange des ratifications de la convention sanitaire de Venise du 30 janvier 1892 se ferait moyennant le dépôt des instruments respectifs aux archives du ministère des affaires étrangères d'Italie, le présent procès-verbal de dépôt a été, à cet effet, ouvert, au ministère royal des affaires étrangères, ce jourd'hui, 30 juillet 1892.

Les parties contractantes sont d'accord à considérer comme étant régulièrement prorogé jusqu'à la date de clôture du présent procès-verbal le délai que la convention avait fixé au 31 juillet 1892 pour l'échange des ratifications.

Au sujet d'une phrase contenue au § 3 des *Dispositions concernant le passage du canal de Suez en quarantaine (annexe 1)*, le gouvernement des Pays-Bas a désiré voir figurer au présent procès-verbal la déclaration suivante, à savoir que « selon la marche de la conférence de Venise, les mots : *chaque puissance édictera des dispositions pénales contre les bâtiments qui, abandonnant le parcours indiqué par le capitaine, aborderaient indûment un des ports du territoire de cette puissance,* ne sauraient être autrement interprétés que dans le sens que le *gouvernement* de chaque puissance prendra, *dans les limites de sa législation*, des mesures contre les bâtiments,... etc. »

Sur quoi, le dépôt des ratifications de Sa Majesté l'empereur d'Autriche, roi de Bohême, etc., etc., et roi apostolique de Hongrie, de Sa Majesté la reine régente d'Espagne, de Sa Majesté le roi d'Italie, de Sa Majesté la reine régente des Pays-Bas et de Sa Majesté le roi de Suède et de Norvège a été effectué ce même jour, 30 juillet 1892.

Ont été successivement présentées au dépôt :

Le 31 juillet 1892, la ratification de Sa Majesté l'empereur d'Allemagne, roi de Prusse ;

Le 2 août 1892, la ratification de Sa Majesté la reine du Royaume-Uni de la Grande-Bretagne et d'Irlande, impératrice des Indes ;

Le 3 août 1892, les ratifications du Président de la République française, et de Sa Majesté le roi des Hellènes ;

Le 4 août 1892, la ratification de Sa Majesté l'empereur de toutes les Russies ;

Egalement le 4 août 1892, la ratification de Sa Majesté le roi des Belges ;

Le 9 août 1892, la ratification de Sa Majesté le roi de Danemark.

Le 13 février 1893, la ratification de S. M. l'empereur des Ottomans. Au moment de la déposer, l'ambassadeur de Sa Majesté Impériale demande l'insertion, au présent procès-verbal, de la réserve suivante que les puissances contractantes ont toutes préalablement admise, à savoir que « Sa Majesté Impériale le Sultan ratifie la convention sanitaire de Venise à la condition expresse que cet acte ne porte aucune atteinte, tant aux règlements et instructions sanitaires actuellement en vigueur dans l'empire ou à adopter à l'avenir, qu'aux mesures que le gouvernement impérial ottoman pourrait prendre en temps d'épidémie à la suite des résolutions du Conseil supérieur de santé ».

Une note du ministre du Portugal auprès de la cour royale, en date du 31 août 1892, porte la déclaration que « le gouvernement de S. M. Très-Fidèle, sauf ultérieure ratification dépendant, selon la constitution portugaise, d'un acte du pouvoir législatif, et en tant que son adhésion appartient au pouvoir exécutif, accepte définitivement l'acte de la conférence internationale sanitaire de Venise, aussi bien que les modifications y apportées par les récentes négociations de Paris », et qu'il « accepte également la proposition néerlandaise concernant une phrase de l'acte de Venise ». A la suite de cette double déclaration, et le dépôt des autres ratifications étant maintenant complet, le présent procès-verbal a été, ce jourd'hui, 13 février 1893, provisoirement clos, avec réserve de le rouvrir ultérieurement pour le dépôt de la ratification de Sa Majesté le roi du Portugal et des Algarves.

L'exemplaire unique du présent procès-verbal reste aux archives du ministère royal des affaires étrangères, par les soins duquel une copie certifiée conforme à l'original en sera délivrée à chacune des Hautes Parties contractantes.

(*L. S.*) Eperjesy, *chargé d'affaires d'Autriche-Hongrie.*
(*L. S.*) Le comte de Benomar, *ambassadeur d'Espagne.*
(*L. S.*) B. Brin, *ministre des affaires étrangères d'Italie.*
(*L. S.*) Westemberg, *ministre des Pays-Bas.*
(*L. S.*) H. Bohn, *consul de Suède et de Norvège.*
(*L. S.*) Comte Solms, *ambassadeur d'Allemagne.*
(*L. S.*) Vivian, *ambassadeur d'Angleterre.*
(*L. S.*) H. Marchand, *chargé d'affaires de France.*
(*L. S.*) M. A. Durutti, *chargé d'affaires de Grèce.*
(*L. S.*) A. Vlangali, *ambassadeur de Russie.*
(*L. S.*) Baron Moncheur, *chargé d'affaires de Belgique.*
(*L. S.*) Knuth, *ministre de Danemark.*
(*L. S.*) Mahmoud Nédim, *ambassadeur de Turquie.*

Pour copie conforme à l'original existant aux archives du ministère des affaires étrangères d'Italie :

Rome, ce 14 février 1893.

Le secrétaire général,
Malvano.

Promulgation en France de la Convention sanitaire internationale signée à Venise le 30 janvier 1892.

Décret du 10 décembre 1893.

Le Président de la République française,
Sur la proposition du ministre des affaires étrangères,

DÉCRÈTE :

ARTICLE PREMIER. — Une convention sanitaire ayant été conclue à Venise le 30 janvier 1892 entre la France, l'Allemagne, l'Autriche-Hongrie, la Belgique, le Danemark, l'Espagne, la Grande-Bretagne, la Grèce, l'Italie, les Pays-Bas, le Portugal, la Russie, la Suède et la Norvège, et la Turquie ;

Et les ratifications de cet acte ayant été déposées aux archives du ministère royal des affaires étrangères d'Italie les 13 février et 18 novembre 1893, ladite convention, dont la teneur suit, recevra sa pleine et entière exécution.

(Suit le texte de la convention et de ses annexes.)

ART. 2. — Le ministre des affaires étrangères est chargé de l'exécution du présent décret.

Paris, le 10 décembre 1893.

CARNOT.

Par le Président de la République,
Le Président du Conseil, ministre des affaires étrangères,
CASIMIR-PÉRIER.

CONVENTION SANITAIRE INTERNATIONALE DE DRESDE
DU 15 AVRIL 1893.

Le Président de la République française ; Sa Majesté l'empereur d'Allemagne, roi de Prusse, au nom de l'Empire allemand ; Sa Majesté l'empereur d'Autriche, roi de Bohème, etc., etc., et roi apostolique de Hongrie ; Sa Majesté le roi des Belges ; Sa Majesté le roi d'Italie ; Son Altesse Royale le grand-duc de Luxembourg ; Sa Majesté la reine des Pays-Bas, et en son nom Sa Majesté la reine régente du royaume ; Sa Majesté l'empereur de toutes les Russies ; le Conseil fédéral suisse ;

Ayant décidé d'établir des mesures communes pour sauvegarder la santé publique en temps d'épidémie cholérique, sans apporter d'entraves inutiles aux transactions commerciales et au mouvement des voyageurs, ont nommé pour leurs plénipotentiaires, savoir :

Le Président de la République française, — M. Camille Barrère, ministre plénipotentiaire de 1re classe, chargé d'affaires de France à Munich ; M. le professeur Brouardel, doyen de la Faculté de médecine de Paris, membre de l'Institut, président du Comité consultatif d'hygiène publique ; M. le professeur Proust, membre de l'Académie de médecine, inspecteur général des services sanitaires ;

Sa Majesté l'empereur d'Allemagne, roi de Prusse, — M. le comte Charles de Donhoff, son conseiller intime actuel et son envoyé extraordinaire et ministre plénipotentiaire à Dresde ; M. Hopf, son conseiller intime, supérieur de régence au département de l'intérieur ; M. le chevalier de Landmann, conseiller supérieur de régence au ministère royal de l'intérieur de Bavière ; M. de Criegern, conseiller intime de régence au ministère royal de l'intérieur de Saxe ; M. le Dr Koch, professeur à l'Université royale de Berlin, son conseiller intime de médecine, membre extraordinaire de l'Office sanitaire impérial ; M. le Dr Lehmann, son conseiller de légation au département des affaires étrangères ;

Sa Majesté l'empereur d'Autriche, roi de Bohême, etc., etc., et roi apostolique de Hongrie, — Hengelmuller de Hengervar, son envoyé extraordinaire et ministre plénipotentiaire à Rio-de-Janeiro ; M. le chevalier de Gsiller, son consul général, délégué à la commission européenne du Danube ; M. le chevalier Dr Kusy, conseiller au ministère impérial-royal de l'intérieur à Vienne ; M. le Dr Alexandre de Fascho-Moys, conseiller au ministère royal hongrois de l'intérieur à Budapest ; M. de Ebner, conseiller de section au ministère impérial-royal de commerce à Vienne ; M. Charles de Vajkay, ingénieur supérieur des chemins de fer de l'Etat hongrois ;

Sa Majesté le roi des Belges, — M. E. Beco, secrétaire général du ministère de l'agriculture, de l'industrie et des travaux publics ;

Sa Majesté le roi d'Italie, — M. le comte Curtopassi, son envoyé extraordinaire et ministre plénipotentiaire à Bucharest ; le commandeur Pagliani, docteur en médecine, professeur d'hygiène à la Faculté de médecine, directeur de la santé publique au ministère de l'intérieur ;

Son Altesse Royale le grand-duc de Luxembourg, — M. le comte B.-E.-V. de Villers, son chargé d'affaires à Berlin ;

Sa Majesté la reine des Pays-Bas, et en son nom Sa Majesté la reine régente du royaume, — M. L.-H. Ruyssenaers, son ministre résident ; M. le Dr Ruysch, conseiller au ministère de l'intérieur ;

Sa Majesté l'empereur de toutes les Russies, — M. Yonine, son conseiller privé et son envoyé extraordinaire et ministre plénipotentiaire ;

Et le Conseil fédéral suisse, — M. le colonel Dr Roth, envoyé extraordinaire et ministre plénipotentiaire de la Confédération suisse près l'Empire allemand ; M. le Dr F. Schmid, chef du bureau sanitaire fédéral.

Lesquels, ayant échangé leurs pouvoirs trouvés en bonne et due forme, sont convenus des dispositions suivantes :

I

En ce qui concerne la prophylaxie internationale applicable aux voyageurs et aux marchandises :

Seront appliquées désormais les mesures indiquées et précisées dans l'annexe I de la présente convention.

II

En ce qui touche le régime sanitaire de l'embouchure du Danube (bouche de Soulina) :

Sont adoptées les dispositions consignées dans l'annexe II.

III

Les pièces ci-annexées ont la même valeur que si elles étaient incorporées dans la présente convention.

IV

La présente convention aura une durée de cinq ans à partir de la date de la ratification. Elle sera renouvelée de cinq en cinq ans, par tacite reconduction, sauf dénonciation, dans une période de six mois avant l'expiration de ce terme, par l'une des Hautes Parties contractantes.

La dénonciation ne produira son effet qu'à l'égard du ou des pays qui l'auront notifié. La convention restera exécutoire pour les autres Etats. Les Hautes Parties contractantes se réservent également la faculté de provoquer, par la voie des négociations diplomatiques, les modifications qu'elles jugeraient nécessaire d'introduire dans la convention et ses annexes.

La présente convention sera ratifiée ; les ratifications en seront déposées à Berlin le plus tôt possible et au plus tard dans le délai de six mois à dater du 15 avril 1893.

En foi de quoi, les plénipotentiaires l'ont signée et y ont apposé leurs cachets.

Fait en neuf exemplaires, à Dresde, le quinze avril mil huit cent quatre-vingt treize.

(Suivent les signatures.)

Annexes à la convention

ANNEXE I

TITRE PREMIER. — **Mesures destinées à tenir les gouvernements signataires de la convention au courant de l'état
d'une épidémie de choléra, ainsi que des moyens employés pour éviter sa propagation et son importation
dans les endroits indemnes.**

Notification et communications ultérieures.

Le gouvernement du pays contaminé doit notifier aux divers gouvernements l'existence d'un foyer cholérique. Cette
mesure est essentielle.

Elle n'aura de valeur réelle que si celui-ci est prévenu lui-
même des cas de choléra et des cas douteux survenus sur son
territoire. On ne saurait donc trop recommander aux divers
gouvernements la déclaration obligatoire des cas de choléra
par les médecins.

L'objet de la notification sera l'existence d'un foyer cholérique, l'endroit où il s'est formé, la date du début de ce foyer,
le nombre des cas constatés cliniquement et celui des décès.
Les cas restés isolés ne feront pas nécessairement l'objet
d'une notification.

La notification sera faite aux agences diplomatiques ou consulaires dans la capitale du pays contaminé. Pour les pays
qui n'y sont pas représentés, la notification sera faite directement par télégraphe aux gouvernements étrangers.

Cette première notification sera suivie de communications
ultérieures données d'une façon régulière, de manière à tenir
les gouvernements au courant de la marche de l'épidémie. Ces
communications se feront au moins une fois par semaine.

Les renseignements sur le début et sur la marche de la maladie devront être aussi complets que possible. Ils indiqueront
plus particulièrement les mesures prises en vue de combattre
l'extension de l'épidémie. Ils devront préciser les mesures
prophylactiques adoptées relativement :

A l'inspection sanitaire ou à la visite médicale,

A l'isolement,

A la désinfection,

et les mesures prescrites au point de vue du départ des navires et de l'exportation des objets susceptibles.

Il est entendu que les pays limitrophes se réservent de faire des arrangements spéciaux en vue d'organiser un service d'informations directes entre les chefs des administrations des frontières.

Le gouvernement de chaque État sera tenu de publier immédiatement les mesures qu'il croit devoir prescrire au sujet des provenances d'un pays ou d'une circonscription territoriale contaminée (1).

Il communiquera aussitôt cette publication à l'agent diplomatique ou consulaire du pays contaminé, résidant dans sa capitale. A défaut d'agence diplomatique ou consulaire dans la capitale, la communication se fera directement au gouvernement du pays intéressé.

Il sera tenu également de faire connaître par les mêmes voies le retrait de ces mesures ou les modifications dont elles seraient l'objet.

TITRE II. — Conditions dans lesquelles une circonscription territoriale doit être considérée comme contaminée ou saine.

Est considérée comme contaminée toute circonscription où a été constatée officiellement l'existence d'un foyer de choléra.

N'est plus considérée comme contaminée toute circonscription dans laquelle un foyer a existé, mais où, après constatation officielle, il n'y a eu ni décès ni cas nouveau de choléra depuis cinq jours, à condition que les mesures de désinfection nécessaires aient été exécutées.

Les mesures préventives seront appliquées au territoire

(1) On entend par le mot *circonscription* une partie de territoire d'un pays placée sous une autorité administrative bien déterminée, ainsi : une province, un « gouvernement », un district, un département, un canton, une île, une commune, une ville, un village, un port, un polder, etc., quelles que soient l'étendue et la population de ces portions de territoire.

contaminé à partir du moment où le début de l'épidémie aura été officiellement constaté.

Ces mesures cesseront d'être appliquées dès qu'il aura été officiellement constaté que la circonscription est redevenue saine.

Ne sera pas considéré comme donnant lieu à l'application de ces mesures le fait que quelques cas isolés, ne formant pas foyer, se sont manifestés dans une circonscription territoriale.

TITRE III. — Nécessité de limiter aux circonscriptions territoriales contaminées les mesures destinées à empêcher la propagation de l'épidémie.

Pour restreindre les mesures aux seules régions atteintes, les gouvernements ne doivent les appliquer qu'aux provenances des circonscriptions contaminées.

Mais cette restriction limitée à la circonscription contaminée ne devra être acceptée qu'à la condition formelle que le gouvernement du pays contaminé prenne les mesures nécessaires pour prévenir l'exportation des objets susceptibles provenant de la circonscription contaminée.

Quand une circonscription est contaminée, aucune mesure restrictive ne sera prise contre les provenances de cette circonscription si ces provenances l'ont quittée cinq jours au moins avant le début de l'épidémie.

TITRE IV. — Marchandises ou objets susceptibles envisagés au point de vue des défenses d'importation ou de transit et de la désinfection.

I. — *Importation et transit.*

Les seuls objets ou marchandises susceptibles, qui peuvent être prohibés à l'entrée, sont :

1º Les linges de corps, hardes et vêtements portés (effets à usage) ; les literies ayant servi.

Lorsque ces objets sont transportés comme bagage ou à la suite d'un changement de domicile (effets d'installation), ils sont soumis à un régime spécial ;

2° Les chiffons et drilles.

Ne doivent pas être interdits : *a*) les chiffons comprimés par la force hydraulique, qui sont transportés comme marchandises en gros, par ballots cerclés de fer et portant des marques et des numéros d'origine acceptés par l'autorité du pays de destination ; *b*) les déchets neufs, provenant directement d'ateliers de filature, de tissage, de confection ou de blanchiment ; les laines artificielles (Kunstwolle, Shoddy) et les rognures de papier neuf.

Le transit des marchandises ou objets susceptibles, emballés de telle façon qu'ils ne puissent être manipulés en route, ne doit pas être interdit.

De même lorsque les marchandises ou objets susceptibles sont transportés de telle façon qu'en cours de route ils n'aient pu être en contact avec des objets souillés, leur transit à travers une circonscription territoriale contaminée ne doit pas être un obstacle à leur entrée dans le pays de destination.

Les marchandises et objets susceptibles ne tomberont pas sous l'application des mesures de prohibition à l'entrée, s'il est démontré à l'autorité du pays de destination qu'ils ont été expédiés cinq jours au moins avant le début de l'épidémie.

Il n'est pas inadmissible que les marchandises puissent être retenues en quarantaine aux frontières de terre. La prohibition pure et simple ou la désinfection sont les seules mesures qui puissent être prises.

II. — *Désinfection.*

Bagages. — La désinfection sera obligatoire pour le linge sale, les hardes, vêtements et objets qui font partie de bagages ou de mobiliers (effets d'installation) provenant d'une circonscription territoriale déclarée contaminée et que l'autorité sanitaire locale considérera comme contaminée.

Marchandises. — La désinfection ne sera appliquée qu'aux marchandises et objets que l'autorité sanitaire considérera comme contaminés, ou à ceux dont l'importation peut être défendue.

Il appartient à l'autorité du pays de destination de fixer le mode et l'endroit de la désinfection.

La désinfection devra être faite de manière à ne détériorer les objets que le moins possible.

Il appartient à chaque État de régler la question relative au payement éventuel de dommages-intérêts résultant d'une désinfection.

Les lettres et correspondances, imprimés, livres, journaux, papiers d'affaires, etc. (non compris les colis postaux), ne seront soumis à aucune restriction ni désinfection.

TITRE V. — **Mesures à prendre aux frontières terrestres. — Service des chemins de fer. — Voyageurs.**

Les voitures affectées au transport des voyageurs, de la poste et des bagages ne peuvent être retenues aux frontières.

S'il arrive qu'une de ces voitures soit souillée, elle sera détachée du train pour être désinfectée, soit à la frontière, soit à la station d'arrêt la plus rapprochée, lorsque la chose sera possible.

Il en sera de même pour les wagons à marchandises.

Il ne sera plus établi de quarantaines terrestres.

Seuls, les malades cholériques et les personnes atteintes d'accidents cholériques peuvent être retenus.

Il importe que les voyageurs soient soumis, au point de vue de leur état de santé, à une surveillance de la part du personnel des chemins de fer.

L'intervention médicale se bornera à une visite des voyageurs et aux soins à donner aux malades.

S'il y a visite médicale, elle sera combinée, autant que possible, avec la visite douanière, de façon que les voyageurs soient retenus le moins longtemps possible.

Dès que les voyageurs venant d'un endroit contaminé seront arrivés à destination, il serait de la plus haute utilité de les soumettre à une surveillance de cinq jours à compter de la date du départ.

Les mesures concernant le passage aux frontières du personnel des chemins de fer et de la poste sont du ressort des administrations intéressées. Elles seront combinées de façon à ne pas entraver le service régulier.

Les gouvernements se réservent le droit de prendre des mesures particulières à l'égard de certaines catégories de personnes, notamment envers :

a) Les bohémiens et les vagabonds ;

b) Les émigrants et les personnes voyageant ou passant la frontière par troupes.

TITRE VI. — Régime spécial des zones frontières.

Le règlement du trafic frontière et des questions inhérentes à ce trafic ainsi que l'adoption de mesures exceptionnelles de surveillance doivent être laissés à des arrangements spéciaux entre les États limitrophes.

TITRE VII. — Voies fluviales. — Fleuves, canaux et lacs.

On doit laisser aux gouvernements des États riverains le soin de régler, par des arrangements spéciaux, le régime sanitaire des voies fluviales.

On recommande les règlements allemands édictés en 1892 dont l'application a donné de bons résultats.

TITRE VIII. — Partie maritime. — Mesures à prendre dans les ports.

Est considéré comme *infecté* le navire qui a du choléra à bord ou qui a présenté des cas nouveaux de choléra depuis sept jours.

Est considéré comme *suspect* le navire à bord duquel il y a eu des cas de choléra au moment du départ ou pendant la traversée, mais aucun cas nouveau depuis sept jours.

Est considéré comme *indemne*, bien que venant d'un port contaminé, le navire qui n'a eu ni décès ni cas de choléra à bord, soit avant le départ, soit pendant la traversée, soit au moment de l'arrivée.

Les *navires infectés* sont soumis au régime suivant :

1º Les malades sont immédiatement débarqués et isolés ;

2º Les autres personnes doivent être également débarquées, si possible, et soumises à une observation dont la durée variera selon l'état sanitaire du navire et selon la date du dernier cas, sans pouvoir dépasser cinq jours ;

3º Le linge sale, les effets à usage et les objets de l'équipage et des passagers qui, de l'avis de l'autorité sanitaire du port, seront considérés comme contaminés, seront désinfectés, ainsi que le navire ou seulement la partie du navire qui a été contaminée.

Les *navires suspects* sont soumis aux mesures ci-après :

1º Visite médicale ;

2º Désinfection : le linge sale, les effets à usage et les objets de l'équipage et des passagers, qui, de l'avis de l'autorité sanitaire locale, seront considérés comme contaminés, seront désinfectés.

3º Evacuation de l'eau de la cale après désinfection et substitution d'une bonne eau potable à celle qui est emmagasinée à bord.

Il est recommandé de soumettre à une surveillance, au point de vue de leur état de santé, l'équipage et les passagers pendant cinq jours à dater de l'arrivée du navire.

Il est également recommandé d'empêcher le débarquement de l'équipage, sauf pour raisons de service.

Les *navires indemnes* seront admis à la libre pratique immédiate, quelle que soit la nature de leur patente.

Le seul régime que peut prescrire à leur sujet l'autorité du port d'arrivée consiste dans les mesures applicables aux navires suspects (visite médicale, désinfection, évacuation de l'eau de cale et substitution d'une bonne eau potable à celle qui est emmagasinée à bord).

Il est recommandé de soumettre à une surveillance, au point de vue de leur état de santé, les passagers et l'équipage pendant cinq jours à compter de la date où le navire est parti du port contaminé.

Il est recommandé également d'empêcher le débarquement de l'équipage, sauf pour raisons de service.

Il est entendu que l'autorité compétente du port d'arrivée

pourra toujours réclamer un certificat attestant qu'il n'y a pas eu de cas de choléra sur le navire au port de départ.

L'autorité compétente du port tiendra compte, pour l'application de ces mesures, de la présence d'un médecin et d'un appareil de désinfection (étuve) à bord des navires des trois catégories susmentionnées.

Des mesures spéciales peuvent être prescrites à l'égard des navires encombrés, notamment des navires d'émigrants ou de tout autre navire offrant de mauvaises conditions d'hygiène.

Les marchandises arrivant par mer ne peuvent être traitées autrement que les marchandises transportées par terre, au point de vue de la désinfection et des défenses d'importation, de transit et de quarantaine (voir titre IV).

Tout navire qui ne voudra pas se soumettre aux obligations imposées par l'autorité du port sera libre de reprendre la mer.

Il pourra être autorisé à débarquer ses marchandises, après que les précautions nécessaires auront été prises, à savoir :

1° Isolement du navire, de l'équipage et des passagers ;

2° Evacuation de l'eau de la cale, après désinfection ;

3° Substitution d'une bonne eau potable à celle qui était emmagasinée à bord.

Il pourra également être autorisé à débarquer les passagers qui en feraient la demande, à la condition que ceux-ci se soumettent aux mesures prescrites par l'autorité locale.

Chaque pays doit pourvoir au moins un des ports du littoral de chacune de ses mers d'une organisation et d'un outillage suffisants pour recevoir un navire quel que soit son état sanitaire.

Les bateaux de cabotage feront l'objet d'un régime spécial à établir d'un commun accord entre les pays intéressés.

ANNEXE II.

Mesures a prendre a l'égard des navires provenant d'un port contaminé et remontant le Danube.

En attendant que la ville de Soulina soit pourvue d'une bonne eau potable, les bateaux qui remontent le fleuve devront être soumis à une hygiène rigoureuse.

L'encombrement des passagers sera strictement interdit.

I. — *Mesures à prendre à Soulina.*

Les bateaux entrant en Roumanie par le Danube seront retenus jusqu'à la visite médicale et jusqu'à parachèvement des opérations de désinfection.

Les bateaux se présentant à Soulina devront subir, avant de pouvoir remonter le Danube, une ou plusieurs visites médicales sérieuses faites de jour. Chaque matin, à une heure indiquée, le médecin s'assurera de l'état de santé de tout le personnel du bateau et ne permettra l'entrée que s'il constate la santé parfaite de tout le personnel. Il délivrera au capitaine ou au batelier un passeport sanitaire ou patente, ou certificat dont la production sera exigée aux garages ultérieurs.

Il y aura une visite chaque jour. La durée de l'arrêt à Soulina des navires non infectés ne dépassera pas trois jours. La désinfection des linges contaminés sera effectuée dès l'arrivée.

On substituera une eau potable de bonne qualité à l'eau douteuse qui pourrait être à bord.

L'eau de la cale sera désinfectée.

Les mesures qui viennent d'être indiquées ne seront applicables qu'aux provenances de ports qui sont le siège d'un foyer cholérique.

Il est bien entendu qu'un navire provenant d'un port non contaminé — c'est-à-dire d'un port qui n'est pas le siège d'un foyer — pourra, s'il ne veut pas être soumis aux mesures restrictives précédemment indiquées, ne pas accepter les voyageurs venant d'un port contaminé.

Il y a lieu de perfectionner à Soulina l'établissement sanitaire, de le pourvoir de l'outillage moderne comme moyens de désinfection et de le compléter de façon à ce qu'on puisse débarquer et isoler les malades provenant d'un navire infecté, ainsi que les autres passagers.

II. — *Mesures à prendre sur les bords du fleuve.*

' Des postes sanitaires de moindre importance devront être installés sur les bords du fleuve de façon à pouvoir débarquer des malades s'il s'en trouve à bord ; les postes devront être pourvus de bonne eau potable et des moyens de désinfection nécessaires. Une entente doit être établie à cet égard entre le gouvernement russe et le gouvernement roumain.

Un médecin sera attaché à chaque poste sanitaire ou à chaque point de relâche important.

Dans chaque station, une chambre convenablement isolée devra être préparée.

Tous les bateaux subiront en passant devant ces postes la visite médicale. S'il y a des malades ou des suspects, ils seront débarqués et isolés.

Les autres personnes devront être également débarquées et isolées pendant cinq jours.

Les cabines, dortoirs et autres endroits contaminés, le linge, les hardes et objets souillés seront désinfectés ; il en sera de même de la cale ; une bonne eau potable sera substituée à l'eau douteuse du bord.

Pour les bateaux dans lesquels il n'y aura ni malade ni suspect, on désinfectera les cabinets et la cale, et on substituera une bonne eau potable à celle qui est à bord et qui pourrait être mauvaise.

Après la visite médicale, on donnera au capitaine ou au chef de l'équipage un certificat indiquant les précautions qui ont été prises et les désinfections qui ont été effectuées ; ce certificat précisera en outre le nombre des passagers et des hommes de l'équipage.

Ce certificat devra être présenté dans les différents postes.

Lorsque le bateau abordera une nouvelle circonscription, il subira une nouvelle visite médicale.

La cale sera de nouveau désinfectée, à moins que l'eau ne renferme encore d'une façon non douteuse le mercure ou la chaux à l'état alcalin.

Protocole d'adhésion.

La Conférence sanitaire internationale de Dresde, lors de la signature de la convention dans la séance du 15 avril 1893, a décidé qu'un protocole d'adhésion resterait ouvert pour les puissances dont les représentants n'ont pas été à même de signer cette convention.

En conséquence :

S. M. la reine du Royaume-Uni de la Grande-Bretagne et d'Irlande, désirant faire usage de cette faculté, a nommé plénipotentiaires :

M. Strachey, son ministre résident à Dresde ;

M. le docteur Thorne Thorne, C. B., chef de la section médicale du Local Government Board, à Londres ;

M. H. Farnall, C. M. G., secrétaire au Foreign Office, à Londres.

Lesquels, après avoir déposé leurs pleins pouvoirs trouvés en bonne et due forme, ont déclaré ce qui suit :

Le Royaume-Uni de la Grande-Bretagne et d'Irlande adhère à la Convention sanitaire internationale conclue à Dresde le 15 avril 1893 et à ses annexes, sous la réserve toutefois que, dans le Royaume-Uni, les personnes bien portantes qui arrivent à bord d'un navire infecté ne soient pas soumises à une observation, mais seulement à une surveillance médicale dans leur domicile.

Le secrétaire d'Etat au département impérial allemand des affaires étrangères, M. le baron Marschall de Bieberstein, accepte, au nom des puissances signataires de la Convention, cette déclaration d'adhésion et constate en même temps que les gouvernements signataires ont consenti à la réserve faite ci-dessus.

En foi de quoi le présent protocole a été dressé à Londres et à Berlin les 13 et 15 juillet 1893.

Signé : G. STRACHEY.

R. THORNE THORNE.

H. FARNALL.

Baron MARSCHALL.

Décret du 22 mai 1894, portant promulgation en France de la Convention sanitaire internationale de Dresde.

LE PRÉSIDENT DE LA RÉPUBLIQUE FRANÇAISE,

Sur la proposition du président du Conseil, ministre des affaires étrangères, et du ministre de l'intérieur,

DÉCRÈTE :

ARTICLE PREMIER. — Une convention, destinée à sauvegarder la santé publique en temps d'épidémie cholérique sans apporter d'entraves inutiles aux transactions commerciales et au mouvement des voyageurs, ayant été conclue à Dresde le 15 avril 1893, entre la France, l'Allemagne, l'Autriche-Hongrie, la Belgique, l'Italie, le Luxembourg, les Pays-Bas, la Russie et la Suisse, et la Grande-Bretagne ayant adhéré à cette convention par un protocole dressé à Londres et à Berlin les 13 et 15 juillet 1893, et les ratifications de ces actes ayant été déposées à Berlin le 1er février 1894, lesdits convention et protocole dont la teneur suit recevront leur pleine et entière exécution.

(*Suit le texte de la convention et de ses annexes tel qu'il est reproduit ci-dessus.*)

ART. 2. — Le président du Conseil, ministre des affaires étrangères, et le ministre de l'intérieur sont chargés, chacun en ce qui le concerne, de l'exécution du présent décret.

Fait à Paris, le 22 mai 1894.   CARNOT.

Par le Président de la République :

Le Président du Conseil, ministre des affaires étrangères,

CASIMIR-PÉRIER.

Le ministre de l'intérieur,

RAYNAL.

CONVENTION SANITAIRE DE PARIS

CONVENTION

S. M. l'Empereur d'Allemagne et Roi de Prusse, au nom de l'Empire allemand ; S. M. l'Empereur d'Autriche, Roi de Bohême, etc., etc., et Roi Apostolique de Hongrie ; S. M. le Roi de Danemark ; S. M. le Roi d'Espagne et en son nom S. M. la Reine régente du royaume ; le Président de la République française ; S. M. la Reine du Royaume-Uni de la Grande-Bretagne et de l'Irlande, Impératrice des Indes ; S. M. le Roi des Hellènes ; S. M. le Roi d'Italie ; S. M. la Reine des Pays-Bas et en son nom S. M. la Reine régente du royaume ; S. M. le Schah de Perse ; S. M. le Roi de Portugal et des Algarves et S. M. l'Empereur de toutes les Russies ;

Ayant décidé de se concerter en vue de régler les mesures à prendre pour la prophylaxie du pèlerinage de La Mecque et la surveillance sanitaire à établir au golfe Persique, ont nommé pour leurs plénipotentiaires,

Savoir :

Sa Majesté l'Empereur d'Allemagne, Roi de Prusse, — M. de Schœn, Son Conseiller de Légation à l'Ambassade d'Allemagne à Paris ;

Sa Majesté l'Empereur d'Autriche, Roi de Bohême, etc., etc., et Roi Apostolique de Hongrie, — M. le Comte Charles de Kuefstein, Son Chambellan et Conseiller intime, Envoyé extraordinaire et Ministre Plénipotentiaire, Membre de la Chambre des Seigneurs d'Autriche, Chevalier de 2e classe de l'Ordre de la Couronne de fer ;

Sa Majesté le Roi des Belges, — M. le Baron Eugène Beyens, Conseiller de la Légation de Belgique à Paris, Chevalier de l'Ordre de Léopold ; M. le Docteur Alfred Devaux, Inspecteur général du Service de santé civil et de l'hygiène au Ministère de l'Agriculture, de l'Industrie et des Travaux publics, Officier de l'Ordre de Léopold ; M. le Docteur E. van Ermengem, Professeur d'hygiène et de bactériologie à l'Université de Gand, Chevalier de l'Ordre de Léopold ;

Sa Majesté le Roi de Danemark, — M. le Comte Gebhard Léon de Moltke-Hvitfeldt, Son Chambellan et Son Envoyé Extraordinaire et Ministre Plénipotentiaire près le Gouvernement de la République Française, Grand-Croix de l'Ordre du Danebrog et décoré de la Croix d'Honneur du même Ordre;

Sa Majesté le Roi d'Espagne et en son nom Sa Majesté la Reine régente du Royaume, — M. Fernand Jordan de Urries, Marquis de Novallas, Son Chambellan, Premier Secrétaire de l'Ambassade d'Espagne à Paris, Commandeur de l'Ordre de Charles III ; M. Amalio Jimeno y Cabanas, Sénateur du Royaume, Professeur à la Faculté de médecine de Madrid, Commandeur avec plaque de l'Ordre d'Isabelle la Catholique ;

Le Président de la République Française, — M. Camille Barrère, Ministre Plénipotentiaire de 1re classe, Chargé d'Affaires de la République Française à Munich, Officier de l'Ordre national de la Légion d'honneur ; M. Gabriel Hanotaux, Ministre Plénipotentiaire de 1re classe, Directeur des Consulats et des Affaires commerciales, Officier de l'Ordre national de la Légion d'honneur ; M. le Professeur Brouardel, Président du Comité consultatif d'hygiène publique de France, Doyen de la Faculté de médecine de Paris, Membre de l'Académie des sciences, Commandeur de l'Ordre national de la Légion d'honneur ; M. Henri Monod, Conseiller d'Etat, Directeur de l'Assistance et de l'Hygiène publiques au Ministère de l'Intérieur, Membre de l'Académie de médecine, Officier de l'Ordre national de la Légion d'honneur ; M. le Professeur Proust, Inspecteur général des Services sanitaires, Professeur à la Faculté de médecine de Paris, Membre de l'Académie de médecine, Commandeur de l'Ordre national de la Légion d'honneur ;

Sa Majesté la Reine du Royaume-Uni de la Grande-Breta-

gne et d'Irlande, Impératrice des Indes, — M. Phipps, Minis-
tre Plénipotentiaire ; M. le Docteur Thorne Thorne, Chef du
Département sanitaire au « Local Government Board »,
Compagnon de l'Ordre du Bain ; M. le Chirurgien général
J. M. Cuningham, ancien chef du Département médical au
Gouvernement de l'Inde, Compagnon de l'Ordre de l'Étoile des
Indes ;

Sa Majesté le Roi des Hellènes, — M. Criésis, Chargé d'affaires de Grèce à Paris ; M. le Docteur Vafiadès, délégué grec
au Conseil sanitaire de Constantinople ;

Sa Majesté le Roi d'Italie, — M. le Marquis Malaspina di
Carbonara, Premier Secrétaire de l'Ambassade d'Italie à Paris, Officier de l'Ordre des Saints Maurice et Lazare ;

Sa Majesté la Reine des Pays-Bas et en son nom Sa Majesté
la Reine régente du Royaume, — M. le Chevalier de Stuers,
Son Envoyé Extraordinaire et Ministre Plénipotentiaire près
le Gouvernement de la République Française, Commandeur
de l'Ordre du Lion néerlandais ; M. le Docteur V.-P. Ruysch,
Conseiller sanitaire au Ministère de l'Intérieur des Pays-Bas,
Chevalier de l'Ordre du Lion néerlandais ; M. J.-A. Kruyt,
Consul général des Pays-Bas à Pénang, Chevalier de l'Ordre
du Lion néerlandais ;

Sa Majesté le Schah de Perse, — M. le Docteur Mirza Zeynel
Abidine-Khan Moïn-ol Atebba, Médecin de S. A. I. le Prince
héritier ; M. le Docteur Mirza Khalil-Khan, Médecin du Ministère des Affaires étrangères de Perse ;

Sa Majesté le Roi de Portugal et des Algarves. — M. Gabriel José de Zoghed, Consul général, Agent diplomatique
du Portugal en Égypte.

Et Sa Majesté l'Empereur de toutes les Russies, — M. Mi-
chel de Giers, Conseiller d'État, Chambellan de sa Cour, Conseiller du Ministère des Affaires étrangères de Russie.

Lesquels, ayant échangé leurs pleins pouvoirs trouvés en
bonne et due forme, sont convenus des dispositions suivantes :

1. *En ce qui touche la police sanitaire dans les ports de*

départ de l'Extrême-Orient (Indes britanniques, Possessions néerlandaises, etc.) :

Sont adoptées les mesures indiquées et précisées dans l'Annexe I de la présente Convention.

II. *En ce qui touche la surveillance sanitaire des pèlerins dans la mer Rouge* :

Sont adoptées les dispositions consignées dans l'Annexe II.

III. *En ce qui concerne la protection du golfe Persique* :

Sont adoptées les dispositions consignées dans l'Annexe III.

IV. *En ce qui touche l'application des mesures contenues dans les précédentes annexes* :

Sont adoptées les mesures prescrites dans l'Annexe IV.

V. Les Annexes ci-dessus indiquées ont la même valeur que si elles étaient incorporées dans la présente Convention.

VI. Les États qui n'ont point pris part à la présente Convention sont admis à y adhérer sur leur demande. Cette adhésion sera notifiée par la voie diplomatique au gouvernement de la République Française et par celui-ci aux autres gouvernements signataires.

VII. La présente Convention aura une durée de cinq ans, à compter de l'échange des ratifications. Elle sera renouvelée de cinq en cinq années par tacite reconduction, à moins que l'une des Hautes Parties contractantes n'ait notifié six mois avant l'expiration de ladite période de cinq années son intention d'en faire cesser les effets.

Dans le cas où l'une des Puissances dénoncerait la Convention, cette dénonciation n'aurait d'effet qu'à son égard.

VIII. La présente Convention sera ratifiée ; les ratifications en seront déposées à Paris le plus tôt possible et au plus tard dans le délai d'un jour à dater du jour de la signature.

En foi de quoi les Plénipotentiaires respectifs l'ont signée et y ont apposé leurs cachets.

Fait à Paris, en treize exemplaires, le trois avril mil huit cent quatre-vingt quatorze.

(Suivent les signatures.)

ANNEXE I.

A. — Police sanitaire dans les ports de départ des navires a pèlerins venant de l'Océan Indien et de l'Océanie.

1. Visite médicale obligatoire, individuelle, faite de jour, à terre, au moment de l'embarquement, pendant le temps nécessaire, par un médecin, délégué de l'autorité publique, de toutes personnes prenant passage à bord d'un navire à pèlerins.

2. Désinfection obligatoire et rigoureuse, faite à terre sous la surveillance du médecin délégué de l'autorité publique, de tout objet contaminé ou suspect, dans les conditions de l'article 5 du premier règlement inséré dans l'Annexe IV de la Convention sanitaire de Venise.

3. Interdiction d'embarquement de toute personne atteinte de choléra, d'affection cholériforme et de toute diarrhée suspecte.

4. Lorsqu'il existe des cas de choléra dans le port, l'embarquement ne se fera à bord des navires à pèlerins qu'après que les personnes réunies en groupes auront été soumises pendant cinq jours à une observation permettant de s'assurer qu'aucune d'elles n'est atteinte du choléra.

Il est entendu que, pour exécuter cette mesure, chaque gouvernement pourra tenir compte des circonstances et possibilités locales (1).

5. Les pèlerins seront tenus de justifier des moyens strictement nécessaires pour accomplir le pèlerinage à l'aller et au retour et pour le séjour dans les Lieux Saints.

---

(1) La Conférence a décidé par voie d'interprétation, d'une part, que l'observation de cinq jours pourrait être pratiquée à bord des navires entre l'inspection médicale effectuée au départ des Indes britanniques et la seconde visite, passée à Aden, et, d'autre part, que dans les Indes néerlandaises cette observation pourrait avoir lieu à bord des navires en partance.

B. — Mesures a prendre a bord des navires a pèlerins.

RÈGLEMENT

TITRE I. — **Dispositions générales.**

Art. 1. — Ce règlement est applicable aux navires à pèlerins qui transportent au Hedjaz ou qui en ramènent des pèlerins musulmans.

Art. 2. — N'est pas considéré comme navire à pèlerins celui qui, outre ses passagers ordinaires, parmi lesquels peuvent être compris les pèlerins des classes supérieures, embarque des pèlerins de la dernière classe en proportion moindre d'un pèlerin par cent tonneaux de jauge brute.

Art. 3. — Tout navire à pèlerins, à l'entrée de la mer Rouge et à la sortie, doit se conformer aux prescriptions contenues dans le *Règlement spécial applicable au pèlerinage de Hedjaz* qui sera publié par le Conseil de santé de Constantinople, conformément aux principes édictés dans la présente Convention.

Art. 4. — Les navires à vapeur sont seuls admis à faire le transport des pèlerins au long cours. Ce transport est interdit aux autres bateaux.

Les navires à pèlerins faisant le cabotage, destinés aux transports de courte durée dits « voyage au cabotage », sont soumis aux prescriptions contenues dans le règlement spécial mentionné à l'article 3.

TITRE II. — **Mesures à prendre avant le départ.**

Art. 5. — Le capitaine ou, à défaut du capitaine, le propriétaire ou l'agent de tout navire à pèlerins est tenu de déclarer à l'autorité compétente (1) du port de départ son inten-

---

(1) L'autorité compétente est actuellement : dans les Indes anglaises, un *officer* désigné à cet effet par le gouvernement local (*Native passenger ships Act*, 1887, art. 7) ; — dans les Indes néerlandaises, le maître du port ; — en Turquie, l'autorité sanitaire ; — en Autriche-Hongrie, l'autorité sanitaire ; — en Italie, le capitaine de port ; — en France, en Tunisie et en Espagne (îles Philippines), l'autorité sanitaire.

tion d'embarquer des pèlerins, au moins trois jours avant le départ. Cette déclaration doit indiquer le jour projeté pour le départ et la destination du navire.

Art. 6. — A la suite de cette déclaration, l'autorité compétente fait procéder, aux frais du capitaine, à l'*inspection* et au *mesurage* du navire. L'autorité consulaire dont relève le navire peut assister à cette inspection.

Il est procédé seulement à l'inspection si le capitaine est déjà pourvu d'un certificat de mesurage délivré par l'autorité compétente de son pays, à moins qu'il n'y ait soupçon que le document ne répond plus à l'état actuel du navire.

Art. 7. — L'autorité compétente ne permet le départ d'un navire à pèlerins qu'après s'être assurée :

a) Que le navire a été mis en état de propreté parfaite et, au besoin, désinfecté ;

b) Que le navire est en état d'entreprendre le voyage sans danger, qu'il est bien équipé, bien aménagé, bien aéré, pourvu d'un nombre suffisant d'embarcations, qu'il ne contient rien à bord qui soit ou puisse devenir nuisible à la santé ou à la sécurité des passagers, que le pont et l'entrepont sont en bois et pas en fer ;

c) Qu'il existe à bord, en sus de l'approvisionnement de l'équipage et convenablement arrimés, des vivres ainsi que du combustible, le tout de bonne qualité et en quantité suffisante pour tous les pèlerins et pour toute la durée déclarée du voyage ;

d) Que l'eau potable embarquée est de bonne qualité et a une origine à l'abri de toute contamination ; qu'elle existe en quantité suffisante ; qu'à bord les réservoirs d'eau potable sont à l'abri de toute souillure et fermés de sorte que la distribution de l'eau ne puisse se faire que par les robinets ou les pompes ;

e) Que le navire possède un appareil distillatoire pouvant produire une quantité d'eau de cinq litres au moins, par tête et par jour, pour toute personne embarquée, y compris l'équipage ;

f) Que le navire possède une étuve à désinfection pour laquelle il aura été constaté qu'elle offre sécurité et efficacité ;

g) Que l'équipage comprend un médecin et que le navire possède des médicaments, conformément à ce qui sera dit aux articles 11 et 23 ;

h) Que le pont du navire est dégagé de toutes marchandises et objets encombrants ;

i) Que les dispositions du navire sont telles que les mesures prescrites par le titre III pourront être exécutées.

ART. 8. — Le capitaine est tenu de faire afficher à bord, dans un endroit apparent et accessible aux intéressés, des affiches rédigées dans les principales langues des pays habités par les pèlerins à embarquer, et indiquant :

1° La destination du navire ;

2° La ration journalière en eau et en vivres allouée à chaque pèlerin ;

3° Le tarif des vivres non compris dans la distribution journalière et devant être payés à part.

ART. 9. — Le capitaine ne peut partir qu'autant qu'il a en main :

1° Une liste visée par l'autorité compétente et indiquant le nom, le sexe et le nombre total des pèlerins qu'il est autorisé à embarquer ;

2° Une patente de santé constatant le nom, la nationalité et le tonnage du navire, le nom du capitaine, celui du médecin, le nombre exact des personnes embarquées : équipage, pèlerins et autres passagers, la nature de la cargaison, le lieu du départ, celui de la destination, l'état de santé publique dans le lieu du départ.

L'autorité compétente indiquera sur la patente si le chiffre réglementaire des pèlerins est atteint ou non, et, dans le cas où il ne le serait pas, le nombre complémentaire des passagers que le navire est autorisé à embarquer dans les escales subséquentes.

ART. 10. — L'autorité compétente est tenue de prendre des mesures efficaces pour empêcher l'embarquement de toute personne ou de tout objet suspect (1), suivant les prescriptions faites sur les précautions à prendre dans les ports.

TITRE III. — **Précautions à prendre pendant la traversée.**

ART. 11. — Chaque navire embarquant 100 pèlerins ou plus doit avoir à bord un médecin régulièrement diplômé et commissionné par le Gouvernement du pays auquel le navire appartient. Un second médecin doit être embarqué dès que le nombre des pèlerins portés par le navire dépasse 1000.

ART. 12. — Le médecin visite les pèlerins, soigne les malades et veille à ce que, à bord, les règles de l'hygiène soient observées. Il doit notamment :

1º S'assurer que les vivres distribués aux pèlerins sont de bonne qualité, que leur quantité est conforme aux engagements pris, qu'ils sont convenablement préparés ;

2º S'assurer que les prescriptions de l'article relatives à la distribution de l'eau sont observées ;

3º S'il y a doute sur la qualité de l'eau potable, rappeler par écrit au capitaine les prescriptions de l'article 21 ci-dessous ;

4º S'assurer que le navire est maintenu en état constant de propreté, et spécialement que les latrines sont nettoyées conformément aux prescriptions de l'article 18 ci-dessous ;

5º S'assurer que les logements des pèlerins sont maintenus salubres, et que, en cas de maladie transmissible, la désinfection est faite comme il sera dit à l'article 19 ci-dessous ;

6º Tenir un journal de tous les incidents sanitaires survenus au cours du voyage et présenter ce journal à l'autorité compétente du port d'arrivée.

ART. 13. — Le navire doit pouvoir loger les pèlerins dans l'entrepont.

En dehors de l'équipage, le navire doit fournir à chaque individu, quel que soit son âge, une *surface d'au moins deux mètres carrés, soit un mètre sur deux mètres, avec une hauteur d'entrepont d'au moins un mètre quatre-vingts centimètres.*

(1) D'après la définition de l'Annexe V, I, 1º, de la Convention de Venise.

Pour les navires qui font le cabotage, chaque pèlerin doit disposer d'un espace *d'au moins deux mètres de largeur* dans le long des plats-bords du navire.

ART. 14. — Le pont doit, pendant la traversée, rester dégagé des objets encombrants ; il doit être réservé jour et nuit aux personnes embarquées et mis gratuitement à leur disposition.

ART. 15. — Les gros bagages des pèlerins sont enregistrés, numérotés et placés dans la cale. Les pèlerins ne peuvent garder avec eux que les objets strictement nécessaires. Les règlements faits pour ses navires par chaque gouvernement en détermineront la nature, la quantité et les dimensions.

ART. 16. — Chaque jour, les entreponts doivent être nettoyés avec soin et frottés au sable sec avec lequel on mélangera des agents désinfectants convenables pendant que les pèlerins seront sur le pont.

ART. 17. — De chaque côté du navire, sur le pont, doit être réservé un endroit dérobé à la vue et pourvu d'une pompe à main de manière à fournir de l'eau de mer pour les besoins dés pèlerins. Un local de cette nature doit être exclusivement affecté aux femmes.

ART. 18. — Le navire doit être pourvu, outre les lieux d'aisances à l'usage de l'équipage, de latrines à effet d'eau, dans la proportion d'au moins une latrine pour chaque centaine de personnes embarquées.

Des latrines doivent être affectées exclusivement aux femmes.

Aucuns lieux d'aisances ne doivent exister dans les entreponts ni dans la cale.

Des latrines destinées aux passagers aussi bien que celles affectées à l'équipage doivent être tenues proprement, nettoyées et désinfectées trois fois par jour.

ART. 19. — La désinfection du navire doit être faite conformément aux prescriptions des paragraphes 5 et 6 de l'article 5 de l'annexe IV de la Convention de Venise (1).

(1) On videra les cabines et toutes les parties du bâtiment.
On désinfectera les parois à l'aide de la solution de sublimé additionné de 10 p. 100 d'alcool. La pulvérisation se fera en commençant

Art. 20. — La quantité d'eau potable mise chaque jour gratuitement à la disposition de chaque pèlerin, quel que soit son âge, doit être d'au moins cinq litres.

Art. 21. — S'il y a doute sur la qualité de l'eau potable ou sur la possibilité de sa contamination, soit à son origine, soit au cours du trajet, l'eau doit être bouillie et stérilisée, et le capitaine est tenu de la rejeter à la mer au premier port de relâche où il lui est possible de s'en procurer de meilleure.

Art. 22. — Le navire doit être muni de deux locaux affectés à la cuisine personnelle des pèlerins. Il est interdit aux pèlerins de faire du feu ailleurs, notamment sur le pont.

Art. 23. — Chaque navire doit avoir à bord des médicaments et les objets nécessaires aux soins des malades. Les règlements faits pour ces navires par chaque gouvernement détermineront la nature et les quantités des médicaments. Les soins et les remèdes sont fournis gratuitement aux pèlerins.

Art. 24. — Une infirmerie régulièrement installée, et offrant de bonnes conditions de sécurité et de salubrité, doit être réservée au logement des malades.

Elle doit pouvoir recevoir au moins 5 p. 100 des pèlerins embarqués, à raison de 3 mètres carrés par tête.

Art. 25. — Le navire doit être pourvu des moyens d'isoler les personnes atteintes de choléra ou d'accidents cholériformes.

Les personnes chargées de soigner de tels malades peuvent seules pénétrer auprès d'elles et n'auront aucun contact avec les autres personnes embarquées.

par la partie supérieure de la paroi suivant une ligne horizontale ; on descendra successivement, de telle sorte que toute la surface soit couverte d'une couche de liquide en fines gouttelettes.

Les planchers seront lavés avec la même solution.

Deux heures après, on frottera et on lavera les parois et le plancher à grande eau.

Pour désinfecter la cale d'un navire, on injectera d'abord, afin de neutraliser l'hydrogène sulfuré, une quantité suffisante de sulfate de fer, on videra l'eau de la cale, on la lavera à l'eau de mer ; puis on injectera une certaine quantité de la solution de sublimé.

L'eau de cale ne sera pas déversée dans un port.

Les objets de literie, les tapis, les vêtements qui auront été en contact avec les malades doivent être immédiatement désinfectés. L'observation de cette règle est spécialement recommandée pour les vêtements des personnes qui approchent des malades, et qui ont pu être souillés. Ceux des objets ci-dessus qui n'ont pas de valeur doivent être soit jetés à la mer si le navire n'est pas dans un port ni dans un canal, soit détruits par le feu. Les autres doivent être portés à l'étuve dans des sacs imperméables imprégnés d'une solution de sublimé.

Les déjections des malades doivent être recueillies dans des vases contenant une solution désinfectante. Ces vases sont vidés dans les latrines, qui doivent être rigoureusement désinfectées après chaque projection des matières.

Les locaux occupés par les malades doivent être rigoureusement désinfectés.

Les opérations de désinfection doivent être faites conformément à l'article 5 de l'annexe IV de la Convention de Venise.

ART. 26. — En cas de décès survenu pendant la traversée, le capitaine doit mentionner le décès en face du nom sur la liste visée par l'autorité du port de départ, et, en outre, inscrire sur son livre de bord le nom de la personne décédée, son âge, sa provenance, la cause présumée de la mort d'après le certificat du médecin, et la date du décès.

En cas de décès par maladie transmissible, le cadavre, préalablement enveloppé d'un suaire imprégné d'une solution de sublimé, sera jeté à la mer (1).

ART. 27. — La patente délivrée au port du départ ne doit pas être changée au cours du voyage.

Elle est visée par l'autorité sanitaire de chaque port de relâche. Celle-ci y inscrit :

1° Le nombre des passagers débarqués ou embarqués à nouveau ;

2° Les incidents survenus en mer et touchant à la santé ou à la vie des personnes embarquées ;

(1) Convention de Venise, annexe V, titre II, 6°.

3° L'état sanitaire du port de relâche.

ART. 28. — Dans chaque port de relâche, le capitaine doit faire viser par l'autorité compétente la liste dressée en exécution de l'article 9.

Dans le cas où un pèlerin est débarqué en cours de voyage le capitaine doit mentionner sur cette liste le débarquement en face du nom du pèlerin.

En cas d'embarquement, les personnes embarquées doivent être mentionnées sur cette liste conformément à l'article 9 et préalablement au visa nouveau.

ART. 29. — Le capitaine doit veiller à ce que toutes les opérations prophylactiques exécutées pendant le voyage soient inscrites sur le livre de bord. Ce livre est présenté par lui à l'autorité compétente du port d'arrivée.

ART. 30. — Le capitaine est tenu de payer la totalité des taxes sanitaires qui doivent être comprises dans le prix du billet.

TITRE IV. — Pénalités.

ART. 31. — Tout capitaine convaincu de ne s'être pas conformé, pour la distribution de l'eau, des vivres ou du combustible, aux engagements pris par lui, sera passible d'une amende de 2 livres turques. Cette amende est perçue au profit du pèlerin qui aura été victime du manquement et qui établira qu'il a en vain réclamé l'exécution de l'engagement pris.

ART. 32. — Toute infraction à l'article 8 est punie d'une amende de 30 livres turques.

ART. 33. — Tout capitaine qui aurait commis ou qui aurait sciemment laissé commettre une fraude quelconque concernant la liste des pèlerins ou la patente sanitaire prévues à l'article 9 est passible d'une amende de 50 livres turques.

ART. 34. — Tout capitaine de navire arrivant sans patente sanitaire du port de départ, ou sans visa des ports de relâche, ou non muni de la liste réglementaire et régulièrement tenue suivant les articles 9, 27 et 28, est passible, dans chaque cas, d'une amende de 12 livres turques.

Art. 35. — Tout capitaine convaincu d'avoir ou d'avoir eu à bord plus de 100 pèlerins sans la présence d'un *médecin commissionné*, conformément aux prescriptions de l'article 11, est passible d'une amende de 300 livres turques.

Art. 36. — Tout capitaine convaincu d'avoir ou d'avoir eu à son bord un nombre de pèlerins supérieur à celui qu'il est autorisé à embarquer conformément aux prescriptions de l'article 9 est passible d'une amende de 5 livres turques par chaque pèlerin en surplus.

Le débarquement des pèlerins dépassant le nombre régulier est effectué à la première station où réside une autorité compétente, et le capitaine est tenu de fournir aux pèlerins débarqués l'argent nécessaire pour poursuivre leur voyage jusqu'à destination.

Art. 37. — Tout capitaine convaincu d'avoir débarqué des pèlerins dans un endroit autre que celui de destination, sauf leur consentement ou hors le cas de force majeure est passible d'une amende de 20 livres turques par chaque pèlerin débarqué à tort.

Art. 38. — Toute infraction aux prescriptions du présent règlement est punie d'une amende de 10 à 100 livres turques.

Art. 39. — Toute contravention constatée en cours de voyage est annotée sur la patente de santé, ainsi que sur la liste des pèlerins. L'autorité compétente en dresse procès-verbal pour le remettre à qui de droit.

Art. 40. — Dans les ports ottomans la contravention est établie et l'amende imposée par l'autorité compétente, conformément aux dispositions de l'Annexe IV de la Convention.

Art. 41. — Tous les agents appelés à concourir à l'exécution de ce règlement sont passibles de punitions conformément aux lois de leurs pays respectifs en cas de fautes commises par eux dans son application.

Art. 42. — Le présent règlement sera affiché dans la langue de la nationalité du navire et dans les principales langues des pays habités par les pèlerins à embarquer, en un endroit apparent et accessible, à bord de chaque navire transportant des pèlerins.

ANNEXE II

SURVEILLANCE SANITAIRE DES PÈLERINAGES DANS LA MER ROUGE.

Régime sanitaire applicable aux navires à pèlerins dans la station sanitaire (réorganisée) de Camaran.

Les navires à pèlerins venant du Sud et se rendant au Hedjaz devront au préalable faire escale à la station sanitaire de Camaran et seront soumis au régime ci-après :

Les navires reconnus indemnes après visite médicale auront libre pratique, lorsque les opérations suivantes seront terminées :

Les pèlerins seront débarqués ; ils prendront une douche-lavage ou un bain de mer ; leur linge sale, la partie de leurs effets à usage et de leurs bagages qui peut être suspecte, d'après l'appréciation de l'autorité sanitaire, seront désinfectés ; la durée de ces opérations, en y comprenant le débarquement et l'embarquement, ne devra pas dépasser quarante-huit heures.

Si aucun cas de choléra, de diarrhée ou accident cholériforme n'est constaté pendant ces opérations, les pèlerins seront rembarqués immédiatement et le navire se dirigera vers le Hedjaz.

Les navires suspects, c'est-à-dire ceux à bord desquels il y a eu des cas de choléra au moment du départ, mais aucun cas nouveau depuis sept jours, seront traités de la façon suivante : les pèlerins seront débarqués ; ils prendront une douche-lavage ou un bain de mer ; leur linge sale, la partie de leurs effets à usage et de leurs bagages qui peut être suspecte, d'après l'appréciation de l'autorité sanitaire, seront désinfectés. La durée de ces opérations, en y comprenant le débarquement et l'embarquement, ne devra pas dépasser quarante-huit heures. Si aucun cas de choléra ou d'accident cholériforme n'est constaté pendant ces opérations, les pèlerins seront rembarqués immédiatement, et le navire sera dirigé sur Djeddah, où une seconde visite médicale aura lieu à bord. Si son résultat est favorable, et sur le vu de la déclaration écrite des médecins du bord certifiant, sous serment, qu'il n'y a pas eu de cas pendant la traversée, les pèlerins seront immédiatement débarqués.

Si, au contraire, le choléra ou des accidents cholériformes avaient été constatés pendant le voyage ou au moment de l'arrivée, le navire sera renvoyé à Camaran, où il subira le régime des navires infectés.

Les navires infectés, c'est-à-dire ayant à bord des cas de choléra ou des accidents cholériformes, ou bien en ayant présenté depuis sept jours, subiront le régime suivant :

Les personnes atteintes de choléra ou d'accidents cholériformes seront débarquées et isolées à l'hôpital. La désinfection sera pratiquée d'une façon complète. Les autres passagers seront débarqués et isolés par groupes, aussi peu nombreux que possible, de manière que l'ensemble ne soit pas solidaire d'un groupe particulier, si le choléra venait à s'y développer.

Le linge sale, les objets à usage, les vêtements de l'équipage et des passagers seront désinfectés ainsi que le navire.

L'autorité sanitaire locale décidera si le déchargement des gros bagages et des marchandises est nécessaire, si le navire entier doit être désinfecté ou si une partie seulement du navire doit subir la désinfection.

Les passagers resteront cinq jours à l'établissement de Camaran ; lorsque les cas de choléra remonteront à plusieurs jours, la durée de l'isolement pourra être diminuée. Cette durée pourra varier selon l'époque de l'apparition du dernier cas et d'après la décision de l'autorité sanitaire.

Le navire sera dirigé ensuite sur Djeddah, où une visite médicale rigoureuse aura lieu à bord. Si son résultat est favorable, les pèlerins seront débarqués. Si, au contraire, le choléra ou des accidents cholériformes s'étaient montrés à bord pendant le voyage ou au moment de l'arrivée, le navire sera renvoyé à Camaran où il subira de nouveau le régime des navires infectés.

Améliorations à apporter à la station sanitaire de Camaran.

A. — Évacuation complète de l'île de Camaran par ses habitants.

B. — Moyens d'assurer la sécurité et de faciliter le mouvement de la navigation dans la baie de l'île de Camaran :

1° Installation de bouées et de balises en nombre suffisant;

2° Construction d'un môle ou quai principal pour débarquer les passagers et les colis ;

3° Un appontement différent pour embarquer séparément les pèlerins de chaque campement ;

4° Des chalands en nombre suffisant avec un remorqueur à vapeur pour assurer le service de débarquement et d'embarquement des pèlerins.

Le débarquement des pèlerins des navires infectés sera opéré par les moyens de bord.

C. — Installation de la station sanitaire qui comprendra :

1° Un réseau de voies ferrées reliant les débarcadères aux locaux de l'Administration et de désinfection ainsi qu'aux locaux des divers services et aux campements ;

2° Des locaux pour l'Administration et pour le personnel des services sanitaires et autres ;

3° Des bâtiments pour la désinfection et le lavage des effets non portés et autres objets ;

4° Des bâtiments où les pèlerins seront soumis à des bains-douches ou bains de mer pendant que l'on désinfectera les vêtements en usage ;

5° Des hôpitaux séparés pour les deux sexes et complètement isolés :

a) pour l'observation des suspects ; *b*) pour les cholériques; *c*) pour les malades atteints d'autres affections contagieuses ; *d*) pour les maladies ordinaires ;

6° Les campements seront séparés les uns des autres d'une manière efficace et la distance entre eux devra être la plus grande possible ; les logements destinés aux pèlerins seront construits dans les meilleures conditions hygiéniques et ne devront contenir que vingt-cinq personnes ;

7° Un cimetière bien situé et éloigné de toute habitation sans contact avec une nappe d'eau souterraine, et drainé à 0 m. 50 au-dessous du plan des fosses.

D. — Outillage sanitaire et accessoires :

1° Étuves à vapeur en nombre suffisant et présentant toutes les conditions de sécurité, d'efficacité et de rapidité ;

2° Pulvérisateurs, cuves à désinfection et moyens nécessaires pour la désinfection chimique analogues à ceux qui ont été indiqués par la Convention sanitaire de Venise du 30 janvier 1892 ;

3° Machines à distiller, appareils destinés à la stérilisation de l'eau par la chaleur ; machines à fabriquer la glace.

Pour la distribution de l'eau potable, canalisations et réservoirs fermés, étanches, et ne pouvant se vider que par des robinets ou par des pompes ;

4° Laboratoire bactériologique avec le personnel nécessaire ;

5° Installation de tinettes mobiles pour recueillir les matières fécales préalablement désinfectées. Epandage de ces matières sur une des parties de l'île les plus éloignées des campements, en tenant compte des conditions nécessaires pour le bon fonctionnement de ces champs au point de vue de l'hygiène ;

6° Les eaux sales seront éloignées des campements sans pouvoir stagner ni servir à l'alimentation. Les eaux vannes qui sortent des hôpitaux seront désinfectées par le lait de chaux, suivant les indications contenues dans la Convention de Venise.

E. — L'autorité sanitaire assurera dans chaque campement l'établissement de magasins de comestibles et de combustible.

Le tarif des prix fixés par l'autorité compétente est affiché en plusieurs endroits du campement et dans les principales langues des pays habités par les pèlerins.

Le contrôle de la qualité des vivres et d'un approvisionnement suffisant est fait chaque jour par le médecin du campement.

L'eau est fournie gratuitement.

En ce qui concerne les vivres et l'eau, les règles adoptées

pour Camaran sous la lettre E sont applicables aux campements d'Abou-Saad, de Vasta et d'Abou-Ali.

Améliorations à apporter aux stations sanitaires de Abou-Saad, de Vasta et d'Abou-Ali ainsi qu'à Djeddah et à Iambo.

1° Création de deux hôpitaux pour cholériques, hommes et femmes, à Abou-Ali ;

2° Création à Vasta d'un hôpital pour maladies ordinaires ;

3° Installation à Abou-Saad et à Vasta de logements en pierre capables de contenir 500 personnes à raison de 25 personnes par logement ;

4° Trois étuves à désinfection placées à Abou-Saad, Vasta et Abou-Ali, avec buanderies et accessoires ;

5° Etablissement de douches-lavages à Abou-Saad et à Vasta ;

6° Dans chacune des îles d'Abou-Saad et Vasta, des machines à distiller pouvant fournir ensemble quinze tonnes d'eau par jour ;

7° Pour les cimetières, les matières fécales et les eaux sales, le régime sera réglé suivant les principes admis pour Camaran. Un cimetière sera établi dans chacune des îles ;

8° Installation d'étuves et autres moyens de désinfection à Djeddah et à Iambo pour les pèlerins quittant le Hedjaz.

Réorganisation de la station sanitaire de Djebel-Tor.

En ce qui concerne la réorganisation de la station de Djebel-Tor, les Hautes Parties contractantes, confirmant les recommandations et vœux formulés par la Conférence de Venise relativement à cette station, laissent au Conseil maritime sanitaire d'Alexandrie le soin de réaliser ces améliorations et estiment en outre ;

1° Qu'il est nécessaire d'avoir également, dans la station, des machines à stériliser par la chaleur l'eau qu'on peut trouver sur place ;

2° Qu'il importe que tous les vivres qui sont emportés par les pèlerins de Djeddah et de Iambo, quand il y a du choléra au Hedjaz, soient désinfectés comme objets suspects ou complètement détruits, s'ils se trouvent dans des conditions d'altération dangereuse ;

3º Que des mesures doivent être prises pour empêcher les pèlerins d'emporter au départ de Djebel-Tor des outres qui seront remplacées par des vases en terre cuite ou des bidons métalliques ;

4º Que chaque section doit être pourvue d'un médecin ;

5º Qu'un capitaine de port doit être nommé par El-Tor, pour y diriger les embarquements et les débarquements et pour faire observer les règlements par les capitaines des navires et les samboukdjis.

Régime sanitaire à appliquer aux navires à pèlerins venant du Nord.

I. — Voyage d'aller.

Si la présence du choléra n'est pas constatée dans le port de départ ni dans ses environs et aucun accident cholérique ne s'étant produit pendant la traversée, le navire est immédiatement admis à la libre pratique.

Si la présence du choléra est constatée dans le port de départ ou dans ses environs ou si un accident cholérique s'est produit pendant la traversée, le navire sera soumis, à Djebel-Tor, aux règles instituées pour les navires qui viennent du Sud et qui s'arrêtent à Camaran.

II. — Voyage de retour.

Si la présence du choléra n'est pas constatée au Hedjaz et ne l'a pas été au cours du pèlerinage, les navires sont soumis à Djebel-Tor aux règles instituées à Camaran pour les navires indemnes.

Les pèlerins seront débarqués ; ils prendront une douche-lavage ou un bain de mer ; leur linge sale, la partie de leurs effets à usage et de leurs bagages qui peut être suspecte, d'après l'appréciation de l'autorité sanitaire, seront désinfectés ; la durée de ces opérations, en y comprenant le débarquement et l'embarquement, ne devra pas dépasser quarante-huit heures.

Si la présence du choléra est constatée au Hedjaz ou l'a été au cours du pèlerinage, les navires sont soumis à Djebel-Tor aux règles instituées à Camaran pour les navires infectés :

Les personnes atteintes de choléra ou d'accidents cholériformes seront débarquées et isolées à l'hôpital. La désinfection sera pratiquée d'une façon complète. Les autres passagers seront débarqués et isolés par groupes, aussi peu nombreux que possible, de manière que l'ensemble ne soit pas solidaire d'un groupe particulier, si le choléra venait à s'y développer.

Le linge sale, les objets à usage, les vêtements de l'équipage et des passagers seront désinfectés ainsi que le navire.

L'autorité sanitaire locale décidera si le déchargement des gros bagages et des marchandises est nécessaire, si le navire entier doit être désinfecté ou si une partie seulement du navire doit subir la désinfection.

Tous les pèlerins sont soumis à une observation de sept jours pleins à partir de celui où ont été terminées les opérations de désinfection. Si un accident cholérique s'est produit dans une section, la période de sept jours ne commence pour cette section qu'à partir de celui où le dernier cas a été constaté.

Mesures sanitaires à appliquer au départ des pèlerins des ports du Hedjaz.

Les mesures à adopter pour le départ de Djeddah et Yambo des pèlerins qui vont vers le Sud sont les mêmes que celles édictées pour le départ des ports situés au delà du détroit de Bab-el-Mandeb, en ce qui concerne la visite médicale et la désinfection, soit :

1° Visite médicale obligatoire individuelle, faite de jour, à terre, au moment de l'embarquement, pendant le temps nécessaire, par des médecins délégués de l'autorité sanitaire, de toute personne prenant passage à bord d'un navire ;

2° Désinfection obligatoire et rigoureuse faite à terre, sous la surveillance du médecin délégué de l'autorité publique, de tout objet contaminé ou suspect, dans les conditions de l'article 5 du premier règlement inséré dans l'annexe IV de la Convention sanitaire de Venise.

Pour les pèlerins qui s'embarquent sur des navires dirigés vers le Nord, la désinfection se fera à Djebel-Tor, sauf quand il y a du choléra au Hedjaz ; en ce cas, les mesures ci-dessus sont appliquées aussi à ces navires à Djeddah et à Yambo.

ANNEXE III

I. — RÉGIME SANITAIRE APPLICABLE AUX PROVENANCES MARITIMES DANS LE GOLFE PERSIQUE.

Est considéré comme *infecté* le navire qui a du choléra à bord ou qui a présenté des cas nouveaux de choléra depuis sept jours.

Est considéré comme *suspect* le navire à bord duquel il y a eu des cas de choléra au moment du départ ou pendant la traversée, mais aucun cas nouveau depuis sept jours.

Est considéré comme *indemne*, bien que venant d'un port contaminé, le navire qui n'a eu ni décès ni cas de choléra à bord, soit avant le départ, soit pendant la traversée, soit au moment de l'arrivée.

Les navires *infectés* sont soumis au régime suivant :

1° Les malades sont immédiatement débarqués et isolés ;

2° Les autres personnes doivent être également débarquées, si possible, et soumises à une observation dont la durée variera selon l'état sanitaire du navire et selon la date du dernier cas, sans pouvoir dépasser cinq jours ;

3° Le linge sale, les effets à usage et les objets de l'équipage et des passagers qui, de l'avis de l'autorité sanitaire du port, seront considérés comme contaminés, seront désinfectés, ainsi que le navire ou seulement la partie du navire qui a été contaminée.

Les navires *suspects* sont soumis aux mesures ci-après :

1° Visite médicale ;

2° Désinfection : le linge sale, les effets à usage et les objets de l'équipage et des passagers, qui, de l'avis de l'autorité sanitaire locale, seront considérés comme contaminés, seront désinfectés ;

3° Evacuation de l'eau de la cale après désinfection et substitution d'une bonne eau potable à celle qui est emmagasinée à bord.

Il est recommandé de soumettre l'équipage et les passagers à une observation de cinq jours à compter de la date à laquelle le navire a quitté le port de départ.

Il est également recommandé d'empêcher le débarquement de l'équipage, sauf pour raison de service.

Les navires *indemnes* seront admis à la libre pratique immédiate, quelle que soit la nature de leur patente.

Le seul régime que peut prescrire à leur sujet l'autorité du port d'arrivée consiste dans les mesures applicables aux navires suspects (visite médicale, désinfection, évacuation de l'eau de cale et substitution d'une bonne eau potable à celle qui est emmagasinée à bord).

Il est recommandé de soumettre les passagers et l'équipage à une observation de cinq jours à compter de la date où le navire est parti du port contaminé.

Il est recommandé également d'empêcher le débarquement de l'équipage, sauf pour raisons de service.

Il est entendu que l'autorité compétente du port d'arrivée pourra toujours réclamer un certificat attestant qu'il n'y a pas eu de cas de choléra sur le navire au port de départ.

L'autorité compétente du port tiendra compte, pour l'application de ces mesures, de la présence d'un médecin et d'un appareil de désinfection (étuve) à bord des navires des trois catégories susmentionnées.

Des mesures spéciales peuvent être prescrites à l'égard des navires encombrés, notamment des navires à pèlerins ou de tout autre navire offrant de mauvaises conditions d'hygiène.

Les marchandises arrivant par mer ne peuvent être traitées autrement que les marchandises transportées par terre, au point de vue de la désinfection et des défenses d'importation, de transit et de quarantaine (voir *Annexes de la Convention sanitaire de Dresde*, titre IV).

Tout navire qui ne voudra pas se soumettre aux obligations imposées par l'autorité du port sera libre de reprendre la mer.

Il pourra être autorisé à débarquer ses marchandises, après que les précautions nécessaires auront été prises, savoir :

1° Isolement du navire, de l'équipage et des passagers ;

2° Evacuation de l'eau de la cale, après désinfection ;

3° Substitution d'une bonne eau potable à celle qui était emmagasinée à bord.

Il pourra également être autorisé à débarquer les passagers qui en feraient la demande, à la condition que ceux-ci se soumettent aux mesures prescrites par l'autorité locale.

II. — Postes sanitaires a établir.

1. A Faô ou à proximité de ce point : grand lazaret sur terre ferme avec service sanitaire complet ayant sous sa direction les postes sanitaires du golfe Persique mentionnés ci-dessous ;

2. Petit lazaret dans l'un des deux îlots ottomans Sélahiyé ou Yilaniyé, situés près de Bassorah, pour surveiller les individus qui auraient échappé à la visite de Faô ;

3. Maintien du poste sanitaire existant actuellement à Bassorah ;

4. Installation d'un poste sanitaire dans la baie de Koveit ;

5. Poste sanitaire à Menama, chef-lieu des îles de Bahrein ;

6. Poste sanitaire à Bender-Abbas ;

7. Poste sanitaire à Bender-Bouchir ;

8. Poste sanitaire à Mohammerah ;

9. Poste sanitaire dans le port de Gwadar (Béloutchistan) ;

10. Poste sanitaire dans le port de Mascate (sur la côte d'Oman).

Surveillance et exécution.

1. La mise en pratique et la surveillance des mesures concernant les pèlerinages arrêtées par la présente Convention sont confiées dans l'étendue de la compétence du Conseil supérieur de santé de Constantinople à un Comité pris dans le sein de ce Conseil ; ce Comité est composé de trois des représentants de la Turquie dans ce Conseil, et de ceux des Puissances qui ont adhéré ou qui adhéreront aux Conventions sanitaires de Venise, de Dresde et de Paris. La présidence du Comité est déférée à l'un de ses membres ottomans. En cas de partage des voix, le Président a voix prépondérante.

2. Afin d'assurer les garanties nécessaires au bon fonctionnement des divers établissements sanitaires énumérés dans la présente Convention, il sera créé un corps de médecins· diplômés et compétents, de désinfecteurs et de mécaniciens bien exercés et de gardes sanitaires recrutés parmi les personnes ayant fait le service militaire comme officiers ou sous-officiers.

3. En ce qui concerne les frais résultant du régime établi par la présente Convention, il y a lieu de maintenir l'état actuel au point de vue de la répartition des frais entre le Gouvernement ottoman et le Conseil supérieur de santé de Constantinople, répartition qui a été fixée à la suite d'une entente entre le Gouvernement ottoman et les Puissances représentées dans ce conseil.

4. L'autorité sanitaire du port ottoman de relâche ou d'arrivée qui constate une contravention en dresse un procès-verbal sur lequel le capitaine peut inscrire ses observations. Une copie certifiée conforme de ce procès-verbal est transmise, au port de relâche ou d'arrivée, à l'autorité consulaire du pays dont le navire porte le pavillon. Cette autorité assure le dépôt de l'amende entre ses mains. En l'absence d'un consul, l'autorité sanitaire reçoit cette amende en dépôt.

L'amende n'est définitivement acquise au Conseil supérieur de santé de Constantinople que lorsque la Commission consulaire indiquée à l'article suivant aura prononcé sur la validité de l'amende.

Un deuxième exemplaire du procès-verbal certifié conforme devra être adressé par l'autorité sanitaire qui a constaté le délit au Président du Conseil de santé de Constantinople, qui communiquera cette pièce à la Commission consulaire.

Une annotation sera inscrite sur la patente par l'autorité sanitaire ou consulaire indiquant la contravention relevée et le dépôt de l'amende.

5. Il est créé à Constantinople une Commission consulaire pour juger les déclarations contradictoires de l'agent sanitaire et du capitaine inculpé. Elle sera désignée chaque année par le corps consulaire.

L'administration sanitaire pourra être représentée par un agent remplissant les fonctions de ministère public.

Le consul de la nation intéressée sera toujours convoqué. Il a droit de vote.

6. Le produit des taxes et des amendes sanitaires ne peut, en aucun cas, être employé à des objets autres que ceux relevant des Conseils sanitaires.

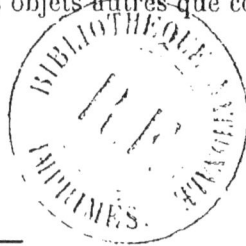

TABLE DES MATIÈRES

CHAPITRE III

CHAPITRE IV. — La désinfection

CHAPITRE V

CHAPITRE VI

CHAPITRE VII

ANNEXES

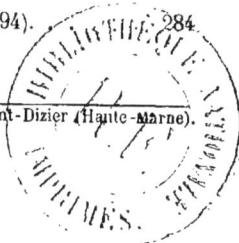

Imp. G. Saint-Aubin et Thevenot. — J. Thevenot, successeur, Saint-Dizier (Haute-Marne).

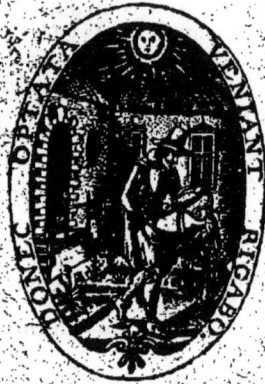

DONEC OPERATA VENIVNT RIGABO

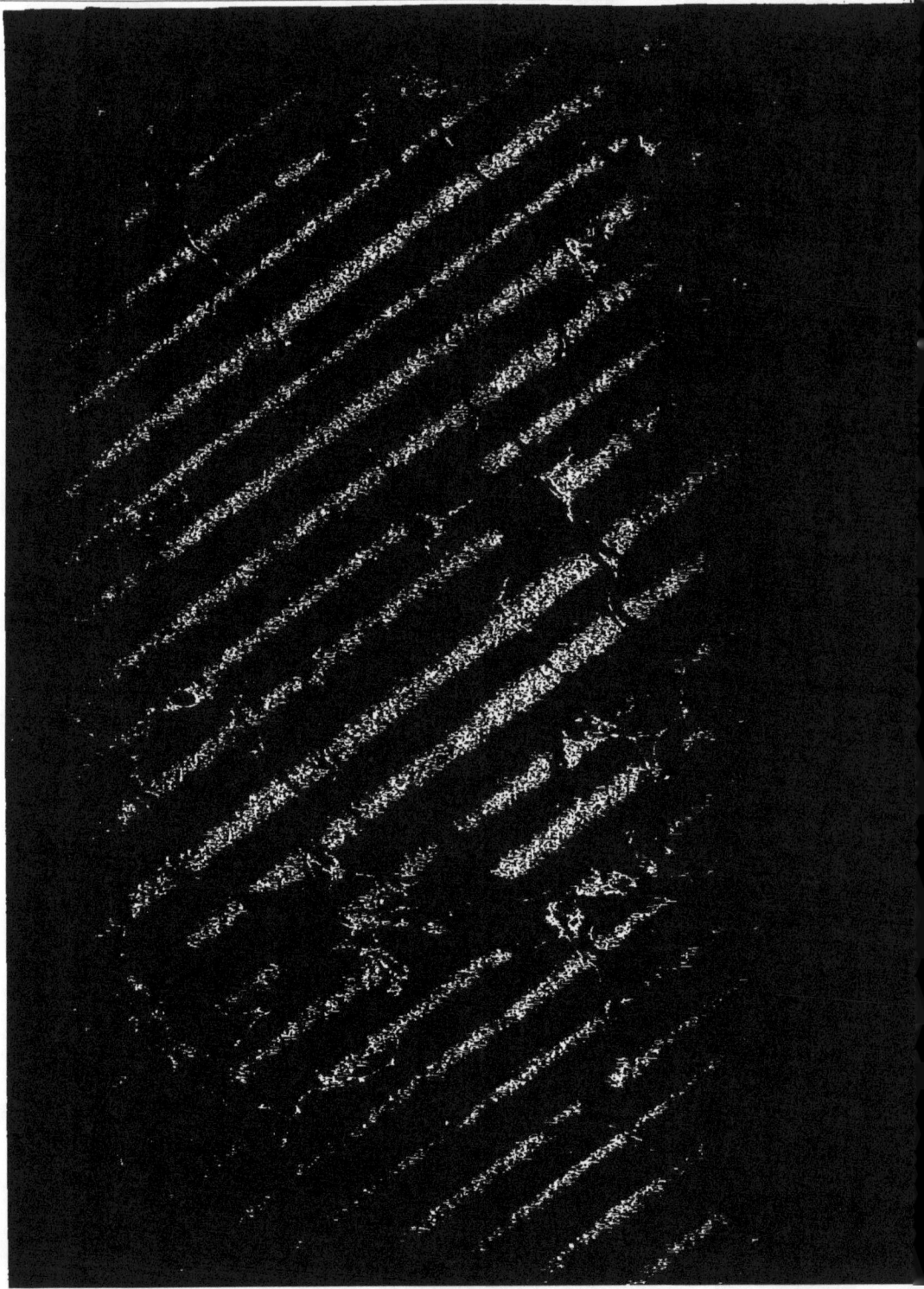

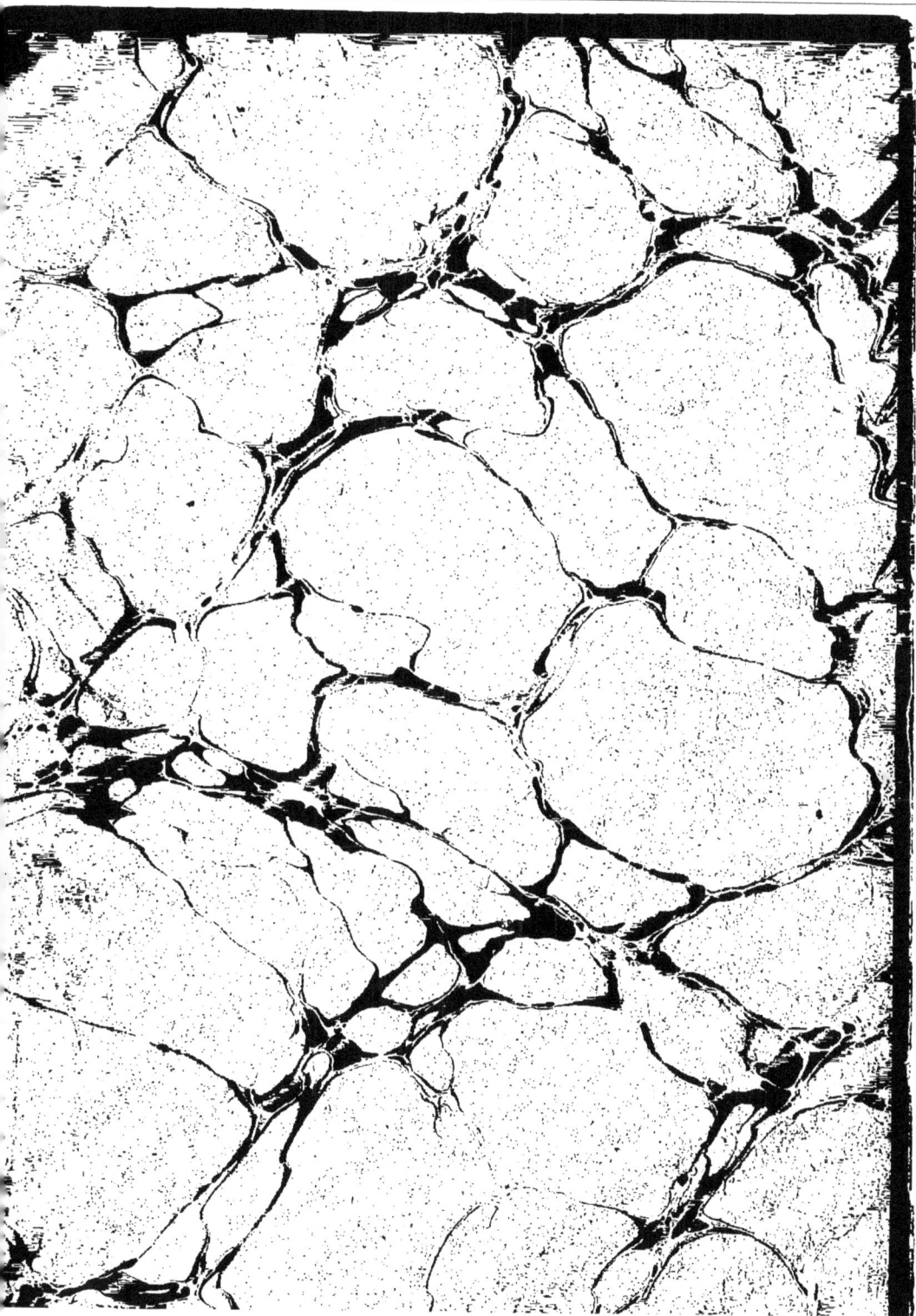

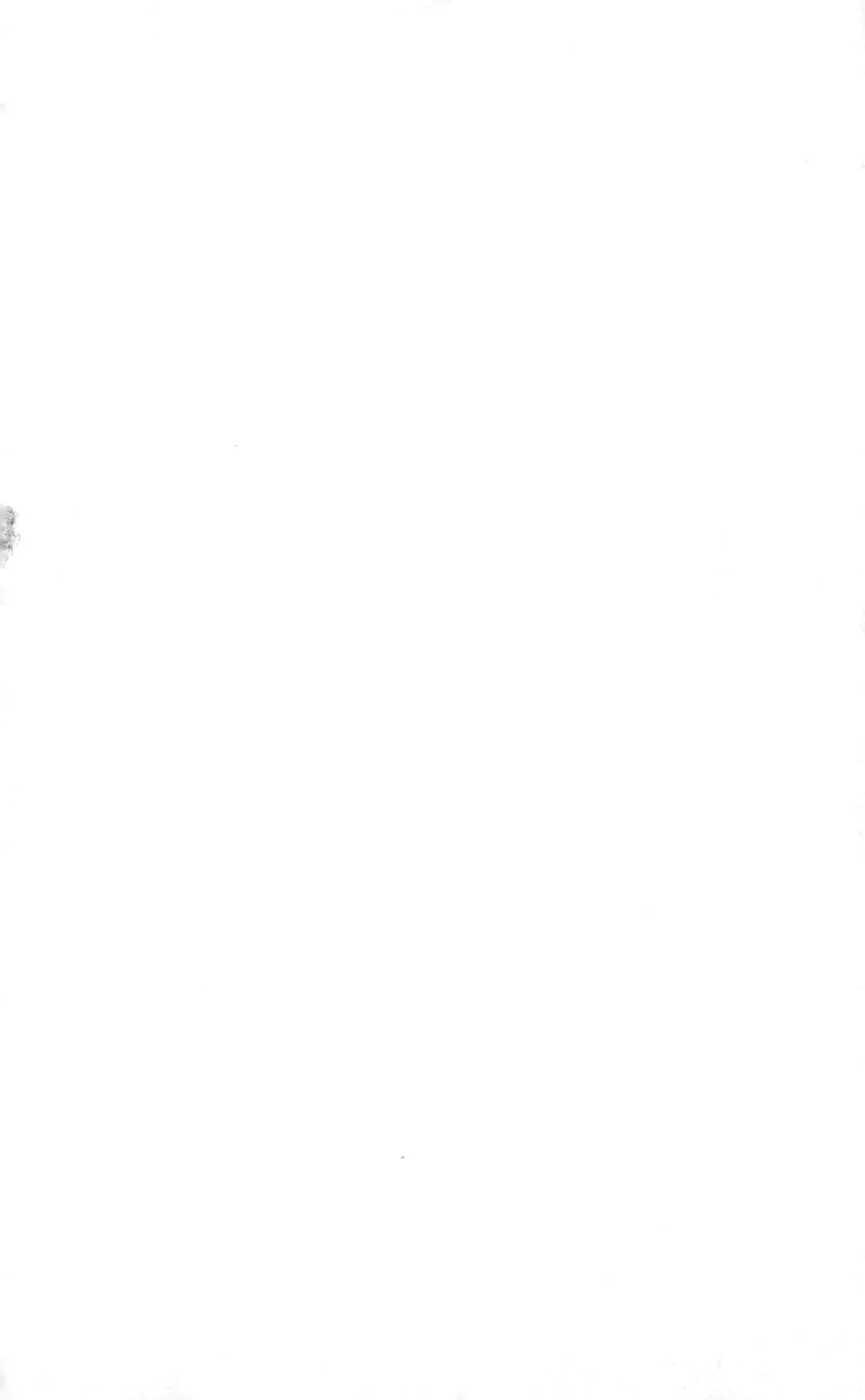